医疗质量
管理体系与评价标准

编著　阮列敏　徐琴鸿　刘丽萍

上海科学技术出版社

内容提要

本书是为医院质量管理者及员工编写的医疗质量评估指导用书,便于管理人员进行质量要点培训与考核。全书以临床、医技科室和全院共性需求为逻辑条目,以思维导图和表格相结合的形式,按通用性、权重性修订了医院通用标准、住院部、门诊部、急诊部、医技科室等46项医疗质量评价标准,充分体现了规范性、精细性和实用性,既对临床医疗工作起到评判作用,又对医院医疗工作的开展具有指导意义。

本书可供医疗管理者、临床医师、护理人员、专科人员等参考阅读。

图书在版编目(CIP)数据

医疗质量管理体系与评价标准 / 阮列敏,徐琴鸿,
刘丽萍编著. -- 上海 : 上海科学技术出版社,2024.1
ISBN 978-7-5478-6492-0

Ⅰ. ①医… Ⅱ. ①阮… ②徐… ③刘… Ⅲ. ①医药卫
生管理－质量管理体系－评价标准 Ⅳ. ①R194

中国国家版本馆CIP数据核字(2023)第248441号

医疗质量管理体系与评价标准

编　著　阮列敏　徐琴鸿　刘丽萍

上海世纪出版(集团)有限公司
上海科学技术出版社　出版、发行
(上海市闵行区号景路159弄A座9F-10F)
邮政编码201101　　　www.sstp.cn
上海雅昌艺术印刷有限公司印刷
开本 787×1092　1/16　印张 23
字数 400千字
2024年1月第1版　2024年1月第1次印刷
ISBN 978-7-5478-6492-0 / R·2934
定价:190.00元

·主编简介·

阮列敏　现任宁波大学附属第一医院党委书记兼宁波大学医学部副主任。精神卫生科二级主任医师，心理学教授，博士生导师，宁波大学医学院精神病与精神卫生硕士及博士学位点负责人，享受国务院政府特殊津贴。兼任中国医院协会理事，中华医学会心身医学分会委员，中国医师协会睡眠医学专业委员会委员，中国中西医结合学会精神疾病专业委员会委员，中国医院协会地（市）级医院管理分会副主任委员，浙江省医院协会常务理事，浙江省医师协会睡眠医学专业委员会主任委员，浙江省医院协会党建工作专业委员会副主任委员，浙江省医师协会人文医学专业委员会副主任委员，浙江省医师协会女医师分会副会长，浙江省等级医院评审委员会委员，宁波市人才战略咨询委员会委员，宁波市护理质控中心主任委员，宁波市门诊管理质量控制中心主任委员等社会职务。从事临床工作与医院管理领域30余载，致力于浙江省心身医学及睡眠医学学科的发展，并作出了卓越贡献。致力于现代医院管理机制创新，探索形成高质量党建引领高质量发展的示范性模式。先后荣获全国抗击新冠肺炎疫情先进个人、中国医院协会全国优秀院长、《中国医院院长》杂志最具领导力中国医院院长、中国医师协会第四届"白求恩式好医生"、宁波市巾帼科技人才奖、宁波市突出贡献专家、宁波市劳动模范、宁波市改革开放40周年杰出女性等荣誉。主编/编著出版医学著作13部，主持参与省市级课题9项，获省市级科技奖7项，在专业期刊发表论文60余篇，其中SCI论文13篇。

徐琴鸿　宁波大学附属第一医院护理部主任，浙江中医药大学教学基地兼职副教授，宁波市卫生职业技术学院兼职教授，中国优生优育协会专业委员会常务委员，中华护理学会肿瘤专业委员会专家库成员，浙江省护理学会肿瘤专业委员会常务委员，浙江省医疗质量管理评价师，宁波市护理学会外科专业委员会副主任委员，宁波市护理质量控制中心常务副主任委员，宁波市护理学会副理事长，宁波市护理学会重症护理专业委员会主任委员，《中华现代护理杂志》审稿专家。从事临床护理与管理工作近30载，致力于探索护理管理、教学科研等领域。先后荣获全国卫生系统优质护理服务先进个人、浙江省优秀护士、宁波市南丁格尔式优秀护士、宁波市护理先进工作者等荣誉。主编或编著出版《护理技能操作流程与评分标准》《护理质量管理体系与评价标准》《清单式患者护理计划与实操》。主持省市级课题4项，获省市级科技奖2项，立项继续教育3项，持有实用新型专利4项，在专业期刊发表论文20余篇。

刘丽萍 心理学硕士，浙江省健康促进医院评审专家，浙江省医疗质量管理评价师，宁波市病历质量控制中心委员，宁波出版社特约审稿专家，援黔优秀医师。自2008年起，在全国各省市诸多大型医院进行系列培训和管理讲座200余场，并多次前往中国香港QUEEN ELIZABETH HOSPITAL（伊利沙伯医院）、ST.TERESA'S HOSPITAL（圣德肋撒医院），以及日本东京大学医学部附属医院、新加坡RAFFLES HOSPITAL（莱佛士医院）交流学习。从事重症医学科临床工作与医院管理领域20余载，致力于为医院管理探索出一条制度化、规范化、精细化的道路，具有独特视角和创新思维。主编/编著出版《医院健康教育管理规范》《家庭健康自助宝典》《JCI标准与实践：信息化助力医院精细化管理》《护理技能操作流程与评分标准》《护理质量管理体系与评价标准》《清单式患者护理计划与实操》《常见医疗知情同意告知书参考模板》《门诊管理实践手册》《常用医疗专科评估量表》等10余部医学著作。参与多项省市级课题研究，在专业期刊发表论文10余篇。

· 编委会 ·

·序　言·

　　我们深知医疗技术发展的核心永远是质量管理，而医疗质量管理是医院管理的重要组成部分，这也让我时常思考：高标准下，医疗质量管理如何追求质变性的突破？

　　为探索解决上述困惑，寻求新时期医疗质量管理的一条创新之路，在不断经历等级医院评审的洗礼之后，我们探索出以共性需求为导向，以专科需求为定点，将"目标导向"与"问题导向"相融合，将量化标准与反馈评价方式相结合的路径，以追求整体质变的突破，抓好高标准下的医疗质量管理，从而提升医护人员的职业素养和医疗行为规范。

　　近几年就医疗质量管理方面进行了深入探索与实践，进一步健全医疗质量管理组织，完善评价方法，加大管控力度，将"动态管理""普查与抽查""全面查与专项查"融为一体，实施全方位的医疗质量监控，细化医疗质量评价要点。针对临床不同科室、不同岗位、不同专业的专科特点，医院对医疗质量评价做了重新梳理。新的医疗质量管理体系与评价要点更具专科性，主要内容包括临床科室、门诊部、急诊部、医技科室等。新的评价方法根据稽查数，计算品项的符合率、部分符合率、不符合率，更具可行性、操作性、科学性，旨在质量探寻之路上，精益求精，日臻完善。

　　医疗管理者需要有一双能发现问题的眼睛，发现问题才能探索规律。在不断发展的现代医学领域，医疗规律并非静止，当前医疗体制对医疗高质量发展方向的要求正是适应迅速发展的医学规律。医学不是形而上的单纯学科，医学学科需要从业者将动态的思维不断注入向生的通道，同时也要求现代医护人员不断升华职业角色的各项功能，医护人员是执行者、操作者，更是医疗工作的决策者和合作者。医护人员通过表象问题看透本质的思维方式，全面升华角色功能，才能在医护之间建立相互协作、信任、和谐的新型关系，释放现代医院的整体效应，提升医疗质量品质和服务品质。

　　为此，宁波大学附属第一医院组织编写了《医疗质量管理体系与评价标准》一书。该书基于循证，从质量结构、质量过程、质量评价三方面，为医院医疗质量管理搭建了一个创新的系统框架，全面阐述了医疗质量管理核心的指标考核。

希望通过本书，为医疗管理者提供实用的质量管理理论、方法及工具，提高管理能力及医护人员的综合素质，共筑全民健康新时代，守护健康中国梦。

宁波大学附属第一医院党委书记　阮列敏

2023 年 6 月

·前　言·

医疗质量品质在医院管理工作中至关重要。医疗质量作为医院管理的重要组成部分，直接影响医院的医疗安全、医疗效果、社会形象等，反映医院的整体管理水平。在医疗卫生体制改革逐步深化的今天，医疗质量也成为医疗管理者的中心任务及医院管理工作的主要目标。

目前，国内尚缺乏系统、规范、科学的医疗质量评价体系。大部分医院尤其基层医院仍沿袭陈旧的评价方法，采用粗放与经验主义的管理模式。同时，现有的医疗质量评价体系存在很多亟待解决的问题，如与实际工作脱节、无法追溯体系发展脉络、内容比例分配不均、分值设置未体现量化数及达标率、可操作性差等。面对上述现状，我们时常思考，如何使医疗质量管理规范化、精细化、实用化。

基于此，我们在临床医疗、护理、院感等专家中开展了广泛而深入的调研，以Donabedian的"结构—过程—结果"三维质量结构模型为理论框架，检索国内外相关文献，查阅众多医疗指导用书，并对各家医院的先进理念、管理经验进行提炼和总结。在JCI评审标准和2023版医院评审标准的基础上，通过半结构式访谈、专家会议、专家咨询，将医院实际情况与相关规定相结合，本着"去陈取新、去粗取精、化繁为简、来自临床、贴近临床、指导临床"的原则，初步构建起医疗质量管理体系模型。我们集结了医疗、院感、教学、行政管理等部门，持续优化改进，弥补原本各医疗部门各自为政的管理模式，开展联合督导检查、相互支持配合的多学科协作联动管理模式，逐渐形成具有鲜明特色的医疗管理体系，既富含传统医疗管理底蕴，又不失与时俱进的需求。我们通过梳理和提升，对突显出来的问题及时打补丁，建防火墙，以臻完善，最终编写完成《医疗质量管理体系与评价标准》一书。本书作为评估医疗质量的依据，框架清晰，层次鲜明，内容浅显易懂，可操作性强，力求以精细化管理、信息化管理、流程化管理、规范化管理促进医院质量与安全管理，是多年来医院管理实践的智慧结晶、经验汇聚。既能对医疗质量工作起到评判作用，又对临床医疗工作的开展具有指导意义。

全书以医院科室需求为逻辑条目，共分6个部分，并按普通科室及权重性有序修订科室医疗质量评价46项。每项标准以思维导图和表格相结合的形式呈现，其中，思维导图部分由模块、关键词、释义构成。各章节用不同色彩区分，便于学员阅读、查询、记忆，同时也便于管理人员进行质量要点培训与考核。本书适用于二、三级综合及专科医院，各级医院可在此基础上根据各自医院现状细化。

我们深知，质量与安全是医院管理永恒的主题，质量评价是指导员工医疗行为的航标灯，是医院管理的生命线，使员工在工作中有章可循、有规可依，也是医疗质量与安全的"先行者"和"防火墙"。希望它能引领医护人员在心怀对生命的尊重的基础上，恪尽职守、切实肩负护佑健康的使命，用看得见的行为、听得见的语言、感受得到的温暖与安全，真正走进患者的心里。

让我们一起努力，为患者的健康尽己所能，在满足患者需求的路上向前、向前、再向前！也希望在今后的管理中，不断总结完善，让质量标准随着患者的需求和医院的发展日臻完美。

本书的编写凝聚了医院行政、医疗和护理等管理者的心血，在此对大家表示诚挚的谢意。由于学术水平以及客观条件的限制，书中所涉及的内容难免有疏漏与不够严谨之处，在此诚心地期望前辈们惠予指正，以待进一步修改。最后希望本书能解决您在医疗管理中的困惑，带您前往新境界，勇攀新高峰。

刘丽萍

2023 年 6 月

·目 录·

第一部分

医院医疗质量管理通用标准

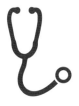

1 患者身份识别管理质量评价标准

· 患者身份识别管理质量检查思维导图 ·

* 有患者身份识别与腕带使用的管理制度 ——————— 管理制度 ···· **结构**

过程

腕带使用

* 病区、急诊复苏室（A 区）、急诊抢救室（B 区）、急诊重症监护室（EICU）、急诊留观室、门诊手术室等患者均佩戴腕带

* 对于四肢烧伤等无法佩戴腕带的患者，腕带应粘贴在深静脉置管上

* 特殊患者腕带的标识内容正确，如药物过敏、高危跌倒或坠床、传染病隔离等

* 腕带的患者信息正确、清晰，松紧度适宜，以能容纳一指为宜

* 患者和（或）陪护人员知晓腕带的作用与重要性

特殊身份标识

* 对无名氏患者暂以"W+ 就诊日期 + 序号"进行身份标识；若患者身份明确后，及时更正患者相关资料，重新打印患者腕带

* 母婴同室的新生儿以"母亲姓名 + 之子或之女"进行身份标识，并双腕带管理（手腕和脚环）

* 双胎或多胎的新生儿采用 ABC 等方式，即以"母亲姓名 + 之子或之女 A+ 母亲病案号"进行身份标识

身份识别方式

* 抽血或采集其他标本前，患者身份核对正确，至少使用两种身份识别方式

* 给药前，患者身份核对正确，至少使用两种身份识别方式

* 输血或使用血制品前，患者身份核对正确，至少使用两种身份识别方式

过程

身份识别方式
* 接受检查前,患者身份核对正确,至少使用两种身份识别方式
* 接受治疗前,患者身份核对正确,至少使用两种身份识别方式
* 手术前,患者身份核对正确,至少使用两种身份识别方式
* 发放食物和母乳之前,患者身份核对正确,至少使用两种身份识别方式
* 转运前,患者身份核对正确,至少使用两种身份识别方式
* 转科前,患者身份核对正确,至少使用两种身份识别方式
* 其他医疗行为时,患者身份核对正确,至少使用两种身份识别方式

身份识别工具
* 有患者姓名和出生日期(或病案号)等信息的腕带、病历、标签、表单(如挂号单、检查单、收费单等)、信息系统等
* PDA扫码不能作为患者唯一身份识别方式

身份识别流程
* 开放式提问→回应→核对→确认→执行(若仅患者代理人在场,由代理人陈述;无代理人在场,严格核对身份识别工具上的信息)

质控要求
* 科室和(或)主管部门每月或每季度定期对患者身份识别管理质量进行督查和反馈,并有分析及改进措施
* 患者身份识别的相关管理制度科内培训频率≥1次/年,并记录
* 科室和(或)主管部门运用质量管理工具进行分析

* 患者身份识别管理质量达标率≥95%
* 患者手腕带佩戴率达到100%
* 患者身份识别正确率达到100%
* 无患者身份识别错误的不良事件发生

评价指标　　**结果**

·患者身份识别管理质量评价标准·

项 目		质量评价标准	稽查数	完全符合	部分符合	不符合	不适用
结构	管理制度	有患者身份识别与腕带使用的管理制度					
过程	腕带使用	病区、急诊复苏室(A区)、急诊抢救室(B区)、急诊重症监护室(EICU)、急诊留观室、门诊手术室等患者均佩戴腕带					
		对于四肢烧伤等无法佩戴腕带的患者,腕带应粘贴在深静脉置管上					
		特殊患者腕带的标识内容正确,如药物过敏、高危跌倒或坠床、传染病隔离等					
		腕带的患者信息正确、清晰,松紧度适宜,以能容纳一指为宜					
		患者和(或)陪护人员知晓腕带的作用与重要性					
	特殊身份标识	对无名氏患者暂以"W+就诊日期+序号"进行身份标识;若患者身份明确后,及时更正患者相关资料,重新打印患者腕带					
		母婴同室的新生儿以"母亲姓名+之子或之女"进行身份标识,并双腕带管理(手腕和脚环)					
		双胎或多胎的新生儿采用ABC等方式,即以"母亲姓名+之子或之女A+母亲病案号"进行身份标识					
	身份识别方式	抽血或采集其他标本前,患者身份核对正确,至少使用两种身份识别方式					
		给药前,患者身份核对正确,至少使用两种身份识别方式					
		输血或使用血制品前,患者身份核对正确,至少使用两种身份识别方式					
		接受检查前,患者身份核对正确,至少使用两种身份识别方式					
		接受治疗前,患者身份核对正确,至少使用两种身份识别方式					

项目		质量评价标准	稽查数	完全符合	部分符合	不符合	不适用
过程	身份识别方式	手术前,患者身份核对正确,至少使用两种身份识别方式					
		发放食物和母乳之前,患者身份核对正确,至少使用两种身份识别方式					
		转运前,患者身份核对正确,至少使用两种身份识别方式					
		转科前,患者身份核对正确,至少使用两种身份识别方式					
		其他医疗行为时,患者身份核对正确,至少使用两种身份识别方式					
	身份识别工具	有患者姓名和出生日期(或病案号)等信息的腕带、病历、标签、表单(如挂号单、检查单、收费单等)、信息系统等					
		PDA扫码不能作为患者唯一身份识别方式					
	身份识别流程	开放式提问→回应→核对→确认→执行(若仅患者代理人在场,由代理人陈述;无代理人在场,严格核对身份识别工具上的信息)					
	质控要求	科室和(或)主管部门每月或每季度定期对患者身份识别管理质量进行督查和反馈,并有分析及改进措施					
		患者身份识别的相关管理制度科内培训频率≥1次/年,并记录					
		科室和(或)主管部门运用质量管理工具进行分析					
结果	评价指标	患者身份识别管理质量达标率≥95%	达标率:		合格/不合格		
		患者手腕带佩戴率达到100%	是/否		合格/不合格		
		患者身份识别正确率达到100%	是/否		合格/不合格		
		无患者身份识别错误的不良事件发生	是/否		合格/不合格		

结构(每个制度)检查者:　　过程(每个模块)检查者:　　结果(每项指标)检查者:

2 | 仪器、设备管理质量评价标准

·仪器、设备管理质量检查思维导图·

* 有仪器、设备的管理制度

* 有仪器、设备使用意外的应急处置预案与流程 —— 管理制度 —— **结构**

过程

管理原则

* 定人管理、定位放置、定量储备、定期检查和维护

* 仪器、设备账物相符,按风险等级进行管理,常规清点(1次/日),急救仪器、设备每班次清点,并记录

* 定期进行时间校对,时间显示准确

* 转运仪器、设备,如心电监护仪、微量注射泵等,储备电充足,根据说明书要求定期进行充放电,确保转运途中使用时间≥1 h(时间视医院实际情况而定)

* 仪器、设备操作规程随机存放(建议二维码管理)

清洁消毒

* 仪器、设备保持清洁,使用消毒湿巾或 500 mg/L 含氯消毒液擦拭(1次/周),其他消毒液按说明书使用。消毒液擦拭后 30 min 用清水擦拭

* 每人次使用后终末消毒,若被血液、分泌物污染,及时清洁、消毒,使用消毒湿巾或 500 mg/L 含氯消毒液擦拭,其他消毒液按说明书使用。消毒液擦拭后 30 min 用清水擦拭

* 血压计等的袖带保持清洁,常规消毒(1次/月),若被血液、分泌物污染,及时送至消毒供应中心更换

检查维修

* 检查急救仪器、设备运行情况(1次/日),并记录

* 仪器、设备故障悬挂"待修"标识牌,及时送检维修,有交接记录,必要时准备替代的仪器、设备

* 仪器、设备维护记录规范、完整

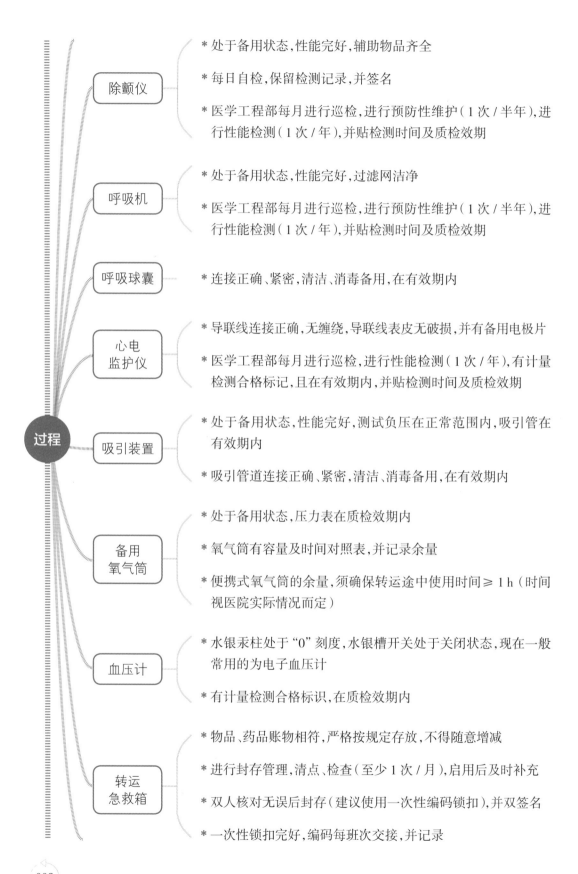

过程

除颤仪
* 处于备用状态,性能完好,辅助物品齐全
* 每日自检,保留检测记录,并签名
* 医学工程部每月进行巡检,进行预防性维护(1次/半年),进行性能检测(1次/年),并贴检测时间及质检效期

呼吸机
* 处于备用状态,性能完好,过滤网洁净
* 医学工程部每月进行巡检,进行预防性维护(1次/半年),进行性能检测(1次/年),并贴检测时间及质检效期

呼吸球囊
* 连接正确、紧密、清洁、消毒备用,在有效期内

心电监护仪
* 导联线连接正确,无缠绕,导联线表皮无破损,并有备用电极片
* 医学工程部每月进行巡检,进行性能检测(1次/年),有计量检测合格标记,且在有效期内,并贴检测时间及质检效期

吸引装置
* 处于备用状态,性能完好,测试负压在正常范围内,吸引管在有效期内
* 吸引管道连接正确、紧密、清洁、消毒备用,在有效期内

备用氧气筒
* 处于备用状态,压力表在质检效期内
* 氧气筒有容量及时间对照表,并记录余量
* 便携式氧气筒的余量,须确保转运途中使用时间≥1 h(时间视医院实际情况而定)

血压计
* 水银汞柱处于"0"刻度,水银槽开关处于关闭状态,现在一般常用的为电子血压计
* 有计量检测合格标识,在质检效期内

转运急救箱
* 物品、药品账物相符,严格按规定存放,不得随意增减
* 进行封存管理,清点、检查(至少1次/月),启用后及时补充
* 双人核对无误后封存(建议使用一次性编码锁扣),并双签名
* 一次性锁扣完好,编码每班次交接,并记录

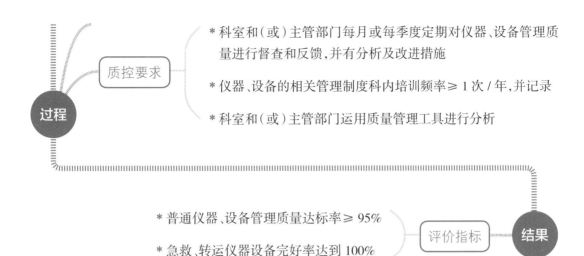

· 仪器、设备管理质量评价标准 ·

项 目		质量评价标准	稽查数	完全符合	部分符合	不符合	不适用
结构	管理制度	有仪器、设备的管理制度					
		有仪器、设备使用意外的应急处置预案与流程					
过程	管理原则	定人管理、定位放置、定量储备、定期检查和维护					
		仪器、设备账物相符,按风险等级进行管理,常规清点(1次/日),急救仪器、设备每班次清点,并记录					
		定期进行时间校对,时间显示准确					
		转运仪器、设备,如心电监护仪、微量注射泵等,储备电充足,根据说明书要求定期进行充放电,确保转运途中使用时间≥1 h(时间视医院实际情况而定)					
		仪器、设备操作规程随机存放(建议二维码管理)					
	清洁消毒	仪器、设备保持清洁,使用消毒湿巾或500 mg/L含氯消毒液擦拭(1次/周),其他消毒液按说明书使用。消毒液擦拭后30 min用清水擦拭					
		每人次使用后终末消毒,若被血液、分泌物污染,及时清洁、消毒,使用消毒湿巾或500 mg/L含氯消毒液擦拭,其他消毒液按说明书使用。消毒液擦拭后30 min用清水擦拭					
		血压计等的袖带保持清洁,常规消毒(1次/月),若被血液、分泌物污染,及时送至消毒供应中心更换					
	检查维修	检查急救仪器、设备运行情况(1次/日),并记录					
		仪器、设备故障悬挂"待修"标识牌,及时送检维修,有交接记录,必要时准备替代的仪器、设备					
		仪器、设备维护记录规范、完整					

续　表

项　目		质量评价标准	稽查数	完全符合	部分符合	不符合	不适用
过程	除颤仪	处于备用状态,性能完好,辅助物品齐全					
		每日自检,保留检测记录,并签名					
		医学工程部每月进行巡检,进行预防性维护(1次/半年),进行性能检测(1次/年),并贴检测时间及质检效期					
	呼吸机	处于备用状态,性能完好,过滤网洁净					
		医学工程部每月进行巡检,进行预防性维护(1次/半年),进行性能检测(1次/年),并贴检测时间及质检效期					
	呼吸球囊	连接正确、紧密,清洁、消毒备用,在有效期内					
	心电监护仪	导联线连接正确,无缠绕,导联线表皮无破损,并有备用电极片					
		医学工程部每月进行巡检,进行性能检测(1次/年),有计量检测合格标记,且在有效期内,并贴检测时间及质检效期					
	吸引装置	处于备用状态,性能完好,测试负压在正常范围内,吸引管在有效期内					
		吸引管道连接正确、紧密,清洁、消毒备用,在有效期内					
	备用氧气筒	处于备用状态,压力表在质检效期内					
		氧气筒有容量及时间对照表,并记录余量					
		便携式氧气筒的余量,须确保转运途中使用时间≥1 h(时间视医院实际情况而定)					
	血压计	水银汞柱处于"0"刻度,水银槽开关处于关闭状态,现在一般常用的为电子血压计					
		有计量检测合格标识,在质检效期内					
	转运急救箱	物品、药品账物相符,严格按规定存放,不得随意增减					
		进行封存管理,清点、检查(至少1次/月),启用后及时补充					

项　目		质量评价标准	稽查数	完全符合	部分符合	不符合	不适用
过程	转运急救箱	双人核对无误后封存(建议使用一次性编码锁扣),并双签名					
		一次性锁扣完好,编码每班次交接,并记录					
	质控要求	科室和(或)主管部门每月或每季度定期对仪器、设备管理质量进行督查和反馈,并有分析及改进措施					
		仪器、设备的相关管理制度科内培训频率≥1次/年,并记录					
		科室和(或)主管部门运用质量管理工具进行分析					
结果	评价指标	普通仪器、设备管理质量达标率≥95%	达标率:		合格/不合格		
		急救、转运仪器设备完好率达到100%	是/否		合格/不合格		

结构(每个制度)检查者:　　过程(每个模块)检查者:　　结果(每项指标)检查者:

3 抢救车管理质量评价标准

·抢救车管理质量检查思维导图·

* 有抢救车的管理制度 ——————————— 管理制度 ···· **结构**

过程

管理原则

* 定人管理

* 定位放置,不得随意更换放置地点

* 定量储存,物品、药品账物相符,严格按规定存放,不得随意增减

* 进行封存管理,清点、检查(至少 1 次 / 月),启用后及时补充

* 双人核对无误后封存(建议使用一次性编码锁扣),并双签名

* 一次性锁扣完好,编码每班次交接,并记录

* 有急救药品、物品放置示意表(见附录 B)

急救药品

* 药物在有效期内,按有效期依次存放,遵循先进先出的原则

* 高警示药品使用红底黑字与黄色"!"标识(根据医院制度标识)

* 多规格药品使用"☆"标识(根据医院制度标识)

* 近 6 个月有效期的急救药品,贴有专用近效期的警示标识

急救物品

* 物品在有效期内,按有效期依次存放,遵循先进先出的原则

* 近 6 个月有效期的一次性物品,贴有专用近效期的警示标识

* 呼吸球囊、吸引管道连接正确、紧密,处于备用状态,性能完好

* 复用物品消毒、灭菌后备用

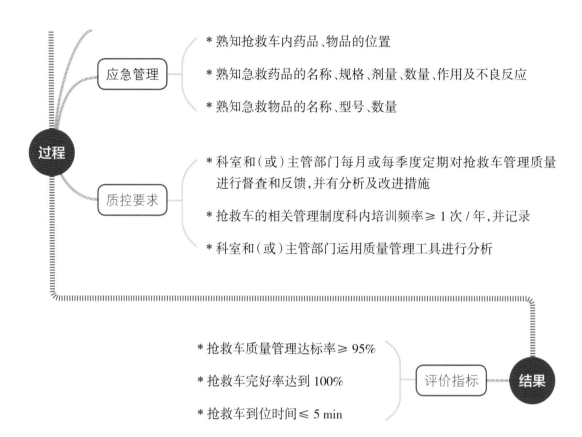

应急管理
* 熟知抢救车内药品、物品的位置
* 熟知急救药品的名称、规格、剂量、数量、作用及不良反应
* 熟知急救物品的名称、型号、数量

质控要求
* 科室和(或)主管部门每月或每季度定期对抢救车管理质量进行督查和反馈,并有分析及改进措施
* 抢救车的相关管理制度科内培训频率≥ 1 次 / 年,并记录
* 科室和(或)主管部门运用质量管理工具进行分析

过程

评价指标
* 抢救车质量管理达标率≥ 95%
* 抢救车完好率达到 100%
* 抢救车到位时间≤ 5 min

结果

· 抢救车管理质量评价标准 ·

项	目	质量评价标准	稽查数	完全符合	部分符合	不符合	不适用
结构	管理制度	有抢救车的管理制度					
过程	管理原则	定人管理					
		定位放置,不得随意更换放置地点					
		定量储存,物品、药品账物相符,严格按规定存放,不得随意增减					
		进行封存管理,清点、检查(至少1次/月),启用后及时补充					
		双人核对无误后封存(建议使用一次性编码锁扣),并双签名					
		一次性锁扣完好,编码每班次交接,并记录					
		有急救药品、物品放置示意表(见附录B)					
	急救药品	药物在有效期内,按有效期依次存放,遵循先进先出的原则					
		高警示药品使用红底黑字与黄色"!"标识(根据医院制度标识)					
		多规格药品使用"☆"标识(根据医院制度标识)					
		近6个月有效期的急救药品,贴有专用近效期的警示标识					
	急救物品	物品在有效期内,按有效期依次存放,遵循先进先出的原则					
		近6个月有效期的一次性物品,贴有专用近效期的警示标识					
		呼吸球囊、吸引管道连接正确、紧密,处于备用状态,性能完好					
		复用物品消毒、灭菌后备用					
	应急管理	熟知抢救车内药品、物品的位置					
		熟知急救药品的名称、规格、剂量、数量、作用及不良反应					

项　目		质量评价标准	稽查数	完全符合	部分符合	不符合	不适用
过程	应急管理	熟知急救物品的名称、型号、数量					
	质控要求	科室和(或)主管部门每月或每季度定期对抢救车管理质量进行督查和反馈,并有分析及改进措施					
		抢救车的相关管理制度科内培训频率≥1次/年,并记录					
		科室和(或)主管部门运用质量管理工具进行分析					
结果	评价指标	抢救车质量管理达标率≥95%	达标率:	合格/不合格			
		抢救车完好率达到100%	是/否	合格/不合格			
		抢救车到位时间≤5 min	是/否	合格/不合格			

结构(每个制度)检查者:　　过程(每个模块)检查者:　　结果(每项指标)检查者:

药品安全管理质量评价标准

· 药品安全管理质量检查思维导图 ·

* 有药品储存、养护管理制度

* 有备用药品的管理制度

* 有高警示药品的管理制度

* 有麻醉药品、精神药品的管理实施细则 —— 管理制度 —— 结构

* 有患者自备药品、自理药品的管理制度

* 有患者给药的管理制度

* 有药物不良反应的报告制度

过程

* 治疗室有门禁系统或处于关闭状态

* 药品储存区域温度 10 ～ 30℃,湿度 35% ～ 75%,并记录,出现异常及时处理

* 医用冷藏冰箱有温度监控,温度控制在 2 ～ 8℃,并记录,出现异常及时处理 —— 基本要求

* 医用冷藏冰箱保持清洁,无血标本、私人物品存放,定期除霜(1 次 / 月),并记录

* 口服药车保持清洁,药品摆放正确,药袋标签清晰

* 有专人管理

* 有基数管理,账药相符,无多余药品

* 药品标签清晰,无变质、无过期 —— 备用药品

* 按外包装或药物说明书进行避光、冷藏等储存

过程

备用药品
- *高警示药品单独区域存放
- *高浓度电解质(如10%氯化钾注射液、10%浓氯化钠注射液等)在病区不存放
- *外用药品专柜存放、分类放置
- *严格执行交接班制度,每班次清点,并专册记录

药品标识
- *根据药品种类与性质定位放置,有警示标识,标识醒目、清晰,并有高警示药品目录
- *高警示药品包括高危药品和相似药品
- *高警示药品使用红底黑字与黄色"!"标识(根据医院制度标识)
- *多规格药品使用"☆"标识(根据医院制度标识)
- *听似药品使用"β"标识(根据医院制度标识)
- *看似药品使用"⊙"标识(根据医院制度标识)
- *近6个月有效期的药品,贴有专用近效期的警示标识

精麻药品
- *麻醉药品"五专"管理,即专人、专柜(保险柜)、专锁(双人与双锁)、专方、专册
- *麻醉及第一类精神药品,使用红底白字(麻、精),特殊警示标识"※"(根据医院制度标识)
- *严格执行交接班制度,每班次当面点清,并专册记录
- *麻醉药品一律不得外借
- *麻醉药品及第一类精神药品使用,空安瓿回收、残余液销毁登记本,记录规范,残留液处置执行正确,双人销毁,并双签名

给药环节
- *对所有患者给药均须开具医嘱,包括患者自备药品,用药可追溯
- *按医嘱及时给药,合理安排时间,并注意观察药物疗效及不良反应
- *口服药单剂量分餐发放

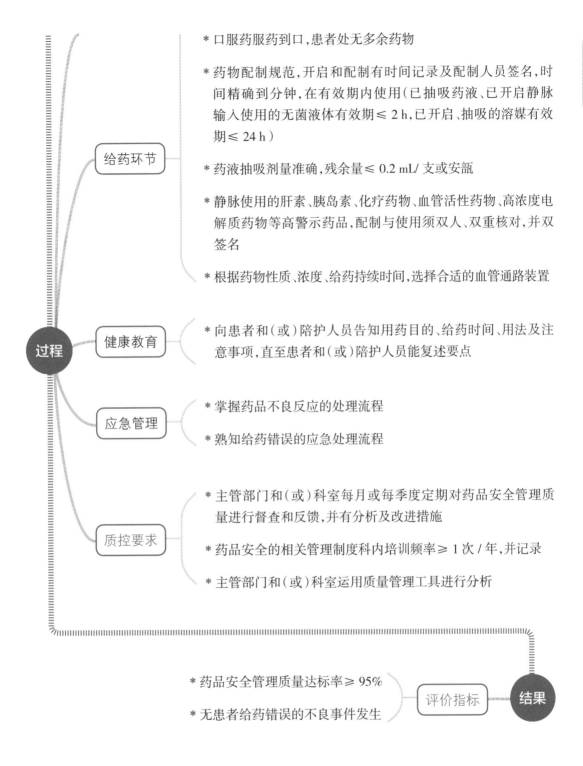

给药环节

* 口服药服药到口,患者处无多余药物

* 药物配制规范,开启和配制有时间记录及配制人员签名,时间精确到分钟,在有效期内使用(已抽吸药液、已开启静脉输入使用的无菌液体有效期 ≤ 2 h,已开启、抽吸的溶媒有效期 ≤ 24 h)

* 药液抽吸剂量准确,残余量 ≤ 0.2 mL/ 支或安瓿

* 静脉使用的肝素、胰岛素、化疗药物、血管活性药物、高浓度电解质药物等高警示药品,配制与使用须双人、双重核对,并双签名

* 根据药物性质、浓度、给药持续时间,选择合适的血管通路装置

健康教育

* 向患者和(或)陪护人员告知用药目的、给药时间、用法及注意事项,直至患者和(或)陪护人员能复述要点

应急管理

* 掌握药品不良反应的处理流程

* 熟知给药错误的应急处理流程

质控要求

* 主管部门和(或)科室每月或每季度定期对药品安全管理质量进行督查和反馈,并有分析及改进措施

* 药品安全的相关管理制度科内培训频率 ≥ 1 次 / 年,并记录

* 主管部门和(或)科室运用质量管理工具进行分析

过程

结果

评价指标

* 药品安全管理质量达标率 ≥ 95%

* 无患者给药错误的不良事件发生

· 药品安全管理质量评价标准 ·

项	目	质量评价标准	稽查数	完全符合	部分符合	不符合	不适用
结构	管理制度	有药品储存、养护管理制度					
		有备用药品的管理制度					
		有高警示药品的管理制度					
		有麻醉药品、精神药品的管理实施细则					
		有患者自备药品、自理药品的管理制度					
		有患者给药的管理制度					
		有药物不良反应的报告制度					
过程	基本要求	治疗室有门禁系统或处于关闭状态					
		药品储存区域温度10～30℃,湿度35%～75%,并记录,出现异常及时处理					
		医用冷藏冰箱有温度监控,温度控制在2～8℃,并记录,出现异常及时处理					
		医用冷藏冰箱保持清洁,无血标本、私人物品存放,定期除霜(1次/月),并记录					
		口服药车保持清洁,药品摆放正确,药袋标签清晰					
	备用药品	有专人管理					
		有基数管理,账药相符,无多余药品					
		药品标签清晰,无变质、无过期					
		按外包装或药物说明书进行避光、冷藏等储存					
		高警示药品单独区域存放					
		高浓度电解质(如10%氯化钾注射液、10%浓氯化钠注射液等)在病区不存放					
		外用药品专柜存放、分类放置					
		严格执行交接班制度,每班次清点,并专册记录					

续　表

项　目		质量评价标准	稽查数	完全符合	部分符合	不符合	不适用
过程	药品标识	根据药品种类与性质定位放置,有警示标识,标识醒目、清晰,并有高警示药品目录					
		高警示药品包括高危药品和相似药品					
		高警示药品使用红底黑字与黄色"!"标识(根据医院制度标识)					
		多规格药品使用"☆"标识(根据医院制度标识)					
		听似药品使用"β"标识(根据医院制度标识)					
		看似药品使用"⊙"标识(根据医院制度标识)					
		近6个月有效期的药品,贴有专用近效期的警示标识					
	精麻药品	麻醉药品"五专"管理,即专人、专柜(保险柜)、专锁(双人与双锁)、专方、专册					
		麻醉及第一类精神药品,使用红底白字(麻、精),特殊警示标识"※"(根据医院制度标识)					
		严格执行交接班制度,每班次当面点清,并专册记录					
		麻醉药品一律不得外借					
		麻醉药品及第一类精神药品使用,空安瓿回收、残余液销毁登记本,记录规范,残留液处置执行正确,双人销毁,并双签名					
	给药环节	对所有患者给药均须开具医嘱,包括患者自备药品,用药可追溯					
		按医嘱及时给药,合理安排时间,并注意观察药物疗效及不良反应					
		口服药单剂量分餐发放					
		口服药服药到口,患者处无多余药物					

续　表

项　目		质量评价标准	稽查数	完全符合	部分符合	不符合	不适用
过程	给药环节	药物配制规范,开启和配制有时间记录及配制人员签名,时间精确到分钟,在有效期内使用(已抽吸药液、已开启静脉输入使用的无菌液体有效期≤2 h,已开启、抽吸的溶媒有效期≤24 h)					
		药液抽吸剂量准确,残余量≤0.2 mL/支或安瓿					
		静脉使用的肝素、胰岛素、化疗药物、血管活性药物、高浓度电解质药物等高警示药品,配制与使用须双人、双重核对,并双签名					
		根据药物性质、浓度、给药持续时间,选择合适的血管通路装置					
	健康教育	向患者和(或)陪护人员告知用药目的、给药时间、用法及注意事项,直至患者和(或)陪护人员能复述要点					
	应急管理	掌握药品不良反应的处理流程					
		熟知给药错误的应急处理流程					
	质控要求	主管部门和(或)科室每月或每季度定期对药品安全管理质量进行督查和反馈,并有分析及改进措施					
		药品安全的相关管理制度科内培训频率≥1次/年,并记录					
		主管部门和(或)科室运用质量管理工具进行分析					
结果	评价指标	药品安全管理质量达标率≥95%	达标率:		合格/不合格		
		无患者给药错误的不良事件发生	是/否		合格/不合格		

结构(每个制度)检查者:　　过程(每个模块)检查者:　　结果(每项指标)检查者:

5 患者健康教育管理质量评价标准

· 患者健康教育管理质量检查思维导图 ·

* 有患者健康教育的管理制度 ——————— 管理制度 —● **结构**

过程

宣教资料 ——
* 健康宣教资料齐全,如宣教手册、宣教折页等,与科室前十位的常见疾病相符,及时更新

宣教方式 ——
* 医护联合采用创新健康宣教,至少有两种以上的宣教方式,如小组集中式、床边视频与动作示范结合、游戏方式、医用道具使用、儿童漫画形式、幻灯片演示、动作操示范等

* 开展专科集中式健康宣教,如糖友会、心友会、肾友会等

* 对社区、学校、老年大学等开展特殊人群健康宣教活动,健康教育巡讲(至少 12 次 / 年)

入院宣教 ——
* 向患者和(或)陪护人员告知佩戴腕带的作用与重要性、作息与探视时间、擅自离院须知、床头或卫生间紧急呼叫器使用、医院相关规定及病区环境要求等,直至患者和(或)陪护人员能复述要点

住院宣教 ——
* 向患者和(或)陪护人员告知疾病相关知识及配合事项,直至患者和(或)陪护人员能复述要点

* 向患者和(或)陪护人员告知饮食种类及注意事项,直至患者和(或)陪护人员能复述要点

* 向患者和(或)陪护人员告知特殊检查、治疗的宣教知识,直至患者和(或)陪护人员能复述要点

* 向患者和(或)陪护人员告知药物服用时间、方法及注意事项,直至患者和(或)陪护人员能复述要点

住院宣教

* 向患者和（或）陪护人员告知肢体功能锻炼与活动的重要性和注意事项，直至患者和（或）陪护人员能复述要点

* 向患者和（或）陪护人员告知术前准备、术中配合及术后注意事项，直至患者和（或）陪护人员能复述要点

* 向患者和（或）陪护人员告知疼痛相关知识及疼痛评分方法，直至患者和（或）陪护人员能复述要点

* 向患者和（或）陪护人员告知跌倒或坠床的防范措施及配合事项，直至患者和（或）陪护人员能复述要点

* 向患者和（或）陪护人员告知留置管道的重要性和注意事项，非计划性拔管的防范措施及配合事项，直至患者和（或）陪护人员能复述要点

* 向患者和（或）陪护人员告知压力性损伤的防范措施及配合事项，直至患者和（或）陪护人员能复述要点

* 向患者和（或）陪护人员告知保护性约束具的使用目的及注意事项，直至患者和（或）陪护人员能复述要点

* 向患者和（或）陪护人员告知深静脉血栓形成的防范措施及配合事项，直至患者和（或）陪护人员能复述要点

过程

出院宣教

* 向患者和（或）陪护人员告知门诊复诊随访时间、营养指导、功能锻炼与活动、药物服用、伤口修复、康复训练、出院注意事项及急救知识等，直至患者和（或）陪护人员能复述要点

* 患者出院小结有相关疾病宣教注意事项及门诊随访时间等记录

出院随访

* 患者出院后 2 周内，有电话随访、短信随访、微信随访、门诊随访、专科随访、上门随访等

* 随访后有汇总、分析及改进措施

质控要求

* 科室和（或）主管部门不定期对患者健康教育管理质量进行随机抽查和反馈，并有分析及改进措施

* 患者健康教育的相关管理制度科内培训频率≥ 1 次／年，并记录

* 科室和（或）主管部门运用质量管理工具进行分析

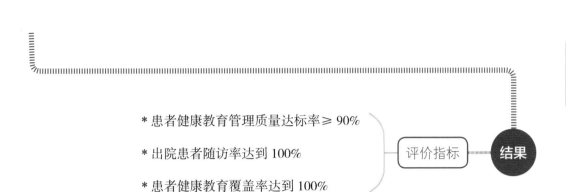

* 患者健康教育管理质量达标率≥90%

* 出院患者随访率达到100%

* 患者健康教育覆盖率达到100%

评价指标 ········· 结果

第一部分

· 患者健康教育管理质量评价标准 ·

项　目		质量评价标准	稽查数	完全符合	部分符合	不符合	不适用
结构	管理制度	有患者健康教育的管理制度					
过程	宣教资料	健康宣教资料齐全,如宣教手册、宣教折页等,与科室前十位的常见疾病相符,及时更新					
	宣教方式	医护联合采用创新健康宣教,至少有两种以上的宣教方式,如小组集中式、床边视频与动作示范结合、游戏方式、医用道具使用、儿童漫画形式、幻灯片演示、动作操示范等					
		开展专科集中式健康宣教,如糖友会、心友会、肾友会等					
		对社区、学校、老年大学等开展特殊人群健康宣教活动,健康教育巡讲(至少12次/年)					
	入院宣教	向患者和(或)陪护人员告知佩戴腕带的作用与重要性、作息与探视时间、擅自离院须知、床头或卫生间紧急呼叫器使用、医院相关规定及病区环境要求等,直至患者和(或)陪护人员能复述要点					
	住院宣教	向患者和(或)陪护人员告知疾病相关知识及配合事项,直至患者和(或)陪护人员能复述要点					
		向患者和(或)陪护人员告知饮食种类及注意事项,直至患者和(或)陪护人员能复述要点					
		向患者和(或)陪护人员告知特殊检查、治疗的宣教知识,直至患者和(或)陪护人员能复述要点					
		向患者和(或)陪护人员告知药物服用时间、方法及注意事项,直至患者和(或)陪护人员能复述要点					
		向患者和(或)陪护人员告知肢体功能锻炼与活动的重要性和注意事项,直至患者和(或)陪护人员能复述要点					

续 表

项 目		质量评价标准	稽查数	完全符合	部分符合	不符合	不适用
过程	住院宣教	向患者和(或)陪护人员告知术前准备、术中配合及术后注意事项,直至患者和(或)陪护人员能复述要点					
		向患者和(或)陪护人员告知疼痛相关知识及疼痛评分方法,直至患者和(或)陪护人员能复述要点					
		向患者和(或)陪护人员告知跌倒或坠床的防范措施及配合事项,直至患者和(或)陪护人员能复述要点					
		向患者和(或)陪护人员告知留置管道的重要性和注意事项,非计划性拔管的防范措施及配合事项,直至患者和(或)陪护人员能复述要点					
		向患者和(或)陪护人员告知压力性损伤的防范措施及配合事项,直至患者和(或)陪护人员能复述要点					
		向患者和(或)陪护人员告知保护性约束具的使用目的及注意事项,直至患者和(或)陪护人员能复述要点					
		向患者和(或)陪护人员告知深静脉血栓形成的防范措施及配合事项,直至患者和(或)陪护人员能复述要点					
	出院宣教	向患者和(或)陪护人员告知门诊复诊随访时间、营养指导、功能锻炼与活动、药物服用、伤口修复、康复训练、出院注意事项及急救知识等,直至患者和(或)陪护人员能复述要点					
		患者出院小结有相关疾病宣教注意事项及门诊随访时间等记录					
	出院随访	患者出院后2周内,有电话随访、短信随访、微信随访、门诊随访、专科随访、上门随访等					
		随访后有汇总、分析及改进措施					

项　目		质量评价标准	稽查数	完全符合	部分符合	不符合	不适用
过程	质控要求	科室和(或)主管部门不定期对患者健康教育管理质量进行随机抽查和反馈,并有分析及改进措施					
		患者健康教育的相关管理制度科内培训频率≥1次/年,并记录					
		科室和(或)主管部门运用质量管理工具进行分析					
结果	评价指标	患者健康教育管理质量达标率≥90%	达标率:		合格/不合格		
		出院患者随访率达到100%	是/否		合格/不合格		
		患者健康教育覆盖率达到100%	是/否		合格/不合格		
结构(每个制度)检查者:		过程(每个模块)检查者:			结果(每项指标)检查者:		

6 医院感染管理质量评价标准

·医院感染管理质量检查思维导图·

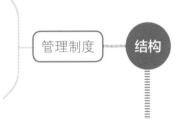

* 有医院感染预防与控制的管理制度

* 有消毒、灭菌与隔离的管理制度

* 有医疗废物的管理制度

* 有多重耐药菌的管理制度

管理制度 ← 结构

过程

环境管理

* 病房定时开窗通风 ≥ 2 次 / 日,每次通风时间 ≥ 30 min

* 病房地面、物表无明显污染时,湿式卫生可采用清洁剂辅助 2 次 / 日

* 对于 10 mL 以下的溅污,先清洁,后消毒,或使用消毒湿巾直接擦拭;对于 10 mL 及以上的溅污,先采用吸附材料覆盖,并消毒、清除后,再实施清洁、消毒措施

无菌原则

* 无菌包、消毒液开启后,注明开启时间、有效期(时间精确到分钟),并签名

* 已启封、抽吸的溶媒有效期 ≤ 24 h,注明开启时间、有效期(时间精确到分钟),并签名

* 无菌治疗盘的使用有效期 ≤ 4 h,注明开启时间、有效期(时间精确到分钟),并签名

* 无菌干罐使用及盛放的镊 / 钳、剪等,有效期 ≤ 4 h;使用消毒液浸泡的无菌罐、镊 / 钳、剪等,每周更换 2 次

* 静脉抽血、输液时,严格执行一人一针一带

仪器设备

* 仪器、设备保持清洁,使用消毒湿巾或 500 mg/L 含氯消毒液擦拭至少每周 1 次,其他消毒液按照说明书使用。消毒液擦拭后 30 min 用清水擦拭

仪器设备

* 每人次使用后终末消毒,若被血液、分泌物污染,及时清洁、消毒,使用消毒湿巾或 500 mg/L 含氯消毒液擦拭,其他消毒液按照说明书使用。消毒液擦拭后 30 min 用清水擦拭

治疗室管理

* 治疗室通风良好,无室外通风条件时,定时空气消毒 2 次/日,并记录
* 治疗车物品分层摆放,上层为清洁区,下层为污染区,配备速干手消毒剂
* 治疗车、移动电脑、掌上电脑(PDA)等使用完毕,整理、清洁后归位

过程

病房管理

* 普通病区在病区终末处设隔离病室
* 病房床位按规定设置,单排 ≤ 3 张,双排 ≤ 6 张
* 感染性疾病与非感染性疾病患者应分室安置
* 同种感染性疾病与同种病原体感染患者可同室安置,每床间距 ≥ 1.2 m
* 物品表面擦拭时,严格执行一床一巾
* 窗帘、隔帘清洗 1 次/半年;若被血液、分泌物污染、多重耐药菌感染或定植患者等使用后及时更换
* 被服至少每周更换 1 次,若被血液、体液、分泌物、排泄物污染随时更换
* 传染病、多重耐药菌患者使用后,或被血液、体液、分泌物、排泄物污染的病员服、被服等织物,均放置于感染性织物袋或专用箱,打包后运送
* 禁止在病区过道清点送洗的织物
* 患者转科或出院后应终末消毒

多重耐药菌管理

* 有接触隔离医嘱开具,患者腕带、床头牌应有接触隔离标识
* 直接接触患者、患者使用的物品和处理其分泌物、排泄物后,洗手或使用速干手消毒剂进行手消毒

过程

多重耐药菌管理

* 患者使用后的所有医疗废弃物均放置于双层黄色医用垃圾袋内,并扎紧袋口

* 与患者直接接触的相关医疗器械、器具、物品,如听诊器、血压计等,专人专用

* 轮椅、转运车、床旁心电图机等不能专人专用的医疗器械、器具、物品,每人次使用后,使用消毒湿巾或含氯消毒液 1000 mg/L 擦拭消毒,其他消毒液按照说明书使用

* 患者外出检查,检查人员查看腕带上隔离标识,检查后对仪器、设备使用消毒湿巾或含氯消毒液 1000 mg/L 擦拭消毒,其他消毒液按照说明书使用

物品储存管理

* 无菌物品与非无菌物品隔片区存放

* 储存室物品放置符合要求,距离墙顶 ≥ 50 cm, 距离地面 ≥ 20 cm, 距离墙面 ≥ 5 cm

* 储存柜内无菌物品在有效期内,按灭菌日期依次存放,遵循先进先出的原则

* 无菌包整洁、干燥、无破损,无菌包外贴有物品名称、有效期,并有签名

* 无菌包外贴化学指示胶带,无菌包内有化学指示卡

清洁用具管理

* 拖把、抹布定位、分类放置

* 布巾遵循"一床一巾",地巾遵循"一室一巾",使用后集中清洗、消毒、干燥

医疗废弃物管理

* 污物间有门禁系统或上锁管理

* 医疗废弃物分类收集、运送、暂存、交接等环节符合相关法规要求,登记资料保存时间 ≥ 3 年

* 医用垃圾袋袋口扎紧,标识清晰(包括科室、医疗废弃物类别、日期),并签名,存放时间 ≤ 48 h

* 将疑似传染病患者、隔离的传染病患者、隔离的非传染病患者的医疗废弃物放置于双层黄色医用垃圾袋内,并扎紧袋口

医疗废弃物管理

* 感染性废弃物、损伤性废弃物放置不超过医用垃圾袋或锐器盒的 3/4

* 对医用垃圾袋、锐器盒使用有效的封口方式

职业防护

* 熟知标准预防的概念和措施

* 熟知职业暴露发生后处置预案与流程

* 熟知标本外溢应急处置

* 熟知医院感染基本知识,包括保洁员、进修生、实习生等

过程

质控要求

* 科室和(或)主管部门每月或每季度定期对医院感染管理质量进行督查和反馈,并有分析及改进措施

* 医院感染预防与控制的相关管理制度科内培训频率 ≥ 1 次 / 季度,并记录

* 主管部门至少每季度对手、空气、无菌物品、物体表面等细菌培养进行抽样检测,并有分析及改进措施

* 科室和(或)主管部门至少每季度对呼吸机相关性肺炎、血管导管相关血流感染、导尿管相关尿路感染、手术部位感染、多重耐药菌感染等有监测

* 科室和(或)主管部门运用质量管理工具进行分析

* 医院感染管理质量达标率 ≥ 95%　————　**评价指标**　**结果**

· 医院感染管理质量评价标准 ·

项	目	质量评价标准	稽查数	完全符合	部分符合	不符合	不适用
结构	管理制度	有医院感染预防与控制的管理制度					
		有消毒、灭菌与隔离的管理制度					
		有医疗废物的管理制度					
		有多重耐药菌的管理制度					
过程	环境管理	病房定时开窗通风≥2次/日,每次通风时间≥30 min					
		病房地面、物表无明显污染时,湿式卫生可采用清洁剂辅助2次/日					
		对于10 mL以下的溅污,先清洁,后消毒,或使用消毒湿巾直接擦拭;对于10 mL及以上的溅污,先采用吸附材料覆盖,并消毒、清除后,再实施清洁、消毒措施					
	无菌原则	无菌包、消毒液开启后,注明开启时间、有效期(时间精确到分钟),并签名					
		已启封、抽吸的溶媒有效期≤24 h,注明开启时间、有效期(时间精确到分钟),并签名					
		无菌治疗盘的使用有效期≤4 h,注明开启时间、有效期(时间精确到分钟),并签名					
		无菌干罐使用及盛放的镊/钳、剪等,有效期≤4 h;使用消毒液浸泡的无菌罐、镊/钳、剪等,每周更换2次					
		静脉抽血、输液时,严格执行一人一针一带					
	仪器设备	仪器、设备保持清洁,使用消毒湿巾或500 mg/L含氯消毒液擦拭至少每周1次,其他消毒液按照说明书使用。消毒液擦拭后30 min用清水擦拭					
		每人次使用后终末消毒,若被血液、分泌物污染,及时清洁、消毒,使用消毒湿巾或500 mg/L含氯消毒液擦拭,其他消毒液按照说明书使用。消毒液擦拭后30 min用清水擦拭					

项　目		质量评价标准	稽查数	完全符合	部分符合	不符合	不适用
过程	治疗室管理	治疗室通风良好,无室外通风条件时,定时空气消毒2次/日,并记录					
		治疗车物品分层摆放,上层为清洁区,下层为污染区,配备速干手消毒剂					
		治疗车、移动电脑、掌上电脑(PDA)等使用完毕,整理、清洁后归位					
	病房管理	普通病区在病区终末处设隔离病室					
		病房床位按规定设置,单排≤3张,双排≤6张					
		感染性疾病与非感染性疾病患者应分室安置					
		同种感染性疾病与同种病原体感染患者可同室安置,每床间距≥1.2 m					
		物品表面擦拭时,严格执行一床一巾					
		窗帘、隔帘清洗1次/半年;若被血液、分泌物污染、多重耐药菌感染或定植患者等使用后及时更换					
		被服至少每周更换1次,若被血液、体液、分泌物、排泄物污染随时更换					
		传染病、多重耐药菌患者使用后,或被血液、体液、分泌物、排泄物污染的病员服、被服等织物,均放置于感染性织物袋或专用箱,打包后运送					
		禁止在病区过道清点送洗的织物					
		患者转科或出院后应终末消毒					
	多重耐药菌管理	有接触隔离医嘱开具,患者腕带、床头牌应有接触隔离标识					
		直接接触患者、患者使用的物品和处理其分泌物、排泄物后,洗手或使用速干手消毒剂进行手消毒					
		患者使用后的所有医疗废弃物均放置于双层黄色医用垃圾袋内,并扎紧袋口					

续 表

项 目		质量评价标准	稽查数	完全符合	部分符合	不符合	不适用
过程	多重耐药菌管理	与患者直接接触的相关医疗器械、器具、物品,如听诊器、血压计等,专人专用					
		轮椅、转运车、床旁心电图机等不能专人专用的医疗器械、器具、物品,每人次使用后,使用消毒湿巾或含氯消毒液 1000 mg/L 擦拭消毒,其他消毒液按照说明书使用					
		患者外出检查,检查人员查看腕带上隔离标识,检查后对仪器、设备使用消毒湿巾或含氯消毒液 1000 mg/L 擦拭消毒,其他消毒液按照说明书使用					
	物品储存管理	无菌物品与非无菌物品隔片区存放					
		储存室物品放置符合要求,距离墙顶≥50 cm,距离地面≥20 cm,距离墙面≥5 cm					
		储存柜内无菌物品在有效期内, 按灭菌日期依次存放,遵循先进先出的原则					
		无菌包整洁、干燥、无破损,无菌包外贴有物品名称、有效期,并有签名					
		无菌包外贴化学指示胶带,无菌包内有化学指示卡					
	清洁用具管理	拖把、抹布定位、分类放置					
		布巾遵循"一床一巾",地巾遵循"一室一巾",使用后集中清洗、消毒、干燥					
	医疗废弃物管理	污物间有门禁系统或上锁管理					
		医疗废弃物分类收集、运送、暂存、交接等环节符合相关法规要求,登记资料保存时间≥3年					
		医用垃圾袋袋口扎紧,标识清晰(包括科室、医疗废弃物类别、日期),并签名,存放时间≤48 h					
		将疑似传染病患者、隔离的传染病患者、隔离的非传染病患者的医疗废弃物放置于双层黄色医用垃圾袋内,并扎紧袋口					

项 目		质量评价标准	稽查数	完全符合	部分符合	不符合	不适用
过程	医疗废弃物管理	感染性废弃物、损伤性废弃物放置不超过医用垃圾袋或锐器盒的3/4					
		对医用垃圾袋、锐器盒使用有效的封口方式					
	职业防护	熟知标准预防的概念和措施					
		熟知职业暴露发生后处置预案与流程					
		熟知标本外溢应急处置					
		熟知医院感染基本知识,包括保洁员、进修生、实习生等					
	质控要求	科室和(或)主管部门每月或每季度定期对医院感染管理质量进行督查和反馈,并有分析及改进措施					
		医院感染预防与控制的相关管理制度科内培训频率≥1次/季度,并记录					
		主管部门至少每季度对手、空气、无菌物品、物体表面等细菌培养进行抽样检测,并有分析及改进措施					
		科室和(或)主管部门至少每季度对呼吸机相关性肺炎、血管导管相关血流感染、导尿管相关尿路感染、手术部位感染、多重耐药菌感染等有监测					
		科室和(或)主管部门运用质量管理工具进行分析					
结果	评价指标	医院感染管理质量达标率≥95%	达标率:	合格/不合格			

结构(每个制度)检查者:　　　过程(每个模块)检查者:　　　结果(每项指标)检查者:

7 手卫生管理质量评价标准

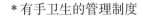 · 手卫生管理质量检查思维导图 ·

* 有手卫生的管理制度
* 有手卫生的实施规范

管理制度 —— **结构**

过程

手卫生设施

* 配置有效、齐全、使用便捷的手卫生设施设备
* 诊疗工作区域有相匹配的流动水洗手（宜设置非手触式水龙头）与卫生手消毒设施
* 外科手消毒设专用洗手池，洗手池清洁、消毒（1次/日），水池下的柜体不得放置物品
* 每2～4间手术室设独立洗手池一个，非手触式水龙头数不少于手术间数
* 配备有效期内的洗手液、速干手消毒剂、干手用品或设施
* 外科手消毒剂宜采用一次性包装，应使用非手触式感应取液器
* 洗手区域的醒目位置贴洗手图示

手卫生指征

* 接触患者前，包括从同一患者身体污染部位移动到清洁部位等
* 清洁、无菌操作前，包括进行侵入性操作等无菌操作，接触清洁、无菌物品之前
* 暴露患者体液风险后，包括接触患者黏膜、破损皮肤或伤口、血液、体液、分泌物、排泄物、伤口敷料等之后
* 接触患者后，包括摘除手套后
* 接触患者的周围环境后，包括接触患者周围的医疗相关器械、用具等物体表面

手卫生
方式选择

* 当手部有血液或其他体液等肉眼可见污染时,使用洗手液和流动水洗手

* 手部无肉眼可见污染时,使用快速手消毒液消毒双手替代洗手

* 可能存在对酒精不敏感的病原体(如艰难梭菌、肠道病毒)时,须用流动水洗手

* 若接触传染病患者的血液、体液和分泌物以及被传染病原微生物污染后的物品;直接为传染病患者进行检查、治疗、护理或处理传染病患者污物之后,应先洗手,然后进行卫生手消毒

过程

手卫生
质量

* 洗手、卫生手消毒步骤正确,用洗手液或速干手消毒剂揉搓双手至少 15 s,揉搓时保证手消毒剂完全覆盖手部皮肤,直至手部干燥

* "七步洗手法":内、外、夹、弓、大、立、腕。每步至少来回洗 5 次,双手交替,使用非手触式水龙头,避免双手清洗干净后再污染,用擦手纸擦干双手

* 快速手消毒剂、外科手消毒剂有效期遵循厂家的产品说明书

* 外科手消毒步骤正确,洗手前摘除手部饰物,指甲长度不超过指尖,指甲下无污垢

* 冲洗式外科手消毒方法正确,手消毒剂涂抹双手、前臂和上臂下 1/3,搓揉 3 ~ 5 min,流动水冲洗,灭菌布巾擦干,一人一巾,盛装布巾容器的有效期 ≤ 24 h

* 免冲洗式外科手消毒剂取液量、搓揉时间、使用方法(指尖浸泡时间 ≥ 5 s,环形消毒前臂和上臂下 1/3,持续搓揉 10 ~ 15 s)正确

* 外科手消毒过程中,保持双手位于胸前并高于肘部,清洁指甲用物,一人一用一消毒

* 外科手消毒,遵循先洗手后消毒原则

质控要求

* 科室和(或)主管部门不定期对普通科室手卫生管理质量进行随机抽查,每月定期对特殊科室手卫生管理质量进行督查和反馈,并有分析及改进措施

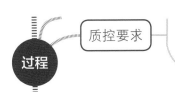

质控要求

*手卫生的相关管理制度科内培训频率≥1次/年,并记录

*科室和(或)主管部门运用质量管理工具进行分析

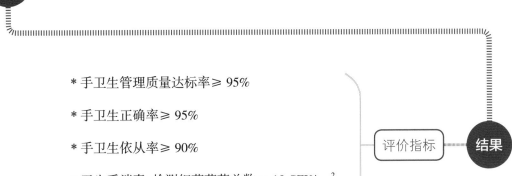

*手卫生管理质量达标率≥95%

*手卫生正确率≥95%

*手卫生依从率≥90%

*卫生手消毒,检测细菌菌落总数≤10 CFU/cm²

*外科手消毒,检测细菌菌落总数≤5 CFU/cm²

评价指标

结果

· 手卫生管理质量评价标准 ·

项	目	质量评价标准	稽查数	完全符合	部分符合	不符合	不适用
结构	管理制度	有手卫生的管理制度					
		有手卫生的实施规范					
过程	手卫生设施	配置有效、齐全、使用便捷的手卫生设施设备					
		诊疗工作区域有相匹配的流动水洗手（宜设置非手触式水龙头）与卫生手消毒设施					
		外科手消毒设专用洗手池，洗手池清洁、消毒（1次/日），水池下的柜体不得放置物品					
		每2～4间手术室设独立洗手池一个，非手触式水龙头数不少于手术间数					
		配备有效期内的洗手液、速干手消毒剂、干手用品或设施					
		外科手消毒剂宜采用一次性包装，应使用非手触式感应取液器					
		洗手区域的醒目位置贴洗手图示					
	手卫生指征	接触患者前，包括从同一患者身体污染部位移动到清洁部位等					
		清洁、无菌操作前，包括进行侵入性操作等无菌操作，接触清洁、无菌物品之前					
		暴露患者体液风险后，包括接触患者黏膜、破损皮肤或伤口、血液、体液、分泌物、排泄物、伤口敷料等之后					
		接触患者后，包括摘除手套后					
		接触患者的周围环境后，包括接触患者周围的医疗相关器械、用具等物体表面					
	手卫生方式选择	当手部有血液或其他体液等肉眼可见污染时，使用洗手液和流动水洗手					
		手部无肉眼可见污染时，使用快速手消毒液消毒双手替代洗手					
		可能存在对酒精不敏感的病原体（如艰难梭菌、肠道病毒）时，须用流动水洗手					

项 目		质量评价标准	稽查数	完全符合	部分符合	不符合	不适用
过程	手卫生方式选择	若接触传染病患者的血液、体液和分泌物以及被传染病原微生物污染后的物品；直接为传染病患者进行检查、治疗、护理或处理传染病患者污物之后，应先洗手，然后进行卫生手消毒					
	手卫生质量	洗手、卫生手消毒步骤正确，用洗手液或速干手消毒剂揉搓双手至少15 s，揉搓时保证手消毒剂完全覆盖手部皮肤，直至手部干燥					
		"七步洗手法"：内、外、夹、弓、大、立、腕。每步至少来回洗5次，双手交替，使用非手触式水龙头，避免双手清洗干净后再污染，用擦手纸擦干双手					
		快速手消毒剂、外科手消毒剂有效期遵循厂家的产品说明书					
		外科手消毒步骤正确，洗手前摘除手部饰物，指甲长度不超过指尖，指甲下无污垢					
		冲洗式外科手消毒方法正确，手消毒剂涂抹双手、前臂和上臂下1/3，搓揉3～5 min，流动水冲洗，灭菌布巾擦干，一人一巾，盛装布巾容器的有效期≤24 h					
		免冲洗式外科手消毒剂取液量、搓揉时间、使用方法（指尖浸泡时间≥5 s，环形消毒前臂和上臂下1/3，持续搓揉10～15 s）正确					
		外科手消毒过程中，保持双手位于胸前并高于肘部，清洁指甲用物，一人一用一消毒					
		外科手消毒，遵循先洗手后消毒原则					
	质控要求	科室和（或）主管部门不定期对普通科室手卫生管理质量进行随机抽查，每月定期对特殊科室手卫生管理质量进行督查和反馈，并有分析及改进措施					
		手卫生的相关管理制度科内培训频率≥1次/年，并记录					

续　表

项　目		质量评价标准	稽查数	完全符合	部分符合	不符合	不适用
过程	质控要求	科室和(或)主管部门运用质量管理工具进行分析					
结果	评价指标	手卫生管理质量达标率≥95%	达标率:	合格/不合格			
		手卫生正确率≥95%	达标率:	合格/不合格			
		手卫生依从率≥90%	达标率:	合格/不合格			
		卫生手消毒,检测细菌菌落总数≤10 CFU/cm^2	是/否	合格/不合格			
		外科手消毒,检测细菌菌落总数≤5 CFU/cm^2	是/否	合格/不合格			
结构(每个制度)检查者:　　　过程(每个模块)检查者:　　　结果(每项指标)检查者:							

8 临床危急值管理质量评价标准

· 临床危急值管理质量检查思维导图 ·

* 有临床危急值报告制度与处置流程 —————— 管理制度 —— **结构**

过程

危急值通报
- * 通报人员确认危急值后,应在 5 min 内通报相关科室
- * 住院患者及急诊患者电话通报护士站人员,告知危急值报告
- * 门诊患者电话通报门诊服务中心或行政总值班人员(非门诊时间),告知危急值报告
- * 危急值电脑显示后 10 min 内确认,如未确认 5 min 内电话通知护士站

危急值接收与处置
- * 接收人员接到危急值电话复述确认并记录,包括患者姓名、住院号或门急诊号、科室、床号、通报科室、检验或检查结果(包括重复检测结果)、报告接收时间、通报人员和接收人员姓名等
- * 门诊服务中心或行政总值班人员(非门诊时间)接到危急值通报,确认无误后在 5 min 内告知首诊医师,并联系患者到医院就诊;若首诊医师不在岗,安排同一专科其他医师接诊;若当天无同一专科门诊,安排急诊科医师接诊,接诊医师确认危急值与患者实际病情相符,立即给予处置,并在门诊病历做好记录
- * 病区或急诊科护士站人员接到危急值通报,确认无误后在 5 min 内告知诊疗组医师或值班医师,医师确认危急值与患者实际病情相符,在 15 min 内立即给予处置,并在住院病程录或急诊病历做好病情动态评估并记录

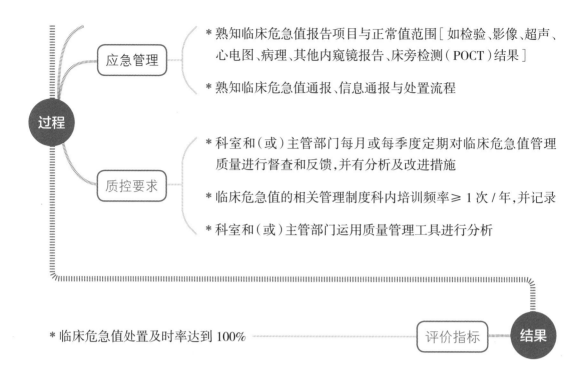

· 临床危急值管理质量评价标准 ·

项目		质量评价标准	稽查数	完全符合	部分符合	不符合	不适用
结构	管理制度	有临床危急值报告制度与处置流程					
过程	危急值通报	通报人员确认危急值后,应在5 min内通报相关科室					
		住院患者及急诊患者电话通报护士站人员,告知危急值报告					
		门诊患者电话通报门诊服务中心或行政总值班人员(非门诊时间),告知危急值报告					
		危急值电脑显示后10 min内确认,如未确认5 min内电话通知护士站					
	危急值接收与处置	接收人员接到危急值电话复述确认并记录,包括患者姓名、住院号或门急诊号、科室、床号、通报科室、检验或检查结果(包括重复检测结果)、报告接收时间、通报人员和接收人员姓名等					
		门诊服务中心或行政总值班人员(非门诊时间)接到危急值通报,确认无误后在5 min内告知首诊医师,并联系患者到医院就诊;若首诊医师不在岗,安排同一专科其他医师接诊;若当天无同一专科门诊,安排急诊科医师接诊,接诊医师确认危急值与患者实际病情相符,立即给予处置,并在门诊病历做好记录					
		病区或急诊科护士站人员接到危急值通报,确认无误后在5 min内告知诊疗组医师或值班医师,医师确认危急值与患者实际病情相符,在15 min内立即给予处置,并在住院病程录或急诊病历做好病情动态评估并记录					
	应急管理	熟知临床危急值报告项目与正常值范围[如检验、影像、超声、心电图、病理、其他内窥镜报告、床旁检测(POCT)结果]					
		熟知临床危急值通报、信息通报与处置流程					

续　表

项	目	质量评价标准	稽查数	完全符合	部分符合	不符合	不适用
过程	质控要求	科室和（或）主管部门每月或每季度定期对临床危急值管理质量进行督查和反馈,并有分析及改进措施					
		临床危急值的相关管理制度科内培训频率≥1次/年,并记录					
		科室和（或）主管部门运用质量管理工具进行分析					
结果	评价指标	临床危急值处置及时率达到100%	是/否	合格/不合格			

结构（每个制度）检查者:	过程（每个模块）检查者:	结果（每项指标）检查者:

医院应急管理质量评价标准

· 医院应急管理质量检查思维导图 ·

* 有全院应急预案合集,如重大突发公共卫生应急事件、大批伤员救援、仪器 / 设备故障、停电、停水、消防安全、信息系统运行故障、传染病疫情、危化品泄露或爆炸、危化品失窃等应急处置预案 ── 管理制度 ── 结构

* 有年度各项应急演练计划与实施方案

过程

应急管理
* 熟知院内紧急状况下的广播代码、报告内容及启动流程

* 急救区域责任分区功能明确,区域标识清楚醒目

人员紧急调配
* 有医院应急指挥系统,院领导是医院应急管理的第一负责人

* 根据紧急调配人员资格限定,建立应急人员储备库,有培训与考核

* 熟知院、科两级医护人力资源紧急调配方案

* 应急人员 24 h 保持通信畅通,紧急呼叫后,在规定时间内到位

口头医嘱
* 执行时机正确

* 执行流程正确,在时间允许的情况下,执行记录、复述程序

* 抢救结束后,医嘱在 6 h 内补记

应急仪器设备物资管理
* 应急仪器设备定点放置、定人保管、定时检查,确保完好率 100%

* 仪器、设备故障时悬挂"待修"标识牌,及时送检维修,有交接记录,必要时准备替代仪器、设备

* 应急物品定点放置,使用后及时补充,科内有自查,并有记录

* 科内人员熟知仪器、设备的启用和调配流程

停电信息中断

* 评估患者病情,对于使用无储备电的生命支持仪器立即采用备用仪器或替代方法

* 应急照明设备处于备用状态,能够及时启用

* 根据医院信息系统完善程度准备应急资料,必要时启用纸质文书,信息恢复后及时录入

消防安全

* 熟知火灾时应急分工和职责

* 有疏散示意图,熟知最近紧急疏散通道、安全出口

* 紧急疏散通道畅通、疏散指示标识清晰、完好,消防通道无物品堆放,符合消防通道要求,防火门处于闭合状态

* 熟知国际通用灭火程序(RACE):救援、报警、限制、灭火或疏散

* 熟知消防器材、消防报警按钮位置及使用方法

* 熟知科室氧气总阀和电源总开关位置

* 消防箱、灭火器、消防栓完好,有相关部门自查,并记录

过程

危化品管理

* 有危化品目录、种类,按基数储存,有统一专用的警示标识

* 专柜储存,双人与双锁管理

* 对危化品储存、使用、消耗、处置等进行登记,账物相符

* 备有危化品溢出包

质控要求

* 科室和(或)主管部门每月或每季度定期对应急管理质量进行督查和反馈,并有分析及改进措施

* 相关应急管理制度科内培训频率≥1次/季度,并记录

* 新员工有消防安全知识岗前培训与考核,院、科级有消防安全培训及演练(≥1次/年)

* 应急预案模拟演练频率≥1次/半年,并记录

* 科室和(或)主管部门运用质量管理工具进行分析

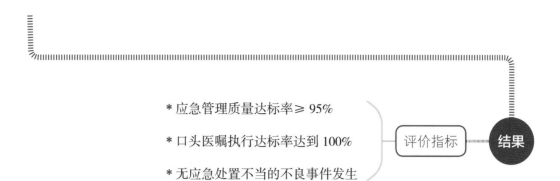

· 医院应急管理质量评价标准 ·

项	目	质量评价标准	稽查数	完全符合	部分符合	不符合	不适用
结构	管理制度	有全院应急预案合集,如重大突发公共卫生应急事件、大批伤员救援、仪器/设备故障、停电、停水、消防安全、信息系统运行故障、传染病疫情、危化品泄露或爆炸、危化品失窃等应急处置预案					
		有年度各项应急演练计划与实施方案					
过程	应急管理	熟知院内紧急状况下的广播代码、报告内容及启动流程					
		急救区域责任分区功能明确,区域标识清楚醒目					
	人员紧急调配	有医院应急指挥系统,院领导是医院应急管理的第一负责人					
		根据紧急调配人员资格限定,建立应急人员储备库,有培训与考核					
		熟知院、科两级医护人力资源紧急调配方案					
		应急人员24 h保持通信畅通,紧急呼叫后,在规定时间内到位					
	口头医嘱	执行时机正确					
		执行流程正确,在时间允许的情况下,执行记录、复述程序					
		抢救结束后,医嘱在6 h内补记					
	应急仪器设备物资管理	应急仪器设备定点放置、定人保管、定时检查,确保完好率100%					
		仪器、设备故障时悬挂"待修"标识牌,及时送检维修,有交接记录,必要时准备替代仪器、设备					
		应急物品定点放置,使用后及时补充,科内有自查,并有记录					
		科内人员熟知仪器、设备的启用和调配流程					

续 表

项 目		质量评价标准	稽查数	完全符合	部分符合	不符合	不适用
过程	停电信息中断	评估患者病情,对于使用无储备电的生命支持仪器立即采用备用仪器或替代方法					
		应急照明设备处于备用状态,能够及时启用					
		根据医院信息系统完善程度准备应急资料,必要时启用纸质文书,信息恢复后及时录入					
	消防安全	熟知火灾时应急分工和职责					
		有疏散示意图,熟知最近紧急疏散通道、安全出口					
		紧急疏散通道畅通、疏散指示标识清晰、完好,消防通道无物品堆放,符合消防通道要求,防火门处于闭合状态					
		熟知国际通用灭火程序(RACE):救援、报警、限制、灭火或疏散					
		熟知消防器材、消防报警按钮位置及使用方法					
		熟知科室氧气总阀和电源总开关位置					
		消防箱、灭火器、消防栓完好,有相关部门自查,并记录					
	危化品管理	有危化品目录、种类,按基数储存,有统一专用的警示标识					
		专柜储存,双人与双锁管理					
		对危化品储存、使用、消耗、处置等进行登记,账物相符					
		备有危化品溢出包					
	质控要求	科室和(或)主管部门每月或每季度定期对应急管理质量进行督查和反馈,并有分析及改进措施					
		相关应急管理制度科内培训频率≥1次/季度,并记录					

续　表

项　目		质量评价标准	稽查数	完全符合	部分符合	不符合	不适用
过程	质控要求	新员工有消防安全知识岗前培训与考核，院、科级有消防安全培训及演练（≥1次/年）					
		应急预案模拟演练频率≥1次/半年，并记录					
		科室和（或）主管部门运用质量管理工具进行分析					
结果	评价指标	应急管理质量达标率≥95%	达标率：		合格/不合格		
		口头医嘱执行达标率达到100%	是/否		合格/不合格		
		无应急处置不当的不良事件发生	是/否		合格/不合格		
结构（每个制度）检查者：　　　过程（每个模块）检查者：　　　结果（每项指标）检查者：							

10 住院患者静脉血栓栓塞症防治管理质量评价标准

· 住院患者静脉血栓栓塞症防治管理质量检查思维导图 ·

* 医院有住院患者静脉血栓栓塞症（VTE）护理管理制度、工作流程

* 有医院内 VTE 应急预案与处理流程

管理制度 — 结构

过程

评分表选择
* 手术患者采用 Caprini 量表,对非手术患者采用 Padua 量表;肿瘤化疗患者采用 Khorana 量表、其他专科采用相应的评估量表

风险评估
* 新入院患者在 24 h 内首次评估,出院前再评估

* 出现病情变化随时再评估（手术、分娩、病情恶化等）

* 高危患者有醒目床头标识

* VTE 预防评估中高危患者进行出血风险评估

* 对创伤和有临床肺动脉栓塞（PE）、深静脉血栓形成（DVT）表现的患者进行诊断评估

血栓预防
* 责任护士知晓分管患者的风险评分并根据评分采取正确的预防措施

* 患者风险评估为低危者,予以健康宣教,实施基础预防措施,尽早活动

* 患者风险评估为中危者,予以健康宣教,实施基础预防措施、机械预防或药物预防,开具预防医嘱

* 患者风险评估为高危者,予以健康宣教、实施基础预防措施,评估有无出血风险（若无出血风险者给予机械预防和药物预防;有出血风险者给予机械预防,并随时评估,待出血风险降低后给予药物预防）

院内急救
* 医护人员发现可疑 PE 患者,应及时呼叫院内 VTE 快速反应团队[(肺动脉栓塞-多学科合作(PE-MDT)救治专家组)]协助诊治

* 若患者确诊 DVT 或 PE,经评估后需介入诊疗,应及时呼叫介入专家协助诊治

药物知识
* 按医嘱规范使用抗凝药物,使用流程与方法正确

* 熟知抗凝药物使用注意事项

* 熟知抗凝及溶栓药物的观察要点(出血风险)

功能锻炼
* 熟练掌握抗血栓弹力袜的操作流程、穿戴规范

* 熟练掌握踝泵运动训练及股四头肌功能的锻炼方法

* 术后有效落实早期活动,被动活动或踝泵运动

* 每日观察高危、极高危患者双下肢有无肿胀、疼痛等症状和体征

* 避免下肢静脉穿刺输液(包括下肢深静脉及外周浅静脉)

* 关注中危、高危、极高危患者检验、超声检查报告等

过程

健康教育
* 向患者和(或)陪护人员告知 VTE 的风险,患者和(或)陪护人员并能复述要点

* 向患者和(或)陪护人员告知正确穿戴梯度压力袜及注意事项,患者和(或)陪护人员并能复述要点

* 向患者和(或)陪护人员告知踝泵运动、股四头肌的功能锻炼注意事项,患者和(或)陪护人员并能复述要点

* 向患者和(或)陪护人员告知戒烟、戒酒,适当饮茶、饮水,保证充足的液体入量;衣服、鞋袜不要过紧

* 向患者和(或)陪护人员告知进食清淡,忌食油腻辛辣等食物,多食富含膳食纤维的新鲜蔬菜和水果,保持大便通畅

* 向患者和(或)陪护人员告知术前加强肢体活动,术后正确落实被动活动或踝泵活动,早期下床活动

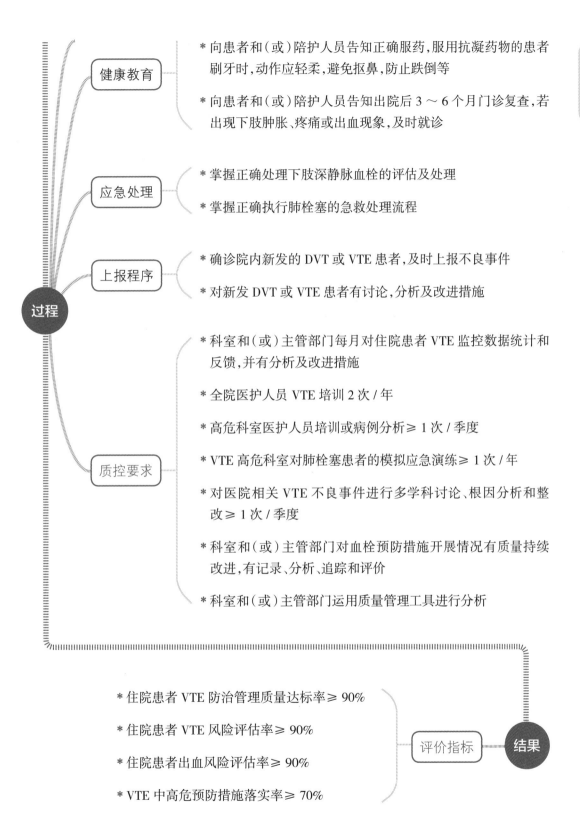

健康教育
* 向患者和（或）陪护人员告知正确服药，服用抗凝药物的患者刷牙时，动作应轻柔，避免抠鼻，防止跌倒等
* 向患者和（或）陪护人员告知出院后 3 ～ 6 个月门诊复查，若出现下肢肿胀、疼痛或出血现象，及时就诊

应急处理
* 掌握正确处理下肢深静脉血栓的评估及处理
* 掌握正确执行肺栓塞的急救处理流程

上报程序
* 确诊院内新发的 DVT 或 VTE 患者，及时上报不良事件
* 对新发 DVT 或 VTE 患者有讨论，分析及改进措施

过程

质控要求
* 科室和（或）主管部门每月对住院患者 VTE 监控数据统计和反馈，并有分析及改进措施
* 全院医护人员 VTE 培训 2 次 / 年
* 高危科室医护人员培训或病例分析 ≥ 1 次 / 季度
* VTE 高危科室对肺栓塞患者的模拟应急演练 ≥ 1 次 / 年
* 对医院相关 VTE 不良事件进行多学科讨论、根因分析和整改 ≥ 1 次 / 季度
* 科室和（或）主管部门对血栓预防措施开展情况有质量持续改进，有记录、分析、追踪和评价
* 科室和（或）主管部门运用质量管理工具进行分析

* 住院患者 VTE 防治管理质量达标率 ≥ 90%
* 住院患者 VTE 风险评估率 ≥ 90%
* 住院患者出血风险评估率 ≥ 90%
* VTE 中高危预防措施落实率 ≥ 70%

评价指标

结果

· 住院患者静脉血栓栓塞症防治管理质量评价标准 ·

项目		质量评价标准	稽查数	完全符合	部分符合	不符合	不适用
结构	管理制度	医院有住院患者静脉血栓栓塞症(VTE)护理管理制度、工作流程					
		有医院内VTE应急预案与处理流程					
过程	评分表选择	手术患者采用Caprini量表,对非手术患者采用Padua量表;肿瘤化疗患者采用Khorana量表、其他专科采用相应的评估量表					
	风险评估	新入院患者在24 h内首次评估,出院前再评估					
		出现病情变化随时再评估(手术、分娩、病情恶化等)					
		高危患者有醒目床头标识					
		VTE预防评估中高危患者进行出血风险评估					
		对创伤和有临床肺动脉栓塞(PE)、深静脉血栓形成(DVT)表现的患者进行诊断评估					
	血栓预防	责任护士知晓分管患者的风险评分并根据评分采取正确的预防措施					
		患者风险评估为低危者,予以健康宣教,实施基础预防措施,尽早活动					
		患者风险评估为中危者,予以健康宣教,实施基础预防措施、机械预防或药物预防,开具预防医嘱					
		患者风险评估为高危者,予以健康宣教、实施基础预防措施,评估有无出血风险(若无出血风险者给予机械预防和药物预防;有出血风险者给予机械预防,并随时评估,待出血风险降低后给予药物预防)					
	院内急救	医护人员发现可疑PE患者,应及时呼叫院内VTE快速反应团队[(肺动脉栓塞-多学科合作(PE-MDT)救治专家组)]协助诊治					
		若患者确诊DVT或PE,经评估后需介入诊疗,应及时呼叫介入专家协助诊治					

续　表

项　目		质量评价标准	稽查数	完全符合	部分符合	不符合	不适用
过程	药物知识	按医嘱规范使用抗凝药物,使用流程与方法正确					
		熟知抗凝药物使用注意事项					
		熟知抗凝及溶栓药物的观察要点(出血风险)					
	功能锻炼	熟练掌握抗血栓弹力袜的操作流程、穿戴规范					
		熟练掌握踝泵运动训练及股四头肌功能的锻炼方法					
		术后有效落实早期活动,被动活动或踝泵运动					
		每日观察高危、极高危患者双下肢有无肿胀、疼痛等症状和体征					
		避免下肢静脉穿刺输液(包括下肢深静脉及外周浅静脉)					
		关注中危、高危、极高危患者检验、超声检查报告等					
	健康教育	向患者和(或)陪护人员告知VTE的风险,患者和(或)陪护人员并能复述要点					
		向患者和(或)陪护人员告知正确穿戴梯度压力袜及注意事项,患者和(或)陪护人员并能复述要点					
		向患者和(或)陪护人员告知踝泵运动、股四头肌的功能锻炼注意事项,患者和(或)陪护人员并能复述要点					
		向患者和(或)陪护人员告知戒烟、戒酒,适当饮茶、饮水,保证充足的液体入量;衣服、鞋袜不要过紧					
		向患者和(或)陪护人员告知进食清淡,忌食油腻辛辣等食物,多食富含膳食纤维的新鲜蔬菜和水果,保持大便通畅					

项　目		质量评价标准	稽查数	完全符合	部分符合	不符合	不适用
过程	健康教育	向患者和(或)陪护人员告知术前加强肢体活动,术后正确落实被动活动或踝泵活动,早期下床活动					
		向患者和(或)陪护人员告知正确服药,服用抗凝药物的患者刷牙时,动作应轻柔,避免抠鼻,防止跌倒等					
		向患者和(或)陪护人员告知出院后3～6个月门诊复查,若出现下肢肿胀、疼痛或出血现象,及时就诊					
	应急处理	掌握正确处理下肢深静脉血栓的评估及处理					
		掌握正确执行肺栓塞的急救处理流程					
	上报程序	确诊院内新发的DVT或VTE患者,及时上报不良事件					
		对新发DVT或VTE患者有讨论,分析及改进措施					
	质控要求	科室和(或)主管部门每月对住院患者VTE监控数据统计和反馈,并有分析及改进措施					
		全院医护人员VTE培训2次/年					
		高危科室医护人员培训或病例分析≥1次/季度					
		VTE高危科室对肺栓塞患者的模拟应急演练≥1次/年					
		对医院相关VTE不良事件进行多学科讨论、根因分析和整改≥1次/季度					
		科室和(或)主管部门对血栓预防措施开展情况有质量持续改进,有记录、分析、追踪和评价					
		科室和(或)主管部门运用质量管理工具进行分析					

续 表

项 目		质量评价标准	稽查数	完全符合	部分符合	不符合	不适用
结果	评价指标	住院患者VTE防治管理质量达标率≥90%	达标率：	合格/不合格			
		住院患者VTE风险评估率≥90%	达标率：	合格/不合格			
		住院患者出血风险评估率≥90%	达标率：	合格/不合格			
		VTE中高危预防措施落实率≥70%	达标率：	合格/不合格			
结构（每个制度）检查者：		过程（每个模块）检查者：		结果（每项指标）检查者：			

11 患者疼痛管理质量评价标准

· 患者疼痛管理质量检查思维导图 ·

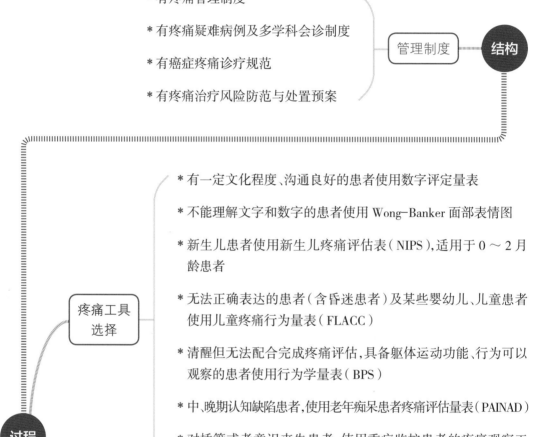

* 有疼痛管理制度

* 有疼痛疑难病例及多学科会诊制度

* 有癌症疼痛诊疗规范

* 有疼痛治疗风险防范与处置预案

管理制度 —— 结构

过程

疼痛工具选择

* 有一定文化程度、沟通良好的患者使用数字评定量表

* 不能理解文字和数字的患者使用 Wong-Banker 面部表情图

* 新生儿患者使用新生儿疼痛评估表（NIPS），适用于 0 ～ 2 月龄患者

* 无法正确表达的患者（含昏迷患者）及某些婴幼儿、儿童患者使用儿童疼痛行为量表（FLACC）

* 清醒但无法配合完成疼痛评估，具备躯体运动功能、行为可以观察的患者使用行为学量表（BPS）

* 中、晚期认知缺陷患者，使用老年痴呆患者疼痛评估量表（PAINAD）

* 对插管或者意识丧失患者，使用重症监护患者的疼痛观察工具（CPOT）

疼痛筛查评估

* 患者入院 8 h 内首次筛查评估

* 门诊疼痛患者及时筛查评估

* 患者主诉疼痛或疼痛反应、手术后、有创诊疗操作后、转科时再评估

* 患者确认疼痛后进行全面疼痛评估，如疼痛的特征、频率、部位、持续时间及伴随症状

过程

疼痛筛查评估

* 疼痛评估 0～3 分者,1 次 / 日;中度疼痛评估 4～6 分者,1 次 / 班次;重度疼痛评估 7～10 分者,1 次 /h

* 患者疼痛治疗后评估:静脉给药后 15 min,肌内注射后 30 min,直肠给药、口服给药后 1 h,外用止痛贴剂使用后 8 h

疼痛处置措施

* 轻度疼痛落实非药物镇痛方法或联合非甾体类抗炎镇痛药物

* 中、重度疼痛及时汇报医师,给予镇痛药物或联合其他镇痛治疗措施,重度疼痛按急诊处理

* 用药指导正确:口服缓释类药物整片吞服,非甾体类抗炎药物饭后服用,外用止痛贴剂的粘贴部位正确,及时评估药物疗效和不良反应

* 阿片类药物使用病区配备纳洛酮

* 静脉镇痛泵(PCIA)使用独立的静脉通路

* 电子镇痛泵使用前确认参数设置与医嘱相符

* 及时评估镇痛泵(PCA)使用效果和余量,余量按规定销毁并登记

健康教育

* 向患者和(或)陪护人员告知疼痛的评估方法,直至患者和(或)陪护人员能主动陈述疼痛程度,若疼痛超预期,能主动要求干预治疗

* 向患者和(或)陪护人员告知疼痛治疗的常见不良反应,直至患者和(或)陪护人员能复述要点

* 向患者和(或)陪护人员告知镇痛泵使用目的、注意事项与主要不良反应,直至患者和(或)陪护人员能复述要点

* 向患者和(或)陪护人员告知镇痛药物使用方法与注意事项,直至患者和(或)陪护人员能复述要点

* 对长期服用阿片类药物的患者出院后有追踪随访,并记录

药物知识

* 熟知癌痛"三阶梯镇痛""五项给药原则"

* 熟知非甾体类药物、阿片类药物的不良反应与预防措施

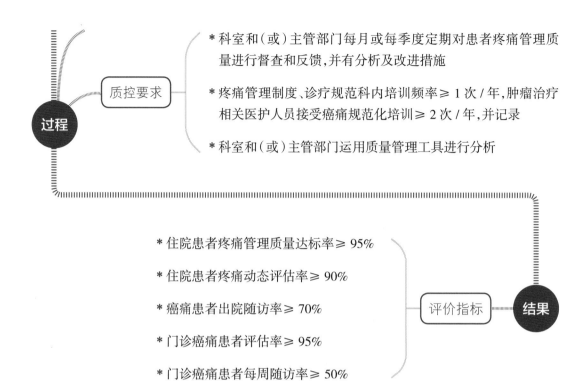

质控要求

* 科室和（或）主管部门每月或每季度定期对患者疼痛管理质量进行督查和反馈,并有分析及改进措施

* 疼痛管理制度、诊疗规范科内培训频率 ≥ 1 次 / 年,肿瘤治疗相关医护人员接受癌痛规范化培训 ≥ 2 次 / 年,并记录

* 科室和（或）主管部门运用质量管理工具进行分析

过程

评价指标

* 住院患者疼痛管理质量达标率 ≥ 95%

* 住院患者疼痛动态评估率 ≥ 90%

* 癌痛患者出院随访率 ≥ 70%

* 门诊癌痛患者评估率 ≥ 95%

* 门诊癌痛患者每周随访率 ≥ 50%

结果

· 患者疼痛管理质量评价标准 ·

项	目	质量评价标准	稽查数	完全符合	部分符合	不符合	不适用
结构	管理制度	有疼痛管理制度					
		有疼痛疑难病例及多学科会诊制度					
		有癌症疼痛诊疗规范					
		有疼痛治疗风险防范与处置预案					
过程	疼痛工具选择	有一定文化程度、沟通良好的患者使用数字评定量表					
		不能理解文字和数字的患者使用Wong-Banker面部表情图					
		新生儿患者使用新生儿疼痛评估表(NIPS),适用于0～2月龄患者					
		无法正确表达的患者(含昏迷患者)及某些婴幼儿、儿童患者使用儿童疼痛行为量表(FLACC)					
		清醒但无法配合完成疼痛评估,具备躯体运动功能、行为可以观察的患者使用行为学量表(BPS)					
		中、晚期认知缺陷患者,使用老年痴呆患者疼痛评估量表(PAINAD)					
		对插管或者意识丧失患者,使用重症监护患者的疼痛观察工具(CPOT)					
	疼痛筛查评估	患者入院8 h内首次筛查评估					
		门诊疼痛患者及时筛查评估					
		患者主诉疼痛或疼痛反应、手术后、有创诊疗操作后、转科时再评估					
		患者确认疼痛后进行全面疼痛评估,如疼痛的特征、频率、部位、持续时间及伴随症状					
		疼痛评估0～3分者,1次/日;中度疼痛评估4～6分者,1次/班次;重度疼痛评估7～10分者,1次/h					

项　目		质量评价标准	稽查数	完全符合	部分符合	不符合	不适用
过程	疼痛筛查评估	患者疼痛治疗后评估：静脉给药后15 min，肌内注射后30 min，直肠给药、口服给药后1 h，外用止痛贴剂使用后8 h					
	疼痛处置措施	轻度疼痛落实非药物镇痛方法或联合非甾体类抗炎镇痛药物					
		中、重度疼痛及时汇报医师，给予镇痛药物或联合其他镇痛治疗措施，重度疼痛按急诊处理					
		用药指导正确：口服缓释类药物整片吞服，非甾体类抗炎药物饭后服用，外用止痛贴剂的粘贴部位正确，及时评估药物疗效和不良反应					
		阿片类药物使用病区配备纳洛酮					
		静脉镇痛泵（PCIA）使用独立的静脉通路					
		电子镇痛泵使用前确认参数设置与医嘱相符					
		及时评估镇痛泵（PCA）使用效果和余量，余量按规定销毁并登记					
	健康教育	向患者和（或）陪护人员告知疼痛的评估方法，直至患者和（或）陪护人员能主动陈述疼痛程度，若疼痛超预期，能主动要求干预治疗					
		向患者和（或）陪护人员告知疼痛治疗的常见不良反应，直至患者和（或）陪护人员能复述要点					
		向患者和（或）陪护人员告知镇痛泵使用目的、注意事项与主要不良反应，直至患者和（或）陪护人员能复述要点					
		向患者和（或）陪护人员告知镇痛药物使用方法与注意事项，直至患者和（或）陪护人员能复述要点					
		对长期服用阿片类药物的患者出院后有追踪随访，并记录					

项　目		质量评价标准	稽查数	完全符合	部分符合	不符合	不适用
过程	药物知识	熟知癌痛"三阶梯镇痛""五项给药原则"					
		熟知非甾体类药物、阿片类药物的不良反应与预防措施					
	质控要求	科室和（或）主管部门每月或每季度定期对患者疼痛管理质量进行督查和反馈，并有分析及改进措施					
		疼痛管理制度、诊疗规范科内培训频率≥1次/年，肿瘤治疗相关医护人员接受癌痛规范化培训≥2次/年，并记录					
		科室和（或）主管部门运用质量管理工具进行分析					
结果	评价指标	住院患者疼痛管理质量达标率≥95%	达标率：		合格/不合格		
		住院患者疼痛动态评估率≥90%	达标率：		合格/不合格		
		癌痛患者出院随访率≥70%	达标率：		合格/不合格		
		门诊癌痛患者评估率≥95%	达标率：		合格/不合格		
		门诊癌痛患者每周随访率≥50%	达标率：		合格/不合格		

结构（每个制度）检查者：　　过程（每个模块）检查者：　　结果（每项指标）检查者：

12 临床营养支持治疗管理质量评价标准

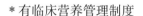
· 临床营养支持治疗管理质量检查思维导图 ·

* 有临床营养管理制度

* 有住院患者营养评估与干预制度 —— 管理制度 —— 结构

* 有临床营养科会诊制度

营养评估

* 患者首次营养风险筛查,在入院 24 h 内完成

* 住院成人患者营养风险筛查（NRS 2002）< 3 分、住院患儿营养风险及发育不良筛查（STRONGkid）1 ~ 3 分,每周复评

* 住院成人患者营养风险筛查（NRS 2002）≥ 3 分、住院患儿营养风险及发育不良筛查（STRONGkid）≥ 4 分,进行营养评估及营养干预

* 住院成人患者营养风险筛查（NRS 2002）≥ 3 分,患者住院 ≥ 4 周,出院时需再次评估

过程

营养液储存

* 营养液现用现配,常温保存不宜超过 4 h,配制的成品应附有清晰、完整的配制标签,注明配制时间（时间精确到分钟）

* 已配制暂不使用的营养液,储存于医用冷藏冰箱内,温度控制在 4℃,使用前复温,24 h 未用完应丢弃

* 成品制剂根据产品说明书保存

肠内营养

* 持续输注使用肠内营养输注泵及肠内营养输注器,肠内营养输注器更换（1 次 / 日）

* 喂养前,确认喂养管位置正确,管路通畅,评估有无腹胀腹泻、胃潴留等情况

* 无体位禁忌喂养时,抬高床头 30° ~ 45°,喂养结束后保持半

肠内营养

卧位 30 ～ 60 min

* 一次性输注每次推注量不宜超过 400 mL

* 管路保持通畅,固定妥善,无折叠、扭曲

* 每 4 ～ 6 h 评估肠内营养耐受性情况,＞ 200 mL 时如有不适应减慢或暂停,调整喂养方案或使用促胃肠动力药物;＞ 500 mL 时暂停喂养

* 持续输注时每 4 h,温开水脉冲式冲管 1 次

* 营养液输注速度准确,浓度、温度符合要求,患者耐受性良好

肠外营养

* 层流室或洁净工作台配制肠外营养液

* 选择合适的静脉通路,输注器更换(1 次 / 日)

* 输注保持连续性,控制输注速度,不超过 150 mL/h

* 导管护理时,严格执行无菌操作,定期更换敷料,穿刺点无红肿、破溃,无静脉炎发生等,保持管道通畅

过程

健康教育

* 向患者和(或)陪护人员告知肠内营养、肠外营养支持的重要性及管路维护方法等注意事项,直至患者和(或)陪护人员能复述要点

* 向患者和(或)陪护人员告知营养制剂的保存方法及使用方法

* 向患者和(或)陪护人员告知喂养管固定及造口皮肤保护的方法

知识掌握

* 熟知患者胃潴留监测、处理和肠内营养耐受性评估方法

* 熟知肠内营养的常见并发症,包括胃潴留、腹泻、恶心呕吐、喂养管堵塞、误吸,以及防范措施

* 熟知肠外营养的常见并发症,包括静脉炎、堵管、导管相关性血流感染、血糖异常、脂肪乳过敏等,以及防范措施

质控要求

* 主管部门和(或)科室每月或每季度定期对肠内、肠外营养支持治疗质量进行督查和反馈,并有分析及改进措施

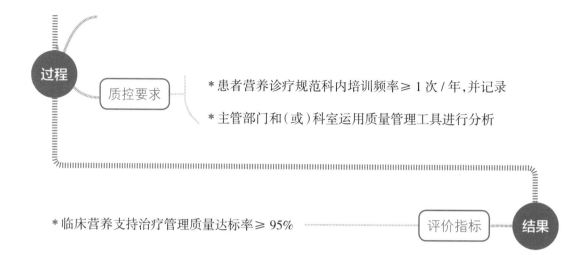

过程

质控要求

* 患者营养诊疗规范科内培训频率 ≥ 1 次 / 年,并记录

* 主管部门和(或)科室运用质量管理工具进行分析

* 临床营养支持治疗管理质量达标率 ≥ 95%

评价指标

结果

· 临床营养支持治疗管理质量评价标准 ·

项	目	质量评价标准	稽查数	完全符合	部分符合	不符合	不适用
结构	管理制度	有临床营养管理制度					
		有住院患者营养评估与干预制度					
		有临床营养科会诊制度					
过程	营养评估	患者首次营养风险筛查,在入院24 h内完成					
		住院成人患者营养风险筛查(NRS 2002)< 3分、住院患儿营养风险及发育不良筛查(STRONGkid)1 ~ 3分,每周复评					
		住院成人患者营养风险筛查(NRS 2002)≥ 3分、住院患儿营养风险及发育不良筛查(STRONGkid)≥ 4分,进行营养评估及营养干预					
		住院成人患者营养风险筛查(NRS 2002)≥ 3分,患者住院≥ 4周,出院时需再次评估					
	营养液储存	营养液现用现配,常温保存不宜超过4 h,配制的成品应附有清晰、完整的配制标签,注明配制时间(时间精确到分钟)					
		已配制暂不使用的营养液,储存于医用冷藏冰箱内,温度控制在4℃,使用前复温,24 h未用完应丢弃					
		成品制剂根据产品说明书保存					
	肠内营养	持续输注使用肠内营养输注泵及肠内营养输注器,肠内营养输注器更换(1次/日)					
		喂养前,确认喂养管位置正确,管路通畅,评估有无腹胀腹泻、胃潴留等情况					
		无体位禁忌喂养时,抬高床头30° ~ 45°,喂养结束后保持半卧位30 ~ 60 min					
		一次性输注每次推注量不宜超过400 mL					
		管路保持通畅,固定妥善,无折叠、扭曲					

项　目		质量评价标准	稽查数	完全符合	部分符合	不符合	不适用
过程	肠内营养	每4～6h评估肠内营养耐受性情况，>200 mL时如有不适应减慢或暂停，调整喂养方案或使用促胃肠动力药物；>500 mL时暂停喂养					
		持续输注时每4 h,温开水脉冲式冲管1次					
		营养液输注速度准确，浓度、温度符合要求，患者耐受性良好					
	肠外营养	层流室或洁净工作台配制肠外营养液					
		选择合适的静脉通路,输注器更换(1次/日)					
		输注保持连续性,控制输注速度,不超过150 mL/h					
		导管护理时,严格执行无菌操作,定期更换敷料,穿刺点无红肿、破溃,无静脉炎发生等,保持管道通畅					
	健康教育	向患者和(或)陪护人员告知肠内营养、肠外营养支持的重要性及管路维护方法等注意事项,直至患者和(或)陪护人员能复述要点					
		向患者和(或)陪护人员告知营养制剂的保存方法及使用方法					
		向患者和(或)陪护人员告知喂养管固定及造口皮肤保护的方法					
	知识掌握	熟知患者胃潴留监测、处理和肠内营养耐受性评估方法					
		熟知肠内营养的常见并发症,包括胃潴留、腹泻、恶心呕吐、喂养管堵塞、误吸,以及防范措施					
		熟知肠外营养的常见并发症,包括静脉炎、堵管、导管相关性血流感染、血糖异常、脂肪乳过敏等,以及防范措施					
	质控要求	主管部门和(或)科室每月或每季度定期对肠内、肠外营养支持治疗质量进行督查和反馈,并有分析及改进措施					

续 表

项 目		质量评价标准	稽查数	完全符合	部分符合	不符合	不适用
过程	质控要求	患者营养诊疗规范科内培训频率≥1次/年，并记录					
		主管部门和(或)科室运用质量管理工具进行分析					
结果	评价指标	临床营养支持治疗管理质量达标率≥95%	达标率:	合格/不合格			
结构(每个制度)检查者: 过程(每个模块)检查者: 结果(每项指标)检查者:							

13 临床路径管理质量评价标准

· 临床路径管理质量检查思维导图 ·

* 有临床路径管理制度 ———————————— 管理制度 —— **结构**

过程

管理委员会
- *有临床路径质量管理委员会,委员包括医务部、质管部、护理部、财务科、医保办、信息科、药学部、临床科室与医技科室主任或代表等,下设科室管理员,负责临床路径维护
- *组织召开临床路径管理委员会会议(至少1次/季度)
- *制定院级临床路径目录,根据需求随时调整路径内容

路径纳入指征
- *对新入院患者需临床路径评估,符合准入者(如诊断明确,无严重的合并症和并发症,能按路径设计流程和预期时间完成诊疗项目者)均纳入临床路径

患者告知
- *主管医师向患者告知纳入临床路径的目的、意义以及相关诊疗项目等
- *确认患者和(或)家属知晓程度,在完全理解的情况下,患方签名

开具医嘱
- *主管医师根据相关疾病的临床路径表单开具诊疗项目及医嘱

诊疗执行
- *医护人员按临床路径表单设定内容执行诊疗
- *诊疗过程中医护人员需监测路径变异情况,如出现并发症、病情突发变化等
- *每日诊疗项目完成后,执行者在相应栏内签名

变异路径处理 ── *主管医师根据每日诊疗项目完成情况及病情变化,对当日的路径变异情况及时分析原因,制定处理措施,并记录

路径退出管理
- *在实施临床路径过程中,如患者出现严重并发症,需改变原治疗方案的;患者要求出院、转院或改变治疗方案的;患者因诊断有误而进入临床路径的;其他严重影响临床路径实施情况等,主管医师可选择退出临床路径
- *对于因各种情况须退出临床路径管理的患者,及时告知患者和(或)家属,根据患者情况按相关诊疗实施后续治疗,并记录
- *科室临床路径质控小组每月对退出患者进行汇总,及时分析原因

过程

患者出院 ── *主管医师按出院指征对完成的临床路径、达到出院标准的患者开具出院医嘱

指标监测 ── *指标监测包括病种入组率、入组后完成率、入径占出院人次比例、平均住院日、住院患者平均医药费用等

质控要求
- *科室和(或)主管部门每月或每季度定期对临床路径管理质量进行督查和反馈,并有分析及改进措施
- *相关临床路径管理制度科内培训频率 ≥ 1 次 / 半年,并记录
- *科室和(或)主管部门运用质量管理工具进行分析

*临床路径入径管理率 ≥ 50%(三级医院)
*临床路径入径管理率 ≥ 70%(二级医院)
── **评价指标** ── **结果**

· 临床路径管理质量评价标准 ·

项	目	质量评价标准	稽查数	完全符合	部分符合	不符合	不适用
结构	管理制度	有临床路径管理制度					
过程	管理委员会	有临床路径质量管理委员会,委员包括医务部、质管部、护理部、财务科、医保办、信息科、药学部、临床科室与医技科室主任代表等,下设科室管理员,负责临床路径维护					
		组织召开临床路径管理委员会会议(至少1次/季度)					
		制定院级临床路径目录,根据需求随时调整路径内容					
	路径纳入指征	对新入院患者需临床路径评估,符合准入者(如诊断明确,无严重的合并症和并发症,能按路径设计流程和预期时间完成诊疗项目者)均纳入临床路径					
	患者告知	主管医师向患者告知纳入临床路径的目的、意义以及相关诊疗项目等					
		确认患者和(或)家属知晓程度,在完全理解的情况下,患方签名					
	开具医嘱	主管医师根据相关疾病的临床路径表单开具诊疗项目及医嘱					
	诊疗执行	医护人员按临床路径表单设定内容执行诊疗					
		诊疗过程中医护人员需监测路径变异情况,如出现并发症、病情突发变化等					
		每日诊疗项目完成后,执行者在相应栏内签名					
	变异路径处理	主管医师根据每日诊疗项目完成情况及病情变化,对当日的路径变异情况及时分析原因,制定处理措施,并记录					

续　表

项　目		质量评价标准	稽查数	完全符合	部分符合	不符合	不适用
过程	路径退出管理	在实施临床路径过程中,如患者出现严重并发症,需改变原治疗方案的;患者要求出院、转院或改变治疗方案的;患者因诊断有误而进入临床路径的;其他严重影响临床路径实施情况等,主管医师可选择退出临床路径					
		对于因各种情况须退出临床路径管理的患者,及时告知患者和(或)家属,根据患者情况按相关诊疗实施后续治疗,并记录					
		科室临床路径质控小组每月对退出患者进行汇总,及时分析原因					
	患者出院	主管医师按出院指征对完成的临床路径、达到出院标准的患者开具出院医嘱					
	指标监测	指标监测包括病种入组率、入组后完成率、入径占出院人次比例、平均住院日、住院患者平均医药费用等					
	质控要求	科室和(或)主管部门每月或每季度定期对临床路径管理质量进行督查和反馈,并有分析及改进措施					
		相关临床路径管理制度科内培训频率≥1次/半年,并记录					
		科室和(或)主管部门运用质量管理工具进行分析					
结果	评价指标	临床路径入径管理率≥50%(三级医院)	达标率:	合格/不合格			
		临床路径入径管理率≥70%(二级医院)	达标率:	合格/不合格			

结构(每个制度)检查者:　　　过程(每个模块)检查者:　　　结果(每项指标)检查者:

14 单病种管理质量评价标准

· 单病种管理质量检查思维导图 ·

* 有单病种管理制度 ··· 管理制度 —— 结构

管理委员会
- * 有单病种质量管理委员会(质量评价小组),委员包括医务部、质管科、护理部、财务科、医保办、信息科、药学部、输血科负责人,以及临床科室与医技科室主任代表等,下设科室管理员,负责单病种管理
- * 组织召开单病种管理委员会会议(至少1次/季度)

病种选择
- * 按国家规定的单病种质量控制病种的种类选择病种

过程

指标监测
- * 诊断质量指标监测包括出入院诊断符合率、手术前后诊断符合率、临床与病理诊断符合率
- * 治疗质量指标监测包括治愈率、好转率、未愈率、并发症发生率、抗生素使用率、1周内再住院率
- * 住院日指标监测包括平均住院日、术前平均住院日
- * 费用指标监测包括平均住院费用、每床日住院费用、手术费用、药品费用、检查费用

质量控制措施
- * 严格按诊疗常规和技术规程执行
- * 合理检查、合理用药,规范诊疗
- * 加强危重患者和围手术期患者管理
- * 控制无效住院日

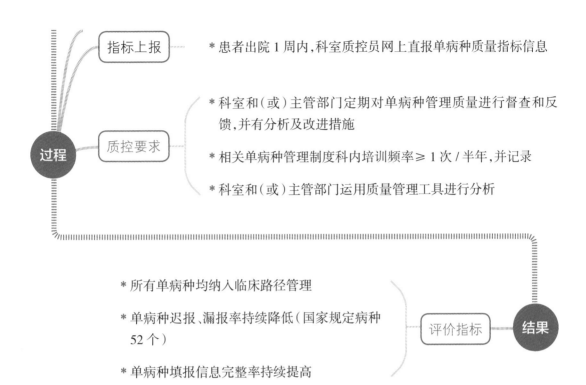

过程

指标上报 ———— ＊患者出院 1 周内,科室质控员网上直报单病种质量指标信息

质控要求 ———— ＊科室和(或)主管部门定期对单病种管理质量进行督查和反馈,并有分析及改进措施

＊相关单病种管理制度科内培训频率≥ 1 次 / 半年,并记录

＊科室和(或)主管部门运用质量管理工具进行分析

＊所有单病种均纳入临床路径管理

＊单病种迟报、漏报率持续降低(国家规定病种52 个)

＊单病种填报信息完整率持续提高

评价指标 ———— 结果

· 单病种管理质量评价标准 ·

项	目	质量评价标准	稽查数	完全符合	部分符合	不符合	不适用
结构	管理制度	有单病种管理制度					
过程	管理委员会	有单病种质量管理委员会（质量评价小组），委员包括医务部、质管科、护理部、财务科、医保办、信息科、药学部、输血科负责人，以及临床科室与医技科室主任代表等，下设科室管理员，负责单病种管理					
		组织召开单病种管理委员会会议（至少1次/季度）					
	病种选择	按国家规定的单病种质量控制病种的种类选择病种					
	指标监测	诊断质量指标监测包括出入院诊断符合率、手术前后诊断符合率、临床与病理诊断符合率					
		治疗质量指标监测包括治愈率、好转率、未愈率、并发症发生率、抗生素使用率、1周内再住院率					
		住院日指标监测包括平均住院日、术前平均住院日					
		费用指标监测包括平均住院费用、每床日住院费用、手术费用、药品费用、检查费用					
	质量控制措施	严格按诊疗常规和技术规程执行					
		合理检查、合理用药，规范诊疗					
		加强危重患者和围手术期患者管理					
		控制无效住院日					
	指标上报	患者出院1周内，科室质控员网上直报单病种质量指标信息					
	质控要求	科室和（或）主管部门定期对单病种管理质量进行督查和反馈，并有分析及改进措施					
		相关单病种管理制度科内培训频率≥1次/半年，并记录					

续　表

项　目		质量评价标准	稽查数	完全符合	部分符合	不符合	不适用
过程	质控要求	科室和(或)主管部门运用质量管理工具进行分析					
结果	评价指标	所有单病种均纳入临床路径管理	是/否	合格/不合格			
		单病种迟报、漏报率持续降低(国家规定病种52个)	是/否	合格/不合格			
		单病种填报信息完整率持续提高	是/否	合格/不合格			
结构(每个制度)检查者:　　　　过程(每个模块)检查者:　　　　结果(每项指标)检查者:							

备注 根据国家公立医院考核单病种和国家监测单病种进行实时监测,通过绩效手段督促临床人员及时完成上报,并对单病种的重要指标进行监测反馈,并改进。

15 医疗安全不良事件管理质量评价标准

*有医疗安全不良事件管理制度 —————————— 管理制度 — **结构**

过程

上报及时
- *警讯事件在 30 min 内电话通知相关归口职能科室或行政总值班(非工作时间),并于 12 h 内登录院内不良事件上报系统,按规定填写上报(上报形式可根据医院制度要求)
- *一般不良事件与近似错误,在 24 h 内登录院内不良事件上报系统,按规定填写上报(上报形式可根据医院制度要求)

整改执行
- *无惩罚呈报
- *鼓励不良事件上报,给予一定奖励,并根据医院实际情况予以开展每季度优秀案例评选活动
- *对于强制性上报的不良事件进行核查后,将漏报事件反馈至相关归口职能部门进行持续改进
- *对警讯事件及严重度评估(SAC)Ⅰ级事件指定负责人在 45日内完成根本原因分析(RCA)
- *各归口职能部门追踪医疗安全不良事件整改效果
- *医务部对全院典型事件进行分析,追踪处理、整改,召开专题会议进行讨论,并记录

培训
- *组织全院对医疗安全不良事件、制度、流程等予以培训

质控要求
- *科室和(或)主管部门每月或每季度定期对医疗安全不良事件管理质量进行督查和反馈,并有分析及改进措施

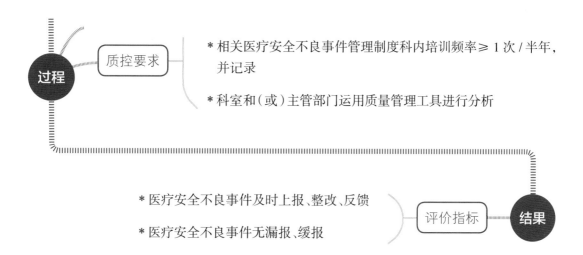

· 医疗安全不良事件管理质量评价标准 ·

项 目		质量评价标准	稽查数	完全符合	部分符合	不符合	不适用
结构	管理制度	有医疗安全不良事件管理制度					
过程	上报及时	警讯事件在30 min内电话通知相关归口职能科室或行政总值班(非工作时间),并于12 h内登录院内不良事件上报系统,按规定填写上报(上报形式可根据医院制度要求)					
		一般不良事件与近似错误,在24 h内登录院内不良事件上报系统,按规定填写上报(上报形式可根据医院制度要求)					
	整改执行	无惩罚呈报					
		鼓励不良事件上报,给予一定奖励,并根据医院实际情况予以开展每季度优秀案例评选活动					
		对于强制性上报的不良事件进行核查后,将漏报事件反馈至相关归口职能部门进行持续改进					
		对警讯事件及严重度评估(SAC)Ⅰ级事件指定负责人在45日内完成根本原因分析(RCA)					
		各归口职能部门追踪医疗安全不良事件整改效果					
		医务部对全院典型事件进行分析,追踪处理、整改,召开专题会议进行讨论,并记录					
	培训	组织全院对医疗安全不良事件、制度、流程等予以培训					
	质控要求	科室和(或)主管部门每月或每季度定期对医疗安全不良事件管理质量进行督查和反馈,并有分析及改进措施					
		相关医疗安全不良事件管理制度科内培训频率≥1次/半年,并记录					
		科室和(或)主管部门运用质量管理工具进行分析					

续　表

项　目		质量评价标准	稽查数	完全符合	部分符合	不符合	不适用
结果	评价指标	医疗安全不良事件及时上报、整改、反馈	是/否	合格/不合格			
		医疗安全不良事件无漏报、缓报	是/否	合格/不合格			
结构(每个制度)检查者：　　过程(每个模块)检查者：　　结果(每项指标)检查者：							

16 医院质量与安全管理委员会管理评价标准

· 医院质量与安全管理委员会管理检查思维导图 ·

* 有医院质量与安全管理委员会管理架构与职责 —— 管理制度 —— **结构**

过程

医疗质量管理委员会

* 制订年度医院医疗质量与安全管理计划、目标

* 对医院各种医疗活动方案、制度、规定、考核、措施等进行讨论，及时修订与更新

* 组织召开医疗质量管理委员会会议（至少 1 次 / 季度），对医疗质量与安全问题、隐患、医疗不良事件等，有分析及改进措施，并记录

* 各科室有医疗质量与安全管理小组，并将相关要求执行到位

医院伦理管理委员会

* 负责人体器官移植、限制类（含重点质控技术）医疗技术与新技术、新项目等伦理审批

* 国家级限制类技术包括肿瘤消融治疗技术、造血干细胞移植技术、质子和重离子加速器放射治疗技术、放射性粒子植入治疗技术、肿瘤深部热疗和全身热疗技术、颅颌面畸形颅面外科矫治技术、口腔颌面部肿瘤颅颌联合根治技术等

* 重点质控技术包括血液透析技术、医用高压氧治疗技术等

* 组织召开医院伦理管理委员会会议（至少 1 次 / 季度），并记录

病案质量管理委员会

* 负责对全院病案质量进行全程监控，根据《病历书写基本规范》定期对病案书写质量进行检查和指导

* 定期开展优秀病案评选工作（至少 1 次 / 年）

* 对不合格的病案，按医院相关规定进行扣罚

病案质量管理委员会

* 组织召开病案质量管理委员会会议（至少 1 次 / 季度），对病案书写和质量检查中存在的问题进行汇总、分析、提出改进意见或建议，并记录，上传院内管理委员会专栏内

过程

输血管理委员会

* 严格执行国家相关临床血液管理的法律、法规，制定院内临床合理安全输血管理制度和临床输血标准操作规程

* 监测血液、血制品和血液替代品的安全性、有效性，评估输血病例质量

* 组织调查与输血有关的严重不良反应，有分析及改进措施，并记录

* 组织全院临床合理用血的培训，规范促进输血新技术、新方法的推广

* 组织召开输血管理委员会会议（至少 1 次 / 季度），对临床输血存在的问题，提出合理化建议，并记录，上传院内管理委员会专栏内

药事管理与药物使用管理委员会

* 严格执行药事管理的相关法律、法规，制定本院药事管理和药学工作规章制度，并监督实施

* 制定本院药品处方集和基本用药供应目录

* 评估本院药物使用情况，提出干预和改进措施

* 分析、评估用药风险和药品不良反应、药品损害事件，并提供咨询与指导

* 建立药品遴选制度，审核本院临床科室申请的新购入药品、调整药品品种或申报医院制剂等

* 监督、指导麻醉药品、精神药品、医疗用毒性药品及放射性药品的临床使用与规范化管理

* 组织全院进行临床合理用药的教育培训

* 组织召开药事与药物使用管理委员会会议（至少 1 次 / 季度），对存在的问题，提出合理化建议，并记录，上传院内管理委员会专栏内

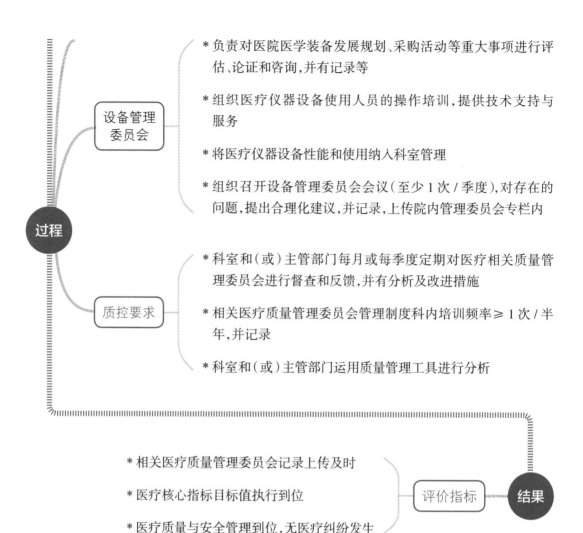

过程

设备管理委员会

* 负责对医院医学装备发展规划、采购活动等重大事项进行评估、论证和咨询,并有记录等

* 组织医疗仪器设备使用人员的操作培训,提供技术支持与服务

* 将医疗仪器设备性能和使用纳入科室管理

* 组织召开设备管理委员会会议(至少1次/季度),对存在的问题,提出合理化建议,并记录,上传院内管理委员会专栏内

质控要求

* 科室和(或)主管部门每月或每季度定期对医疗相关质量管理委员会进行督查和反馈,并有分析及改进措施

* 相关医疗质量管理委员会管理制度科内培训频率≥1次/半年,并记录

* 科室和(或)主管部门运用质量管理工具进行分析

* 相关医疗质量管理委员会记录上传及时

* 医疗核心指标目标值执行到位

* 医疗质量与安全管理到位,无医疗纠纷发生

评价指标

结果

· 医院质量与安全管理委员会管理评价标准 ·

项 目		质量评价标准	稽查数	完全符合	部分符合	不符合	不适用
结构	管理制度	有医院质量与安全管理委员会管理架构与职责					
过程	医疗质量管理委员会	制订年度医院医疗质量与安全管理计划、目标					
		对医院各种医疗活动方案、制度、规定、考核、措施等进行讨论,及时修订与更新					
		组织召开医疗质量管理委员会会议(至少1次/季度),对医疗质量与安全问题、隐患、医疗不良事件等,有分析及改进措施,并记录					
		各科室有医疗质量与安全管理小组,并将相关要求执行到位					
	医院伦理管理委员会	负责人体器官移植、限制类(含重点质控技术)医疗技术与新技术、新项目等伦理审批					
		国家级限制类技术包括肿瘤消融治疗技术、造血干细胞移植技术、质子和重离子加速器放射治疗技术、放射性粒子植入治疗技术、肿瘤深部热疗和全身热疗技术、颅颌面畸形颅面外科矫治技术、口腔颌面部肿瘤颅颌联合根治技术等					
		重点质控技术包括血液透析技术、医用高压氧治疗技术等					
		组织召开医院伦理管理委员会会议(至少1次/季度),并记录					
	病案质量管理委员会	负责对全院病案质量进行全程监控,根据《病历书写基本规范》定期对病案书写质量进行检查和指导					
		定期开展优秀病案评选工作(至少1次/年)					
		对不合格的病案,按医院相关规定进行扣罚					
		组织召开病案质量管理委员会会议(至少1次/季度),对病案书写和质量检查中存在的问题进行汇总、分析、提出改进意见或建议,并记录,上传院内管理委员会专栏内					

项 目		质量评价标准	稽查数	完全符合	部分符合	不符合	不适用
过程	输血管理委员会	严格执行国家相关临床血液管理的法律、法规，制定院内临床合理安全输血管理制度和临床输血标准操作规程					
		监测血液、血制品和血液替代品的安全性、有效性，评估输血病例质量					
		组织调查与输血有关的严重不良反应，有分析及改进措施，并记录					
		组织全院临床合理用血的培训，规范促进输血新技术、新方法的推广					
		组织召开输血管理委员会会议（至少1次/季度），对临床输血存在的问题，提出合理化建议，并记录，上传院内管理委员会专栏内					
	药事管理与药物使用管理委员会	严格执行药事管理的相关法律、法规，制定本院药事管理和药学工作规章制度，并监督实施					
		制定本院药品处方集和基本用药供应目录					
		评估本院药物使用情况，提出干预和改进措施					
		分析、评估用药风险和药品不良反应、药品损害事件，并提供咨询与指导					
		建立药品遴选制度，审核本院临床科室申请的新购入药品、调整药品品种或申报医院制剂等					
		监督、指导麻醉药品、精神药品、医疗用毒性药品及放射性药品的临床使用与规范化管理					
		组织全院进行临床合理用药的教育培训					
		组织召开药事与药物使用管理委员会会议（至少1次/季度），对存在的问题，提出合理化建议，并记录，上传院内管理委员会专栏内					

续　表

项　目		质量评价标准	稽查数	完全符合	部分符合	不符合	不适用
过程	设备管理委员会	负责对医院医学装备发展规划、采购活动等重大事项进行评估、论证和咨询,并有记录等					
		组织医疗仪器设备使用人员的操作培训,提供技术支持与服务					
		将医疗仪器设备性能和使用纳入科室管理					
		组织召开设备管理委员会会议(至少1次/季度),对存在的问题,提出合理化建议,并记录,上传院内管理委员会专栏内					
	质控要求	科室和(或)主管部门每月或每季度定期对医疗相关质量管理委员会进行督查和反馈,并有分析及改进措施					
		相关医疗质量管理委员会管理制度科内培训频率≥1次/半年,并记录					
		科室和(或)主管部门运用质量管理工具进行分析					
结果	评价指标	相关医疗质量管理委员会记录上传及时	是/否		合格/不合格		
		医疗核心指标目标值执行到位	是/否		合格/不合格		
		医疗质量与安全管理到位,无医疗纠纷发生	是/否		合格/不合格		

结构(每个制度)检查者:　　　过程(每个模块)检查者:　　　结果(每项指标)检查者:

17 科室质量与安全管理小组管理质量评价标准

· 科室质量与安全管理小组管理质量检查思维导图 ·

* 有科室质量与安全管理小组管理制度 ——————— 管理制度 ⋯⋯ **结构**

过程

科室管理
- * 科室主任为科室质量管理第一负责人
- * 制定科室质量与安全管理年度计划,定期召开小组会议,开展质量与安全培训及检查,对科室存在问题予以分析改进,并开展质量改进项目

质量管理工具
- * 常用质量管理工具包括持续质量改进(PDCA)、根本原因分析(RCA)、失效模式与影响分析(FMEA)、灾害脆弱性分析(HVA)、品管圈(QCC)等

质控小组职责
- * 科室有效开展质量与安全管理小组活动,至少保证科主任、护士长、质控员参与,参与者均手写签名
- * 对科室医疗质量进行实时监控与分析,科室人员均知晓内容
- * 每月10日之前,将科室上个月质控内容记录以电子版上传至质量管理办公室

医疗质量监控
- * 每月检查科室的运行病历、出院病历(每个医疗组至少抽查2份病历)、抗菌药物合理使用、重点监控药品使用、临床路径管理、单病种管理等,有分析及改进措施,并记录
- * 每季度对科室医疗不良事件进行原因分析,对存在问题落实整改措施,并记录

运行指标监测
- * 每月对科室核心指标进行监测,至少每季度对科室相关质量统计指标进行分析,对存在问题落实整改措施,并记录

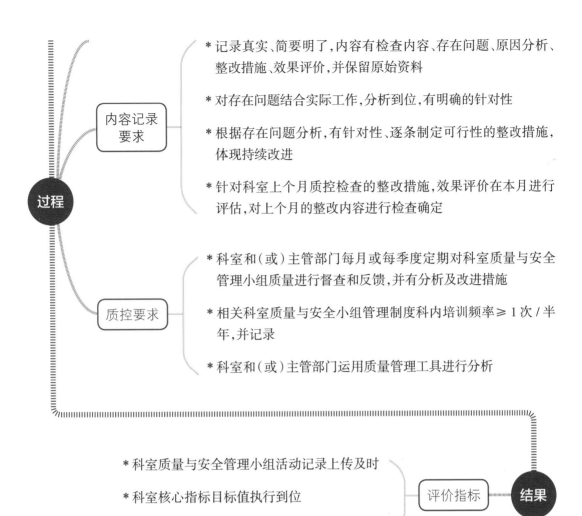

过程

内容记录要求

* 记录真实、简要明了,内容有检查内容、存在问题、原因分析、整改措施、效果评价,并保留原始资料

* 对存在问题结合实际工作,分析到位,有明确的针对性

* 根据存在问题分析,有针对性、逐条制定可行性的整改措施,体现持续改进

* 针对科室上个月质控检查的整改措施,效果评价在本月进行评估,对上个月的整改内容进行检查确定

质控要求

* 科室和(或)主管部门每月或每季度定期对科室质量与安全管理小组质量进行督查和反馈,并有分析及改进措施

* 相关科室质量与安全小组管理制度科内培训频率 ≥ 1 次 / 半年,并记录

* 科室和(或)主管部门运用质量管理工具进行分析

评价指标

结果

* 科室质量与安全管理小组活动记录上传及时

* 科室核心指标目标值执行到位

* 科室质量与安全管理到位,无医疗纠纷发生

·科室质量与安全管理小组管理质量评价标准·

项 目		质量评价标准	稽查数	完全符合	部分符合	不符合	不适用
结构	管理制度	有科室质量与安全管理小组管理制度					
过程	科室管理	科主任为科室质量管理第一负责人					
		制定科室质量与安全管理年度计划,定期召开小组会议,开展质量与安全培训及检查,对科室存在问题予以分析改进,并开展质量改进项目					
	质量管理工具	常用质量管理工具包括持续质量改进(PDCA)、根本原因分析(RCA)、失效模式与影响分析(FMEA)、灾害脆弱性分析(HVA)、品管圈(QCC)等					
	质控小组职责	科室有效开展质量与安全管理小组活动,至少保证科主任、护士长、质控员参与,参与者均手写签名					
		对科室医疗质量进行实时监控与分析,科室人员均知晓内容					
		每月10日之前,将科室上个月质控内容记录以电子版上传至质量管理办公室					
	医疗质量监控	每月检查科室的运行病历、出院病历(每个医疗组至少抽查2份病历)、抗菌药物合理使用、重点监控药品使用、临床路径管理、单病种管理等,有分析及改进措施,并记录					
		每季度对科室医疗不良事件进行原因分析,对存在问题落实整改措施,并记录					
	运行指标监测	每月对科室核心指标进行监测,至少每季度对科室相关质量统计指标进行分析,对存在问题落实整改措施,并记录					
	内容记录要求	记录真实、简要明了,内容有检查内容、存在问题、原因分析、整改措施、效果评价,并保留原始资料					
		对存在问题结合实际工作,分析到位,有明确的针对性					

续　表

项目		质量评价标准	稽查数	完全符合	部分符合	不符合	不适用
过程	内容记录要求	根据存在问题分析,有针对性、逐条制定可行性的整改措施,体现持续改进					
		针对科室上个月质控检查的整改措施,效果评价在本月进行评估,对上个月的整改内容进行检查确定					
	质控要求	科室和(或)主管部门每月或每季度定期对科室质量与安全管理小组质量进行督查和反馈,并有分析及改进措施					
		相关科室质量与安全小组管理制度科内培训频率≥1次/半年,并记录					
		科室和(或)主管部门运用质量管理工具进行分析					
结果	评价指标	科室质量与安全管理小组活动记录上传及时	是/否		合格/不合格		
		科室核心指标目标值执行到位	是/否		合格/不合格		
		科室质量与安全管理到位,无医疗纠纷发生	是/否		合格/不合格		
结构(每个制度)检查者: 过程(每个模块)检查者: 结果(每项指标)检查者:							

第二部分

门诊部医疗质量管理评价标准

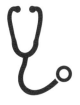

18 门诊部管理质量评价标准

·门诊部管理质量检查思维导图·

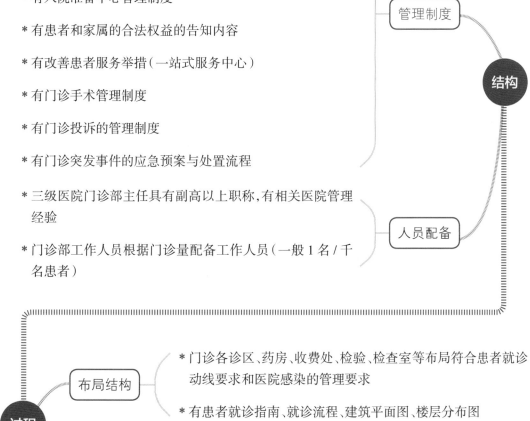

* 有门诊质量管理制度

* 有门诊预约诊疗工作制度

* 有门诊挂号和号源管理制度

* 有门诊疑难病例及多学科（MDT）会诊工作制度

* 有入院准备中心管理制度

* 有患者和家属的合法权益的告知内容

* 有改善患者服务举措（一站式服务中心）

* 有门诊手术管理制度

* 有门诊投诉的管理制度

* 有门诊突发事件的应急预案与处置流程

管理制度

结构

* 三级医院门诊部主任具有副高以上职称，有相关医院管理经验

* 门诊部工作人员根据门诊量配备工作人员（一般 1 名 / 千名患者）

人员配备

过程

布局结构

* 门诊各诊区、药房、收费处、检验、检查室等布局符合患者就诊动线要求和医院感染的管理要求

* 有患者就诊指南、就诊流程、建筑平面图、楼层分布图

基本信息公示

* 向患者提供多形式的出诊信息，如门诊公告栏、电子查询系统、微信公众号、医院网站等，并及时更新

* 在门诊醒目位置处，有医疗收费编码及价格与基本医疗保障

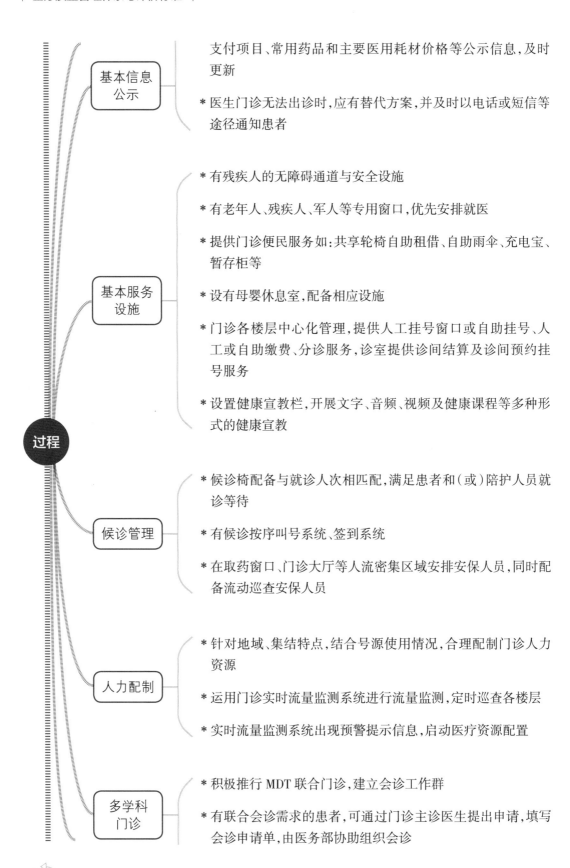

基本信息公示
- 支付项目、常用药品和主要医用耗材价格等公示信息,及时更新
- *医生门诊无法出诊时,应有替代方案,并及时以电话或短信等途径通知患者

基本服务设施
- *有残疾人的无障碍通道与安全设施
- *有老年人、残疾人、军人等专用窗口,优先安排就医
- *提供门诊便民服务如:共享轮椅自助租借、自助雨伞、充电宝、暂存柜等
- *设有母婴休息室,配备相应设施
- *门诊各楼层中心化管理,提供人工挂号窗口或自助挂号、人工或自助缴费、分诊服务,诊室提供诊间结算及诊间预约挂号服务
- *设置健康宣教栏,开展文字、音频、视频及健康课程等多种形式的健康宣教

过程

候诊管理
- *候诊椅配备与就诊人次相匹配,满足患者和(或)陪护人员就诊等待
- *有候诊按序叫号系统、签到系统
- *在取药窗口、门诊大厅等人流密集区域安排安保人员,同时配备流动巡查安保人员

人力配制
- *针对地域、集结特点,结合号源使用情况,合理配制门诊人力资源
- *运用门诊实时流量监测系统进行流量监测,定时巡查各楼层
- *实时流量监测系统出现预警提示信息,启动医疗资源配置

多学科门诊
- *积极推行 MDT 联合门诊,建立会诊工作群
- *有联合会诊需求的患者,可通过门诊主诊医生提出申请,填写会诊申请单,由医务部协助组织会诊

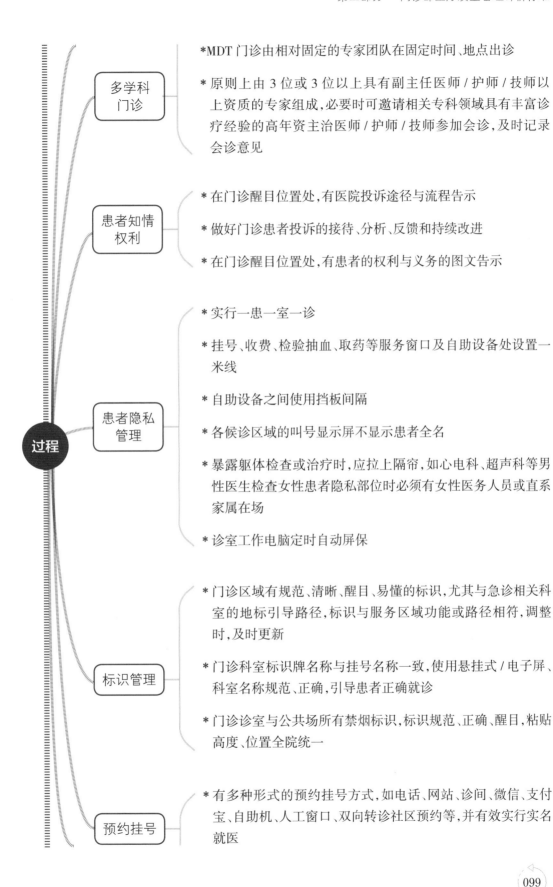

多学科门诊

*MDT 门诊由相对固定的专家团队在固定时间、地点出诊

* 原则上由 3 位或 3 位以上具有副主任医师 / 护师 / 技师以上资质的专家组成,必要时可邀请相关专科领域具有丰富诊疗经验的高年资主治医师 / 护师 / 技师参加会诊,及时记录会诊意见

患者知情权利

* 在门诊醒目位置处,有医院投诉途径与流程告示

* 做好门诊患者投诉的接待、分析、反馈和持续改进

* 在门诊醒目位置处,有患者的权利与义务的图文告示

过程

患者隐私管理

* 实行一患一室一诊

* 挂号、收费、检验抽血、取药等服务窗口及自助设备处设置一米线

* 自助设备之间使用挡板间隔

* 各候诊区域的叫号显示屏不显示患者全名

* 暴露躯体检查或治疗时,应拉上隔帘,如心电科、超声科等男性医生检查女性患者隐私部位时必须有女性医务人员或直系家属在场

* 诊室工作电脑定时自动屏保

标识管理

*门诊区域有规范、清晰、醒目、易懂的标识,尤其与急诊相关科室的地标引导路径,标识与服务区域功能或路径相符,调整时,及时更新

*门诊科室标识牌名称与挂号名称一致,使用悬挂式 / 电子屏、科室名称规范、正确,引导患者正确就诊

*门诊诊室与公共场所有禁烟标识,标识规范、正确、醒目,粘贴高度、位置全院统一

预约挂号

*有多种形式的预约挂号方式,如电话、网站、诊间、微信、支付宝、自助机、人工窗口、双向转诊社区预约等,并有效实行实名就医

过程

预约挂号
* 结合医院实际情况及科室医师平均接诊速度,个性化设置号源间隔时间,分时段预约精准到 30 min 之内
* 各科室开放号源数量,号源优先开放于基层医疗卫生机构
* 根据就诊量变化动态调整各挂号途径号源投放量,加强退号与爽约管理,有退号候补机制,提升号源使用效率
* 通过微信、网站、院报或院刊、门诊大厅出诊医师排班表等形式,向患者提供出诊信息,并及时更新
* 出诊医师停诊必须安排相同专业、相同或更高职称的医师替诊,停诊信息通过短信推送或电话告知预约患者;通过门诊大厅公告告知普通患者(非预约患者)
* 有信息化预约管理平台,统一管理号源

检查预约
* 提供诊间预约、集中预约两种智慧预约方式
* 分时段预约检查、检验精确到 30 min 之内

结算方式
* 支持现金、银行卡、微信、支付宝、数字化人民币、市民卡账户等多途径支付
* 有诊间结算、自助机结算、手机移动端结算、医后付等不少于 3 种智慧结算方式
* 使用互联网电子票据

互联网服务
* 提供在线咨询、复诊、专科护理、数字影像、健康教育等
* 通过远程网络,开展疾病会诊、远程影像等互联网远程医疗服务

一站式服务中心
* 设有咨询服务台,推进多能岗
* 实行首问负责制措施落实有效
* 提供新生儿出生医学证明、户口登记、医疗保险等一站式服务
* 提供疾病诊断证明、病假证明、验伤证明、死亡证明等医疗文书出具的审核服务

一站式服务中心

* 提供门诊病历、各种检验、检查报告单补打印等

* 提供医疗票据遗失补打印等财务相关证明的服务

* 提供特殊病种审核、医保备案延伸、出国带药审核等医保相关证明的服务

* 患者特殊检查的宣教与注意事项

* 为特殊患者,如残疾患者、聋哑人、文盲、无亲属陪护患者、行动不便患者、老弱人群等,主动提供导医和志愿者帮助

* 提供多种便民措施,如自助轮椅借用、平车、充电宝、雨伞借用、老花镜、针线包、水笔、代邮寄等服务

* 多形式提供门诊常见疾病的健康教育知识

门诊有创操作与手术管理

* 制定门诊手术和有创诊疗的目录

* 落实门诊手术术前讨论、手术安全核查、手术部位标识等,确保门诊有创诊疗和手术安全

* 门诊手术记录内容包括手术时间、手术名称、手术级别、术前诊断、术后诊断、手术者及助手姓名、麻醉方式、手术经过、标本去向等

过程

应急管理

* 熟知即时呼救医师的正确方法

* 熟知院内急救系统的启动与报告流程

* 熟知急、危重症患者的转运流程

* 熟知门诊抢救设备及转运设备最近放置地点

质控要求

* 科室和(或)主管部门每月或每季度定期对门诊部管理质量进行督查和反馈,并有分析及改进措施

* 门诊部的相关管理制度院内培训频率≥1次/年

* 门诊部的专项预案(如火灾、停电、停水、信息系统运行故障、仪器/设备故障、门诊患者突发病情变化等)应急模拟演练频率≥1次/半年,并记录

* 科室和(或)主管部门运用质量管理工具进行分析

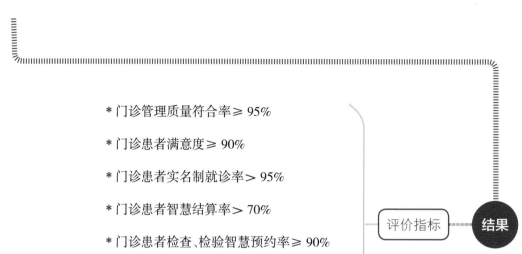

* 门诊管理质量符合率 ≥ 95%

* 门诊患者满意度 ≥ 90%

* 门诊患者实名制就诊率 > 95%

* 门诊患者智慧结算率 > 70%

* 门诊患者检查、检验智慧预约率 ≥ 90%

* 门诊"云影像""云胶片"比例 > 50%

* 门诊患者医保电子凭证使用率 ≥ 40%

* 分时段精准预约与按时就诊率持续提高

评价指标

结果

· 门诊部管理质量评价标准 ·

项 目		质量评价标准	稽查数	完全符合	部分符合	不符合	不适用
结构	管理制度	有门诊质量管理制度					
		有门诊预约诊疗工作制度					
		有门诊挂号和号源管理制度					
		有门诊疑难病例及多学科(MDT)会诊工作制度					
		有入院准备中心管理制度					
		有患者和家属的合法权益的告知内容					
		有改善患者服务举措(一站式服务中心)					
		有门诊手术管理制度					
		有门诊投诉的管理制度					
		有门诊突发事件的应急预案与处置流程					
	人员配备	三级医院门诊部主任具有副高以上职称,有相关医院管理经验					
		门诊部工作人员根据门诊量配备工作人员(一般1名/千名患者)					
过程	布局结构	门诊各诊区、药房、收费处、检验、检查室等布局符合患者就诊动线要求和医院感染的管理要求					
		有患者就诊指南、就诊流程、建筑平面图、楼层分布图					
	基本信息公示	向患者提供多形式的出诊信息,如门诊公告栏、电子查询系统、微信公众号、医院网站等,并及时更新					
		在门诊醒目位置处,有医疗收费编码及价格与基本医疗保障支付项目、常用药品和主要医用耗材价格等公示信息,及时更新					
		医生门诊无法出诊时,应有替代方案,并及时以电话或短信等途径通知患者					

第二部分

项 目		质量评价标准	稽查数	完全符合	部分符合	不符合	不适用
过程	基本服务设施	有残疾人的无障碍通道与安全设施					
		有老年人、残疾人、军人等专用窗口,优先安排就医					
		提供门诊便民服务如:共享轮椅自助租借、自助雨伞、充电宝、暂存柜等					
		设有母婴休息室,配备相应设施					
		门诊各楼层中心化管理,提供人工挂号窗口或自助挂号、人工或自助缴费、分诊服务,诊室提供诊间结算及诊间预约挂号服务					
		设置健康宣教栏,开展文字、音频、视频及健康课程等多种形式的健康宣教					
	候诊管理	候诊椅配备与就诊人次相匹配,满足患者和(或)陪护人员就诊等待					
		有候诊按序叫号系统、签到系统					
		在取药窗口、门诊大厅等人流密集区域安排安保人员,同时配备流动巡查安保人员					
	人力配制	针对地域、集结特点,结合号源使用情况,合理配制门诊人力资源					
		运用门诊实时流量监测系统进行流量监测,定时巡查各楼层					
		实时流量监测系统出现预警提示信息,启动医疗资源配置					
	多学科门诊	积极推行MDT联合门诊,建立会诊工作群					
		有联合会诊需求的患者,可通过门诊主诊医生提出申请,填写会诊申请单,由医务部协助组织会诊					
		MDT门诊由相对固定的专家团队在固定时间、地点出诊					
		原则上由3位或3位以上具有副主任医师/护师/技师以上资质的专家组成,必要时可邀请相关专科领域具有丰富诊疗经验的高年资主治医师/护师/技师参加会诊,及时记录会诊意见					

续 表

项 目		质量评价标准	稽查数	完全符合	部分符合	不符合	不适用
过程	患者知情权利	在门诊醒目位置处,有医院投诉途径与流程告示					
		做好门诊患者投诉的接待、分析、反馈和持续改进					
		在门诊醒目位置处,有患者的权利与义务的图文告示					
	患者隐私管理	实行一患一室一诊					
		挂号、收费、检验抽血、取药等服务窗口及自助设备处设置一米线					
		自助设备之间使用挡板间隔					
		各候诊区域的叫号显示屏不显示患者全名					
		暴露躯体检查或治疗时,应拉上隔帘,如心电科、超声科等男性医生检查女性患者隐私部位时必须有女性医务人员或直系家属在场					
		诊室工作电脑定时自动屏保					
	标识管理	门诊区域有规范、清晰、醒目、易懂的标识,尤其与急诊相关科室的地标引导路径,标识与服务区域功能或路径相符,调整时,及时更新					
		门诊科室标识牌名称与挂号名称一致,使用悬挂式/电子屏、科室名称规范、正确,引导患者正确就诊					
		门诊诊室与公共场所有禁烟标识,标识规范、正确、醒目,粘贴高度、位置全院统一					
	预约挂号	有多种形式的预约挂号方式,如电话、网站、诊间、微信、支付宝、自助机、人工窗口、双向转诊社区预约等,并有效实行实名就医					
		结合医院实际情况及科室医师平均接诊速度,个性化设置号源间隔时间,分时段预约精准到30 min之内					
		各科室开放号源数量,号源优先开放于基层医疗卫生机构					

续 表

项目		质量评价标准	稽查数	完全符合	部分符合	不符合	不适用
过程	预约挂号	根据就诊量变化动态调整各挂号途径号源投放量,加强退号与爽约管理,有退号候补机制,提升号源使用效率					
		通过微信、网站、院报或院刊、门诊大厅出诊医师排班表等形式,向患者提供出诊信息,并及时更新					
		出诊医师停诊必须安排相同专业、相同或更高职称的医师替诊,停诊信息通过短信推送或电话告知预约患者;通过门诊大厅公告告知普通患者(非预约患者)					
		有信息化预约管理平台,统一管理号源					
	检查预约	提供诊间预约、集中预约两种智慧预约方式					
		分时段预约检查、检验精确到30 min之内					
	结算方式	支持现金、银行卡、微信、支付宝、数字化人民币、市民卡账户等多途径支付					
		有诊间结算、自助机结算、手机移动端结算、医后付等不少于3种智慧结算方式					
		使用互联网电子票据					
	互联网服务	提供在线咨询、复诊、专科护理、数字影像、健康教育等					
		通过远程网络,开展疾病会诊、远程影像等互联网远程医疗服务					
	一站式服务中心	设有咨询服务台,推进多能岗					
		实行首问负责制措施落实有效					
		提供新生儿出生医学证明、户口登记、医疗保险等一站式服务					
		提供疾病诊断证明、病假证明、验伤证明、死亡证明等医疗文书出具的审核服务					
		提供门诊病历、各种检验、检查报告单补打印等					

续　表

项　目		质量评价标准	稽查数	完全符合	部分符合	不符合	不适用
过程	一站式服务中心	提供医疗票据遗失补打印等财务相关证明的服务					
		提供特殊病种审核、医保备案延伸、出国带药审核等医保相关证明的服务					
		患者特殊检查的宣教与注意事项					
		为特殊患者,如残疾患者、聋哑人、文盲、无亲属陪护患者、行动不便患者、老弱人群等,主动提供导医和志愿者帮助					
		提供多种便民措施,如自助轮椅借用、平车、充电宝、雨伞借用、老花镜、针线包、水笔、代邮寄等服务					
		多形式提供门诊常见疾病的健康教育知识					
	门诊有创操作与手术管理	制定门诊手术和有创诊疗的目录					
		落实门诊手术术前讨论、手术安全核查、手术部位标识等,确保门诊有创诊疗和手术安全					
		门诊手术记录内容包括手术时间、手术名称、手术级别、术前诊断、术后诊断、手术者及助手姓名、麻醉方式、手术经过、标本去向等					
	应急管理	熟知即时呼救医师的正确方法					
		熟知院内急救系统的启动与报告流程					
		熟知急、危重症患者的转运流程					
		熟知门诊抢救设备及转运设备最近放置地点					
	质控要求	科室和(或)主管部门每月或每季度定期对门诊部管理质量进行督查和反馈,并有分析及改进措施					
		门诊部的相关管理制度院内培训频率≥1次/年					
		门诊部的专项预案(如火灾、停电、停水、信息系统运行故障、仪器/设备故障、门诊患者突发病情变化等)应急模拟演练频率≥1次/半年,并记录					
		科室和(或)主管部门运用质量管理工具进行分析					

第二部分

项　目		质量评价标准	稽查数	完全符合	部分符合	不符合	不适用
结果	评价指标	门诊管理质量符合率≥95%	达标率：	合格/不合格			
		门诊患者满意度≥90%	达标率：	合格/不合格			
		门诊患者实名制就诊率＞95%	达标率：	合格/不合格			
		门诊患者智慧结算率＞70%	达标率：	合格/不合格			
		门诊患者检查、检验智慧预约率≥90%	达标率：	合格/不合格			
		门诊"云影像""云胶片"比例＞50%	达标率：	合格/不合格			
		门诊患者医保电子凭证使用率≥40%	达标率：	合格/不合格			
		分时段精准预约与按时就诊率持续提高	是/否	合格/不合格			

结构（每个制度）检查者：　　　过程（每个模块）检查者：　　　结果（每项指标）检查者：

19 门诊医疗证明书管理质量评价标准

·门诊医疗证明书管理质量检查思维导图·

* 有门诊医疗证明书管理制度 ------------------------ 管理制度 —— **结构**

疾病诊断证明书

* 具备本院注册的执业资质的医师,方可开具

* 疾病诊断书的内容须与病历记录的内容相符

* 特殊情况下,疾病诊断证明书可描述患者当前的疾病情况, 但不能出具"建议轻便工作""免夜班"等与医疗无关的处 理意见

* 在校学生因疾病不能参加体育课或进行剧烈运动时,主管医 师可以开具疾病诊断证明书,建议"避免剧烈运动"

过程

病假证明书

* 主管医师根据实际病情开具病假证明书

* 急诊首诊患者仅限 3 日病假

* 门诊患者一般慢性疾病限 7 日病假

* 对新发生的骨折、恶性肿瘤、化疗、感染性疾病急性期或慢性 病晚期等患者,最长为 30 日病假

* 出院患者视病情而定,≥ 30 日病假须科主任审核签名

* 门诊患者病假证明书的日期为就诊当日,出院患者病假证明 书的日期为出院当日

* 补办病假证明书的时间范围须与诊治记录时间相符,内容应 包括疾病诊断、补办病假时限,开具时间为补办当日,并在门 诊病历上做好记录

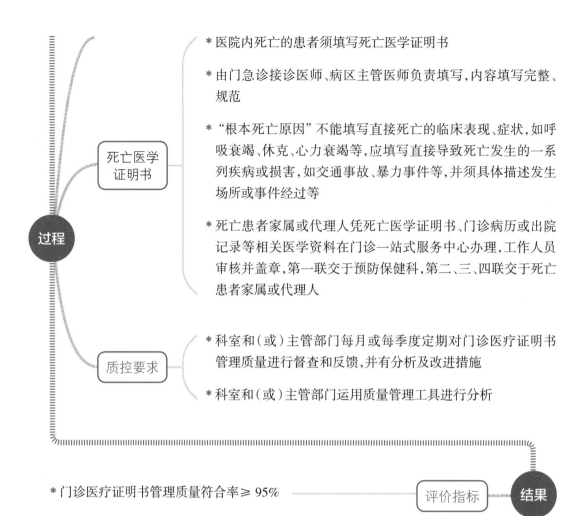

过程

死亡医学
证明书

*医院内死亡的患者须填写死亡医学证明书

*由门急诊接诊医师、病区主管医师负责填写,内容填写完整、规范

*"根本死亡原因"不能填写直接死亡的临床表现、症状,如呼吸衰竭、休克、心力衰竭等,应填写直接导致死亡发生的一系列疾病或损害,如交通事故、暴力事件等,并须具体描述发生场所或事件经过等

*死亡患者家属或代理人凭死亡医学证明书、门诊病历或出院记录等相关医学资料在门诊一站式服务中心办理,工作人员审核并盖章,第一联交于预防保健科,第二、三、四联交于死亡患者家属或代理人

质控要求

*科室和(或)主管部门每月或每季度定期对门诊医疗证明书管理质量进行督查和反馈,并有分析及改进措施

*科室和(或)主管部门运用质量管理工具进行分析

*门诊医疗证明书管理质量符合率≥95%   评价指标   结果

·门诊医疗证明书管理质量评价标准·

项	目	质量评价标准	稽查数	完全符合	部分符合	不符合	不适用
结构	管理制度	有门诊医疗证明书管理制度					
过程	疾病诊断证明书	具备本院注册的执业资质的医师,方可开具					
		疾病诊断书的内容须与病历记录的内容相符					
		特殊情况下,疾病诊断证明书可描述患者当前的疾病情况,但不能出具"建议轻便工作""免夜班"等与医疗无关的处理意见					
		在校学生因疾病不能参加体育课或进行剧烈运动时,主管医师可以开具疾病诊断证明书,建议"避免剧烈运动"					
	病假证明书	主管医师根据实际病情开具病假证明书					
		急诊首诊患者仅限3日病假					
		门诊患者一般慢性疾病限7日病假					
		对新发生的骨折、恶性肿瘤、化疗、感染性疾病急性期或慢性病晚期等患者,最长为30日病假					
		出院患者视病情而定,≥30日病假须科主任审核签名					
		门诊患者病假证明书的日期为就诊当日,出院患者病假证明书的日期为出院当日					
		补办病假证明书的时间范围须与诊治记录时间相符,内容应包括疾病诊断、补办病假时限,开具时间为补办当日,并在门诊病历上做好记录					
	死亡医学证明书	医院内死亡的患者须填写死亡医学证明书					
		由门急诊接诊医师、病区主管医师负责填写,内容填写完整、规范					

项　目		质量评价标准	稽查数	完全符合	部分符合	不符合	不适用
过程	死亡医学证明书	"根本死亡原因"不能填写直接死亡的临床表现、症状,如呼吸衰竭、休克、心力衰竭等,应填写直接导致死亡发生的一系列疾病或损害,如交通事故、暴力事件等,并须具体描述发生场所或事件经过等					
		死亡患者家属或代理人凭死亡医学证明书、门诊病历或出院记录等相关医学资料在门诊一站式服务中心办理,工作人员审核并盖章,第一联交于预防保健科,第二、三、四联交于死亡患者家属或代理人					
	质控要求	科室和(或)主管部门每月或每季度定期对门诊医疗证明书管理质量进行督查和反馈,并有分析及改进措施					
		科室和(或)主管部门运用质量管理工具进行分析					
结果	评价指标	门诊医疗证明书管理质量符合率≥95%	达标率:		合格/不合格		

结构(每个制度)检查者:　　　过程(每个模块)检查者:　　　结果(每项指标)检查者:

20 门诊出诊医师管理质量评价标准

·门诊出诊医师管理质量检查思维导图·

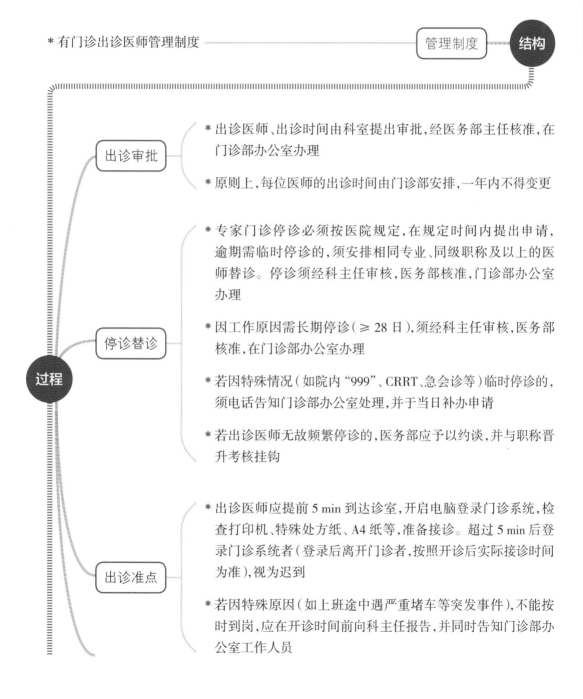

*有门诊出诊医师管理制度 —————————————— 管理制度 —• 结构

过程

出诊审批
- *出诊医师、出诊时间由科室提出审批,经医务部主任核准,在门诊部办公室办理
- *原则上,每位医师的出诊时间由门诊部安排,一年内不得变更

停诊替诊
- *专家门诊停诊必须按医院规定,在规定时间内提出申请,逾期需临时停诊的,须安排相同专业、同级职称及以上的医师替诊。停诊须经科主任审核,医务部核准,门诊部办公室办理
- *因工作原因需长期停诊(≥ 28 日),须经科主任审核,医务部核准,在门诊部办公室办理
- *若因特殊情况(如院内"999"、CRRT、急会诊等)临时停诊的,须电话告知门诊部办公室处理,并于当日补办申请
- *若出诊医师无故频繁停诊的,医务部应予以约谈,并与职称晋升考核挂钩

出诊准点
- *出诊医师应提前 5 min 到达诊室,开启电脑登录门诊系统,检查打印机、特殊处方纸、A4 纸等,准备接诊。超过 5 min 后登录门诊系统者(登录后离开门诊者,按照开诊后实际接诊时间为准),视为迟到
- *若因特殊原因(如上班途中遇严重堵车等突发事件),不能按时到岗,应在开诊时间前向科主任报告,并同时告知门诊部办公室工作人员

行为规范

* 工作服整洁、合体,衣扣齐整。工作牌佩戴正确,并保持清洁,无污渍或损坏

* 礼貌接诊,称呼恰当,落实首问负责制,耐心倾听患者的主诉,切实解决问题

* 工作时间内不做与工作无关的事情,不谈论患者隐私内容

* 门诊医师在门诊期间不得长时间(≥ 15 min)离开诊室。因特殊原因需要长时间离开诊室,须向科主任报告,并同时告知门诊部办公室的工作人员。离开诊室前,必须妥善处理好已接诊的患者,并向等候就诊的患者充分说明

* 若到下班时间仍有患者需要诊疗,原则上医师不得擅自离开,必要时按规定的替代方案执行

过程

诊疗服务

* 核对患者身份,包括姓名和出生日期,查对挂号凭条上的信息是否与电子病历系统中的信息相符

* 按诊疗常规完成患者评估,根据患者病情开具辅助检查和检验申请单,向患者和(或)家属说明其必要性和费用,征得同意后方可开具,并对其病情状况进行必要的解释

* 进行特殊或有风险的操作或治疗时,须向患者和(或)家属解释操作或治疗的效果、危险性和应对措施,征得同意并签署知情同意书后才能执行

* 按门诊病历管理规定要求,完成电子病历及电子处方、电子检查检验等申请单的录入

* 向患者和(或)家属交代检查和治疗的注意事项,进行健康教育

* 患者需要住院治疗,医师应告知患者和(或)家属入院相关注意事项,征得患者和(或)家属理解后,填写电子住院申请单

* 门诊疑难病例按会诊制度及时申请

* 发现传染病患者及时填写传染病报告卡

号源管理

* 在限号范围内,不得随意通知人工挂号窗口停止挂号。正常工作时间,停止挂号须经门诊部办公室的工作人员同意;非正常工作时间,停止挂号须经医院行政值班人员同意

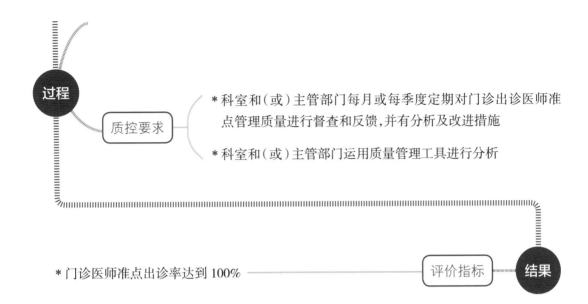

第二部分

·门诊出诊医师管理质量评价标准·

项 目		质量评价标准	稽查数	完全符合	部分符合	不符合	不适用
结构	管理制度	有门诊出诊医师管理制度					
过程	出诊审批	出诊医师、出诊时间由科室提出审批,经医务部主任核准,在门诊部办公室办理					
		原则上,每位医师的出诊时间由门诊部安排,一年内不得变更					
	停诊替诊	专家门诊停诊必须按医院规定,在规定时间内提出申请,逾期需临时停诊的,须安排相同专业、同级职称及以上的医师替诊。停诊须经科主任审核,医务部核准,门诊部办公室办理					
		因工作原因需长期停诊(≥28日),须经科主任审核,医务部核准,在门诊部办公室办理					
		若因特殊情况(如院内"999"、CRRT、急会诊等)临时停诊的,须电话告知门诊部办公室处理,并于当日补办申请					
		若出诊医师无故频繁停诊的,医务部应予以约谈,并与职称晋升考核挂钩					
	出诊准点	出诊医师应提前5 min到达诊室,开启电脑登录门诊系统,检查打印机、特殊处方纸、A4纸等,准备接诊。超过5 min后登录门诊系统者(登录后离开门诊者,按照开诊后实际接诊时间为准),视为迟到					
		若因特殊原因(如上班途中遇严重堵车等突发事件),不能按时到岗,应在开诊时间前向科主任报告,并同时告知门诊部办公室工作人员					
	行为规范	工作服整洁、合体,衣扣齐整。工作牌佩戴正确,并保持清洁,无污渍或损坏					
		礼貌接诊,称呼恰当,落实首问负责制,耐心倾听患者的主诉,切实解决问题					

续　表

项　目		质量评价标准	稽查数	完全符合	部分符合	不符合	不适用
过程	行为规范	工作时间内不做与工作无关的事情，不谈论患者隐私内容					
		门诊医师在门诊期间不得长时间(≥15 min)离开诊室。因特殊原因需要长时间离开诊室，须向科主任报告，并同时告知门诊部办公室的工作人员。离开诊室前，必须妥善处理好已接诊的患者，并向等候就诊的患者充分说明					
		若到下班时间仍有患者需要诊疗，原则上医师不得擅自离开，必要时按规定的替代方案执行					
	诊疗服务	核对患者身份，包括姓名和出生日期，查对挂号凭条上的信息是否与电子病历系统中的信息相符					
		按诊疗常规完成患者评估，根据患者病情开具辅助检查和检验申请单，向患者和(或)家属说明其必要性和费用，征得同意后方可开具，并对其病情状况进行必要的解释					
		进行特殊或有风险的操作或治疗时，须向患者和(或)家属解释操作或治疗的效果、危险性和应对措施，征得同意并签署知情同意书后才能执行					
		按门诊病历管理规定要求，完成电子病历及电子处方、电子检查检验等申请单的录入					
		向患者和(或)家属交代检查和治疗的注意事项，进行健康教育					
		患者需要住院治疗，医师应告知患者和(或)家属入院相关注意事项，征得患者和(或)家属理解后，填写电子住院申请单					
		门诊疑难病例按会诊制度及时申请					
		发现传染病患者及时填写传染病报告卡					

第二部分

项　目		质量评价标准	稽查数	完全符合	部分符合	不符合	不适用
过程	号源管理	在限号范围内,不得随意通知人工挂号窗口停止挂号。正常工作时间,停止挂号须经门诊部办公室的工作人员同意；非正常工作时间,停止挂号须经医院行政值班人员同意					
	质控要求	科室和(或)主管部门每月或每季度定期对门诊出诊医师准点管理质量进行督查和反馈,并有分析及改进措施					
		科室和(或)主管部门运用质量管理工具进行分析					
结果	评价指标	门诊医师准点出诊率达到100%	是/否		合格/不合格		

结构(每个制度)检查者:	过程(每个模块)检查者:	结果(每项指标)检查者:

21 专科、专家、特需门诊准入与退出管理质量评价标准

·专科、专家、特需门诊准入与退出管理质量检查思维导图·

*有专科、专家、特需门诊准入与退出管理制度 ————— 管理制度 ——— 结构

专科门诊准入

* 取得主治医师及以上专业技术职务任职资格的医师或高年资住院医师

* 近3年内无不良行医记录,年度考核合格以上者

* 患者有就医需求者

* 个人提出申请,经科主任审核,医务部核准

* 符合以上四条者予以准入

过程

专科门诊退出

* 专科门诊连续3个月患者的平均就诊人次<10人次/半日

* 有效投诉频次≥1次/年

* 经查实,无故未按时出诊频次≥2次/年,或随意停诊次数≥2次/年

* 经查实,连续2个月门诊处方合格率≤98%

* 经查实,医保违规用药次数≥5次/年

* 违规出具医疗诊断证明书,给医院造成严重后果者

* 符合以上任意一条及以上者,停专科门诊。6个月后经个人申请,医务部审核后,决定是否准入

专家门诊准入

* 取得副主任医师及以上专业技术职务任职资格的医师

* 近3年内无不良行医记录,年度考核合格以上者

* 个人提出申请,经科主任审核,医务部核准

* 符合以上三条者予以准入

过程

专家门诊退出

* 专家门诊连续 3 个月患者的平均就诊人次 < 5 人次 / 半日

* 有效投诉次数 ≥ 3 次 / 年, 或经医疗损害鉴定为次要责任以上者

* 经查实, 无故未按时出诊次数 ≥ 2 次 / 年, 或随意停诊次数 ≥ 2 次 / 年

* 经查实, 连续 2 个月门诊处方合格率 ≤ 98%

* 经查实, 医保违规用药次数 ≥ 5 次 / 年

* 违规出具医疗诊断证明, 给医院造成严重后果者

* 符合以上任意一条及以上者, 专家门诊改为专科门诊。3 个月后经个人申请, 医务部审核后决定是否准入。专家门诊医师资格由医务部审核 (1 次 / 年)

特需门诊准入

* 具备副主任医师及以上专业技术职务任职资格 3 年以上的医师, 经医院学术委员会批准后, 方可承担专家特需门诊工作

* 按门诊部办公室规定准时出诊, 规范书写医疗文书, 保证足够的接诊时间, 每位患者接诊时间原则上不少于 15 min

* 特需门诊不能随意停诊, 若有特殊情况不能出诊, 必须提前 24 h 至门诊部办理停诊手续, 门诊部工作人员登记备案后通知预约中心和人工窗口人员停止挂号, 并告知患者

特需门诊退出

* 医院根据专家的服务质量和服务态度, 对专家的综合满意度和医疗服务的需求, 实行特需门诊退出机制

质控要求

* 科室和 (或) 主管部门每月或每季度定期对门诊出诊医师准入与退出管理质量进行督查和反馈, 并有分析及改进措施

* 科室和 (或) 主管部门运用质量管理工具进行分析

* 出诊医师准入率 ≥ 95%

* 出诊医师退出率 ≤ 5%

评价指标

结果

· 专科、专家、特需门诊准入与退出管理质量评价标准 ·

项 目		质量评价标准	稽查数	完全符合	部分符合	不符合	不适用
结构	管理制度	有专科、专家、特需门诊准入与退出管理制度					
过程	专科门诊准入	取得主治医师及以上专业技术职务任职资格的医师或高年资住院医师					
		近3年内无不良行医记录,年度考核合格以上者					
		患者有就医需求者					
		个人提出申请,经科主任审核,医务部核准					
		符合以上四条者予以准入					
	专科门诊退出	专科门诊连续3个月患者的平均就诊人次 < 10人次/半日					
		有效投诉频次≥1次/年					
		经查实,无故未按时出诊频次≥2次/年,或随意停诊次数≥2次/年					
		经查实,连续2个月门诊处方合格率≤98%					
		经查实,医保违规用药次数≥5次/年					
		违规出具医疗诊断证明书,给医院造成严重后果者					
		符合以上任意一条及以上者,停专科门诊。6个月后经个人申请,医务部审核后,决定是否准入					
	专家门诊准入	取得副主任医师及以上专业技术职务任职资格的医师					
		近3年内无不良行医记录,年度考核合格以上者					
		个人提出申请,经科主任审核,医务部核准					
		符合以上三条者予以准入					
	专家门诊退出	专家门诊连续3个月患者的平均就诊人次 < 5人次/半日					
		有效投诉次数≥3次/年,或经医疗损害鉴定为次要责任以上者					

项　目		质量评价标准	稽查数	完全符合	部分符合	不符合	不适用
过程	专家门诊退出	经查实,无故未按时出诊次数≥2次/年,或随意停诊次数≥2次/年					
		经查实,连续2个月门诊处方合格率≤98%					
		经查实,医保违规用药次数≥5次/年					
		违规出具医疗诊断证明,给医院造成严重后果者					
		符合以上任意一条及以上者,专家门诊改为专科门诊。3个月后经个人申请,医务部审核后决定是否准入。专家门诊医师资格由医务部审核(1次/年)					
	特需门诊准入	具备副主任医师及以上专业技术职务任职资格3年以上的医师,经医院学术委员会批准后,方可承担专家特需门诊工作					
		按门诊部办公室规定准时出诊,规范书写医疗文书,保证足够的接诊时间,每位患者接诊时间原则上不少于15 min					
		特需门诊不能随意停诊,若有特殊情况不能出诊,必须提前24 h至门诊部办理停诊手续,门诊部工作人员登记备案后通知预约中心和人工窗口人员停止挂号,并告知患者					
	特需门诊退出	医院根据专家的服务质量和服务态度,对专家的综合满意度和医疗服务的需求,实行特需门诊退出机制					
	质控要求	科室和(或)主管部门每月或每季度定期对门诊出诊医师准入与退出管理质量进行督查和反馈,并有分析及改进措施					
		科室和(或)主管部门运用质量管理工具进行分析					
结果	评价指标	出诊医师准入率≥95%	达标率:	合格/不合格			
		出诊医师退出率≤5%	达标率:	合格/不合格			

结构(每个制度)检查者:　　过程(每个模块)检查者:　　结果(每项指标)检查者:

22 门诊预检、分诊管理质量评价标准

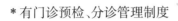

·门诊预检、分诊管理质量检查思维导图·

结构

管理制度
* 有门诊预检、分诊管理制度
* 有门诊跌倒/坠床防范制度

过程

环境要求
* 门诊布局合理,功能分区明确,标识正确、醒目
* 门诊大厅通道通畅,诊区、诊间的环境整洁、安全
* 分诊台、诊间、治疗室物品、仪器,如耳温计、自助血压计、打印机等放置规范,性能完好
* 按门诊区域配备抢救车、除颤仪、转运工具等,定位放置,性能完好
* 便民设施配备齐全,如饮水机、自助轮椅、针线包、老花镜、水笔、便笺纸等

分诊要求
* 门诊分诊护士主动、热情,引导35岁及以上首诊患者自助测量血压
* 门诊患者应进行跌倒或坠床风险评估,高危患者有警示标识,并有效落实防范措施与宣教
* 引导门诊发热患者按传染病预检、分诊流程至发热门诊就诊,并记录
* 询问门诊发热患者流行病学史,按规定正确完成传染病预检登记

诊间诊区管理
* 维持候诊大厅秩序,指导患者有序候诊、就诊,密切观察候诊患者的病情变化,若有异常,及时汇报医师进行处理
* 主动巡视诊间、候诊区,落实一患一室一诊,注意患者隐私保护

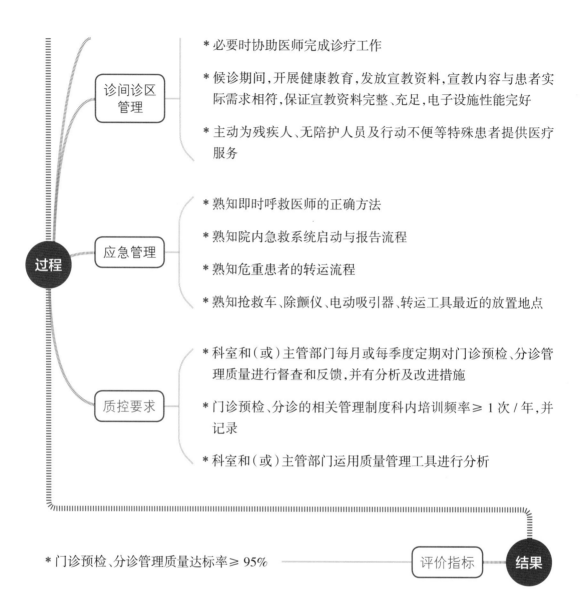

诊间诊区管理
* 必要时协助医师完成诊疗工作
* 候诊期间,开展健康教育,发放宣教资料,宣教内容与患者实际需求相符,保证宣教资料完整、充足,电子设施性能完好
* 主动为残疾人、无陪护人员及行动不便等特殊患者提供医疗服务

应急管理
* 熟知即时呼救医师的正确方法
* 熟知院内急救系统启动与报告流程
* 熟知危重患者的转运流程
* 熟知抢救车、除颤仪、电动吸引器、转运工具最近的放置地点

质控要求
* 科室和(或)主管部门每月或每季度定期对门诊预检、分诊管理质量进行督查和反馈,并有分析及改进措施
* 门诊预检、分诊的相关管理制度科内培训频率≥1次/年,并记录
* 科室和(或)主管部门运用质量管理工具进行分析

过程

* 门诊预检、分诊管理质量达标率≥95% —— 评价指标 —— 结果

· 门诊预检、分诊管理质量评价标准 ·

项目		质量评价标准	稽查数	完全符合	部分符合	不符合	不适用
结构	管理制度	有门诊预检、分诊管理制度					
		有门诊跌倒/坠床防范制度					
过程	环境要求	门诊布局合理,功能分区明确,标识正确、醒目					
		门诊大厅通道通畅,诊区、诊间的环境整洁、安全					
		分诊台、诊间、治疗室物品、仪器,如耳温计、自助血压计、打印机等放置规范,性能完好					
		按门诊区域配备抢救车、除颤仪、转运工具等,定位放置,性能完好					
		便民设施配备齐全,如饮水机、自助轮椅、针线包、老花镜、水笔、便笺纸等					
	分诊要求	门诊分诊护士主动、热情,引导35岁及以上首诊患者自助测量血压					
		门诊患者应进行跌倒或坠床风险评估,高危患者有警示标识,并有效落实防范措施与宣教					
		引导门诊发热患者按传染病预检、分诊流程至发热门诊就诊,并记录					
		询问门诊发热患者流行病学史,按规定正确完成传染病预检登记					
	诊间诊区管理	维持候诊大厅秩序,指导患者有序候诊、就诊,密切观察候诊患者的病情变化,若有异常,及时汇报医师进行处理					
		主动巡视诊间、候诊区,落实一患一室一诊,注意患者隐私保护					
		必要时协助医师完成诊疗工作					
		候诊期间,开展健康教育,发放宣教资料,宣教内容与患者实际需求相符,保证宣教资料完整、充足,电子设施性能完好					
		主动为残疾人、无陪护人员及行动不便等特殊患者提供医疗服务					

项　目		质量评价标准	稽查数	完全符合	部分符合	不符合	不适用
过程	应急管理	熟知即时呼救医师的正确方法					
		熟知院内急救系统启动与报告流程					
		熟知危重患者的转运流程					
		熟知抢救车、除颤仪、电动吸引器、转运工具最近的放置地点					
	质控要求	科室和(或)主管部门每月或每季度定期对门诊预检、分诊管理质量进行督查和反馈，并有分析及改进措施					
		门诊预检、分诊的相关管理制度科内培训频率≥1次/年，并记录					
		科室和(或)主管部门运用质量管理工具进行分析					
结果	评价指标	门诊预检、分诊管理质量达标率≥95%	达标率：		合格/不合格		

结构(每个制度)检查者：　　　过程(每个模块)检查者：　　　结果(每项指标)检查者：

第三部分

急诊部医疗质量管理评价标准

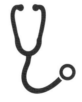

23 急诊科管理质量评价标准

· 急诊科管理质量检查思维导图 ·

* 有医师规范化培训计划

* 有仪器、设备管理制度

* 有消毒、隔离管理制度

* 有患者安全管理制度

* 有急诊科与急救中心、基层医疗机构转接制度

* 有急诊患者的绿色通道管理制度

* 有急诊危重患者病情分级、分区规定

* 有危重患者的特殊检查、入院转送、优先住院制度

* 有急诊留观患者的管理制度

* 有急诊抢救和会诊的制度

* 有重大突发事件医疗救治的应急处置预案与流程

* 有突发公共卫生事件的应急处置预案与流程

* 急诊科固定的急诊医师和急诊护士,分别不少于在岗医师和在岗护士的 75%

* 三级综合医院急诊科主任具备主任医师专业技术任职资格,急诊科护士长具备主管护师及以上专业技术任职资格和 5 年以上急诊临床护理工作经验;二级综合医院急诊科主任具备副主任医师专业技术任职资格

* 急诊医师应具有 3 年以上临床工作经验,具备独立处理常见急诊病症的基本能力,熟练掌握心肺复苏、气管插管、深静脉穿刺、动脉穿刺、心电复律、呼吸机使用、血液净化及创伤急救等急救技能方能上岗。并定期接受急救技能的再培训,再培训间隔时间原则上不超过 2 年

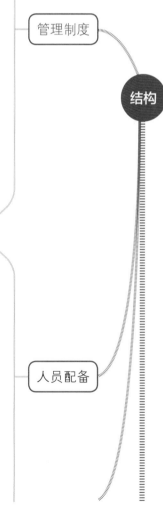

管理制度

结构

人员配备

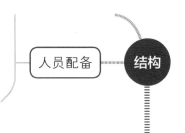

*急诊护士须具备常用护理技能和配合医师完成急救操作的能力

*急诊监护室固定医师与护士均须重症医学科相关技术培训,并考核合格方能上岗

人员配备 — **结构**

过程

环境管理

*急诊科布局合理,分区救治,标识醒目

*分诊台设置醒目,依病情按照优先顺序安排患者救治,实行分区分级就诊;有预检分诊,预检分四级五类

*急诊科与辅助检查、药房、收费等区域距离利于急诊抢救

*急诊大厅通道通畅,诊室环境整洁、安全

床位设置

*抢救床位数占医院总床位数:三级甲等 ≥ 1.5%(其中 EICU 不少于 10 张),三级乙等 ≥ 1.2%(其中 EICU 不少于 5 张),二级医院 ≥ 1.0%

*急诊床位数(含急诊留观和急诊病房数)占医院总床位数 ≥ 2.0%

仪器设备药物管理

*仪器、设备及药品配备符合急诊科建设基本标准,急救仪器一律不得外借

*急救仪器、设备处于应急备用状态,定点放置,有仪器设备清单,并专人管理

*抢救设备仪器操作规程随设备存放,方便使用

*急救仪器设备、药品专人保养维护,并记录

身份识别

*急诊抢救室、留观室、急诊重症监护室的患者均佩戴腕带

*患者身份核对正确,至少使用两种身份识别方式,紧急抢救时,医护双人核对患者身份

*对无意识或精神异常且无陪护人员的患者,身份识别按相关规定执行

转运交接

* 与院前医师确认患者信息,交接病情变化、救治过程,携带物品、药品,并记录

* 患者转运前有病情风险评估,仪器设备、药品准备齐全,按转运风险级别规范转运

* 心跳停止患者、有紧急气管插管指征,但未插管患者、血液动力学极其不稳定,但未使用药物患者等禁止转运

* 危重症患者转运时,确认转运知情告知同意书,提前通知相关科室,确定转运途径,电梯处于转运层,并由经过培训的执业注册医师和护士运送

* 危重症患者转运途中,注意患者隐私保护、保暖

* 运用 SBAR(Situation 情境、Background 背景、Assessment 评估、Recommendation 建议)标准化模式做好患者病情、药品、医疗资料及物品等交接

* 转运交接单记录及时、完整、规范

过程

绿色通道管理

* 严格评估绿色通道与救助患者的纳入标准,患者信息正确登记,并及时上报

* 对危重症患者启动绿色通道,并记录

* 绿色通道标识醒目、流程通畅

抢救工作

* Ⅰ级是急危患者,病情可能随时危及生命,需即刻抢救;Ⅱ级是危重患者,病情在短时间内进展至危及生命,应在 15 min 内落实急救措施,如恶性心律失常、高血钾、低血钾、低血糖患者的危急值及时处理

* 正确、及时开通静脉通道,给药时间、速度、顺序正确

* 急性缺血性脑卒中患者入院至实施静脉溶栓治疗(DNT)时限为 60 min 内;急性心肌梗死经皮冠脉介入术(PCI)时限为 90 min 内,静脉溶栓时限为 30 min 内

* 急诊手术患者完成各项术前准备,并做好手术协调工作

过程

医疗工作质量

* 提供 24 h 急诊服务

* 急诊患者信息完整可追溯,有记录

* 有完善的各项交接单,如门诊转急诊交接单、院前急救病情记录单、院前院内交接单、转科患者交接单、绿色通道交接单等

* 对急性创伤、急性心肌梗死、急性心力衰竭、急性脑卒中、急性颅脑损伤、急性呼吸衰竭、高危孕产妇、危重新生儿等重点病种的急诊服务流程与服务时限有明文规定,定期完成数据分析

* 专人负责急诊检诊、分诊工作,有效分流非急危重症患者

* 有急诊留观患者管理协调机制,留观时间原则上不超过 72 h

* 重大突发事件在 2 h 内上报,并记录

口头医嘱

* 执行时机正确

* 执行流程正确,在时间允许的情况下,执行 write down, read back 程序

* 抢救结束后,医嘱在 6 h 内补记

医疗记录

* 患者入抢救室和留观室后,在 30 min 内完成系统评估

* 有明确的会诊时限规定,会诊医师在规定时间内急诊会诊,并记录

* 抢救记录在 6 h 内补记

质控要求

* 科室和(或)主管部门每月或每季度定期对急诊科管理质量进行督查和反馈,并有分析及改进措施

* 急诊科的相关管理制度科内培训频率 ≥ 1 次 / 年,并记录

* 急诊科重点疾病应急模拟演练频率 ≥ 1 次 / 半年,并记录

* 科室和(或)主管部门运用质量管理工具进行分析

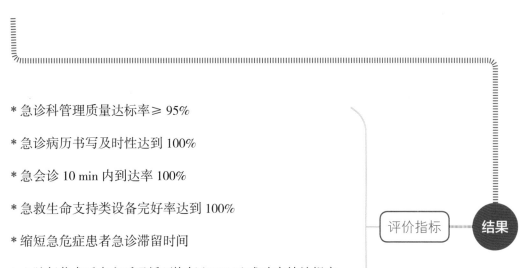

* 急诊科管理质量达标率 ≥ 95%

* 急诊病历书写及时性达到 100%

* 急会诊 10 min 内到达率 100%

* 急救生命支持类设备完好率达到 100%

* 缩短急危症患者急诊滞留时间

* 心肺复苏术后自主呼吸循环恢复 (ROSC) 成功率持续提高

* 预检分诊正确率持续提高

* 无患者转运的相关不良事件发生

第三部分

· 急诊科管理质量评价标准 ·

项 目		质量评价标准	稽查数	完全符合	部分符合	不符合	不适用
结构	管理制度	有医师规范化培训计划					
		有仪器、设备管理制度					
		有消毒、隔离管理制度					
		有患者安全管理制度					
		有急诊科与急救中心、基层医疗机构转接制度					
		有急诊患者的绿色通道管理制度					
		有急诊危重患者病情分级、分区规定					
		有危重患者的特殊检查、入院转送、优先住院制度					
		有急诊留观患者的管理制度					
		有急诊抢救和会诊的制度					
		有重大突发事件医疗救治的应急处置预案与流程					
		有突发公共卫生事件的应急处置预案与流程					
	人员配备	急诊科固定的急诊医师和急诊护士，分别不少于在岗医师和在岗护士的75%					
		三级综合医院急诊科主任具备主任医师专业技术任职资格，急诊科护士长具备主管护师及以上专业技术任职资格和5年以上急诊临床护理工作经验；二级综合医院急诊科主任具备副主任医师专业技术任职资格					
		急诊医师应具有3年以上临床工作经验，具备独立处理常见急诊病症的基本能力，熟练掌握心肺复苏、气管插管、深静脉穿刺、动脉穿刺、心电复律、呼吸机使用、血液净化及创伤急救等急救技能方能上岗。并定期接受急救技能的再培训，再培训间隔时间原则上不超过2年					

项　目		质量评价标准	稽查数	完全符合	部分符合	不符合	不适用
结构	人员配备	急诊护士须具备常用护理技能和配合医师完成急救操作的能力					
		急诊监护室固定医师与护士均须重症医学科相关技术培训,并考核合格方能上岗					
过程	环境管理	急诊科布局合理,分区救治,标识醒目					
		分诊台设置醒目,依病情按照优先顺序安排患者救治,实行分区分级就诊;有预检分诊,预检分四级五类					
		急诊科与辅助检查、药房、收费等区域距离利于急诊抢救					
		急诊大厅通道通畅,诊室环境整洁、安全					
	床位设置	抢救床位数占医院总床位数:三级甲等≥1.5%(其中EICU不少于10张),三级乙等≥1.2%(其中EICU不少于5张),二级医院≥1.0%					
		急诊床位数(含急诊留观和急诊病房数)占医院总床位数≥2.0%					
	仪器设备药物管理	仪器、设备及药品配备符合急诊科建设基本标准,急救仪器一律不得外借					
		急救仪器、设备处于应急备用状态,定点放置,有仪器设备清单,并专人管理					
		抢救设备仪器操作规程随设备存放,方便使用					
		急救仪器设备、药品专人保养维护,并记录					
	身份识别	急诊抢救室、留观室、急诊重症监护室的患者均佩戴腕带					
		患者身份核对正确,至少使用两种身份识别方式,紧急抢救时,医护双人核对患者身份					
		对无意识或精神异常且无陪护人员的患者,身份识别按相关规定执行					

第三部分

项　目		质量评价标准	稽查数	完全符合	部分符合	不符合	不适用
过程	转运交接	与院前医师确认患者信息,交接病情变化、救治过程,携带物品、药品,并记录					
		患者转运前有病情风险评估,仪器设备、药品准备齐全,按转运风险级别规范转运					
		心跳停止患者、有紧急气管插管指征,但未插管患者、血液动力学极其不稳定,但未使用药物患者等禁止转运					
		危重症患者转运时,确认转运知情告知同意书,提前通知相关科室,确定转运途径,电梯处于转运层,并由经过培训的执业注册医师和护士运送					
		危重症患者转运途中,注意患者隐私保护、保暖					
		运用SBAR(Situation情境、Background背景、Assessment评估、Recommendation建议)标准化模式做好患者病情、药品、医疗资料及物品等交接					
		转运交接单记录及时、完整、规范					
	绿色通道管理	严格评估绿色通道与救助患者的纳入标准,患者信息正确登记,并及时上报					
		对危重症患者启动绿色通道,并记录					
		绿色通道标识醒目、流程通畅					
	抢救工作	Ⅰ级是急危患者,病情可能随时危及生命,需即刻抢救;Ⅱ级是危重患者,病情在短时间内进展至危及生命,应在15 min内落实急救措施,如恶性心律失常、高血钾、低血钾、低血糖患者的危急值及时处理					
		正确、及时开通静脉通道,给药时间、速度、顺序正确					
		急性缺血性脑卒中患者入院至实施静脉溶栓治疗(DNT)时限为60 min内;急性心肌梗死经皮冠脉介入术(PCI)时限为90 min内,静脉溶栓时限为30 min内					

续 表

项 目		质量评价标准	稽查数	完全符合	部分符合	不符合	不适用
过程	抢救工作	急诊手术患者完成各项术前准备,并做好手术协调工作					
	医疗工作质量	提供24 h急诊服务					
		急诊患者信息完整可追溯,有记录					
		有完善的各项交接单,如门诊转急诊交接单、院前急救病情记录单、院前院内交接单、转科患者交接单、绿色通道交接单等					
		对急性创伤、急性心肌梗死、急性心力衰竭、急性脑卒中、急性颅脑损伤、急性呼吸衰竭、高危孕产妇、危重新生儿等重点病种的急诊服务流程与服务时限有明文规定,定期完成数据分析					
		专人负责急诊检诊、分诊工作,有效分流非急危重症患者					
		有急诊留观患者管理协调机制,留观时间原则上不超过72 h					
		重大突发事件在2 h内上报,并记录					
	口头医嘱	执行时机正确					
		执行流程正确,在时间允许的情况下,执行write down,read back程序					
		抢救结束后,医嘱在6 h内补记					
	医疗记录	患者入抢救室和留观室后,在30 min内完成系统评估					
		有明确的会诊时限规定,会诊医师在规定时间内急诊会诊,并记录					
		抢救记录在6 h内补记					
	质控要求	科室和(或)主管部门每月或每季度定期对急诊科管理质量进行督查和反馈,并有分析及改进措施					
		急诊科的相关管理制度科内培训频率≥1次/年,并记录					

项　目		质量评价标准	稽查数	完全符合	部分符合	不符合	不适用
过程	质控要求	急诊科重点疾病应急模拟演练频率≥1次/半年,并记录					
		科室和(或)主管部门运用质量管理工具进行分析					
结果	评价指标	急诊科管理质量达标率≥95%	达标率:		合格/不合格		
		急诊病历书写及时性达到100%	是/否		合格/不合格		
		急会诊10 min内到达率100%	是/否		合格/不合格		
		急救生命支持类设备完好率达到100%	是/否		合格/不合格		
		缩短急危症患者急诊滞留时间	是/否		合格/不合格		
		心肺复苏术后自主呼吸循环恢复(ROSC)成功率[1]持续提高	是/否		合格/不合格		
		预检分诊正确率持续提高	是/否		合格/不合格		
		无患者转运的相关不良事件发生	是/否		合格/不合格		
结构(每个制度)检查者:　　过程(每个模块)检查者:　　结果(每项指标)检查者:							

[1] 心肺复苏术后自主呼吸循环恢复(ROSC)成功是指急诊呼吸心脏骤停患者,心肺复苏术(CPR)后自主呼吸循环恢复超过24 h。同一患者24 h内行多次心肺复苏术,记为"一例次"。ROSC成功率=(ROSC成功总例次数÷同期急诊呼吸心脏骤停患者行心肺复苏术总例次数)×100%。

24 急诊预检、分诊管理质量评价标准

· 急诊预检、分诊管理质量检查思维导图 ·

*有急诊预检、分诊管理制度 ⋯⋯⋯⋯⋯⋯⋯⋯ 管理制度 — **结构**

布局设施

*分诊区域设在醒目位置,环境整洁、安全,光线充足,分诊引导标识清楚,具备保护患者隐私的相关设施

*使用面积足够,配备电话、耳温计、血压计、瞳孔测量笔、压舌板、快速血糖仪等,有专人导医和/或导诊员

*便民设施配备齐全,提供饮水机、平车、轮椅、老花镜、水笔、便笺纸等

过程

分诊要求

*急诊患者病情评估时间控制在 2 ~ 5 min,Ⅰ级、Ⅱ级患者病情评估尽最大可能在相应时限内完成,与救治同时进行

*专人负责急诊检诊、分诊工作,有效分流非急危重症患者

*急诊患者的信息登记内容正确、完整,可追溯

*Ⅲ级患者、Ⅳ级亚急症患者、非急症患者候诊时间分别超过 30 min、60 min、2 h,应重新评估与定级

*密切观察候诊区患者的病情变化,若有异常,重新分诊,及时调整就诊级别,并记录分诊原因

*分诊、分级与病情、分区相符,Ⅰ级患者分流至复苏区,Ⅱ级患者分流至抢救区,Ⅲ级患者分流至优先诊疗区,Ⅳ级患者分流至普通诊疗区

医院感染管理

*疑似传染病患者、隔离的传染病患者分流至发热门诊、感染性疾病科就诊,同时对接诊点采取消毒措施

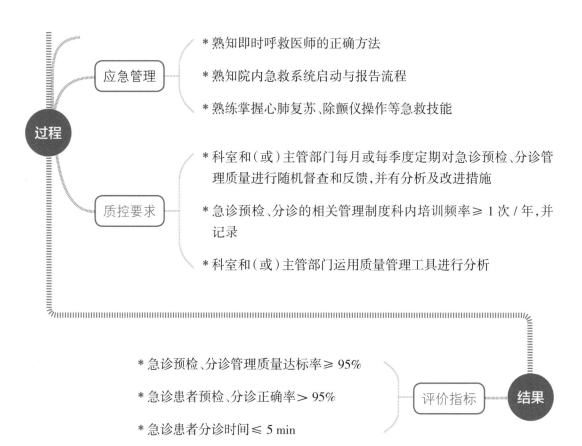

过程

应急管理
* 熟知即时呼救医师的正确方法
* 熟知院内急救系统启动与报告流程
* 熟练掌握心肺复苏、除颤仪操作等急救技能

质控要求
* 科室和（或）主管部门每月或每季度定期对急诊预检、分诊管理质量进行随机督查和反馈,并有分析及改进措施
* 急诊预检、分诊的相关管理制度科内培训频率≥1次/年,并记录
* 科室和（或）主管部门运用质量管理工具进行分析

* 急诊预检、分诊管理质量达标率≥95%
* 急诊患者预检、分诊正确率＞95%
* 急诊患者分诊时间≤5 min

评价指标

结果

·急诊预检、分诊管理质量评价标准·

项	目	质量评价标准	稽查数	完全符合	部分符合	不符合	不适用
结构	管理制度	有急诊预检、分诊管理制度					
过程	布局设施	分诊区域设在醒目位置，环境整洁、安全，光线充足，分诊引导标识清楚，具备保护患者隐私的相关设施					
		使用面积足够，配备电话、耳温计、血压计、瞳孔测量笔、压舌板、快速血糖仪等，有专人导医和/或导诊员					
		便民设施配备齐全，提供饮水机、平车、轮椅、老花镜、水笔、便笺纸等					
	分诊要求	急诊患者病情评估时间控制在 2～5 min，Ⅰ级、Ⅱ级患者病情评估尽最大可能在相应时限内完成，与救治同时进行					
		专人负责急诊检诊、分诊工作，有效分流非急危重症患者					
		急诊患者的信息登记内容正确、完整，可追溯					
		Ⅲ级患者、Ⅳ级亚急症患者、非急症患者候诊时间分别超过 30 min、60 min、2 h，应重新评估与定级					
		密切观察候诊区患者的病情变化，若有异常，重新分诊，及时调整就诊级别，并记录分诊原因					
		分诊、分级与病情、分区相符，Ⅰ级患者分流至复苏区，Ⅱ级患者分流至抢救区，Ⅲ级患者分流至优先诊疗区，Ⅳ级患者分流至普通诊疗区					
	医院感染管理	疑似传染病患者、隔离的传染病患者分流至发热门诊、感染性疾病科就诊，同时对接诊点采取消毒措施					
	应急管理	熟知即时呼救医师的正确方法					
		熟知院内急救系统启动与报告流程					
		熟练掌握心肺复苏、除颤仪操作等急救技能					

项　目		质量评价标准	稽查数	完全符合	部分符合	不符合	不适用
过程	质控要求	科室和（或）主管部门每月或每季度定期对急诊预检、分诊管理质量进行随机督查和反馈,并有分析及改进措施					
		急诊预检、分诊的相关管理制度科内培训频率≥1次/年,并记录					
		科室和（或）主管部门运用质量管理工具进行分析					
结果	评价指标	急诊预检、分诊管理质量达标率≥95%	达标率:	合格/不合格			
		急诊患者预检、分诊正确率＞95%	达标率:	合格/不合格			
		急诊患者分诊时间≤5 min	是/否	合格/不合格			
结构（每个制度）检查者:　　　过程（每个模块）检查者:　　　结果（每项指标）检查者:							

备注　（1）急诊应制定并严格执行分诊程序及分诊原则,对可能危及生命的患者应立即实施抢救。

（2）分诊的信息（包括生命体征）要记录入急诊医疗文书中。分诊护士应具有5年以上工作经验,24 h在岗,接待来诊患者,根据病情评估进行分级,予以合理分流至各区。

第四部分

特殊医疗单元医疗质量管理评价标准

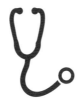

25 重症医学科医疗质量管理评价标准

· 重症医学科医疗质量管理检查思维导图 ·

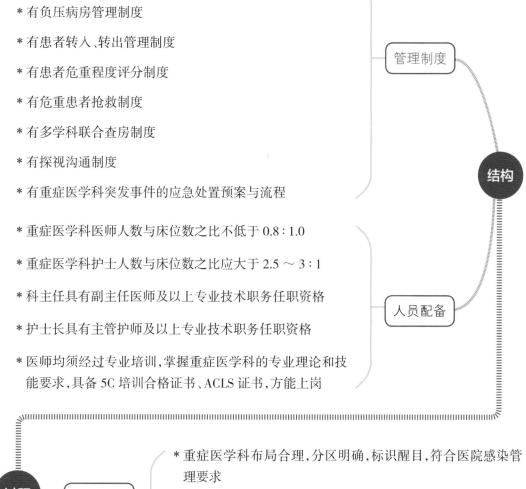

* 有医师规范化培训计划

* 有仪器、设备管理制度

* 有消毒隔离管理制度

* 有患者安全管理制度

* 有负压病房管理制度

* 有患者转入、转出管理制度

* 有患者危重程度评分制度

* 有危重患者抢救制度

* 有多学科联合查房制度

* 有探视沟通制度

* 有重症医学科突发事件的应急处置预案与流程

管理制度

* 重症医学科医师人数与床位数之比不低于 0.8∶1.0

* 重症医学科护士人数与床位数之比应大于 2.5 ～ 3∶1

* 科主任具有副主任医师及以上专业技术职务任职资格

* 护士长具有主管护师及以上专业技术职务任职资格

* 医师均须经过专业培训,掌握重症医学科的专业理论和技能要求,具备 5C 培训合格证书、ACLS 证书,方能上岗

人员配备

结构

过程 环境要求

* 重症医学科布局合理,分区明确,标识醒目,符合医院感染管理要求

* 医疗区域内的温度控制在 24 ± 1.5℃,相对湿度 30% ～ 60%

* 紧急疏散通道畅通,无物品堆放,符合消防通道需求

过程

床位设置
* 三级综合医院重症医学科床位数占医院病床总数 ≥ 2%
* 床位使用率以 75% 为宜,每日至少保留 1 张空床以备应急
* 使用年床位使用率平均超过 85% 时,应该适度扩大规模
* 每床使用面积 ≥ 15 m^2,床间距 > 1 m
* 每个病区最少配备 1 个单间病房,使用面积 ≥ 18 m^2,用于收治隔离患者
* 二级甲等及三级医院需独立设置 1 间负压病房

仪器设备
* 仪器设备配备符合重症医学科建设基本标准,必须保持随时启用状态,定期进行质量控制
* 仪器设备专人管理、定点放置、按时维护及消毒

身份识别
* 监护室的患者均佩戴腕带
* 患者身份核对正确,至少使用两种身份识别方式,紧急抢救时,医护双人核对患者身份
* 对无意识或精神异常且无陪护人员的患者,身份识别按相关规定执行

转运交接
* 与护送医护人员确认患者信息,交接病情变化、救治过程,携带物品、药品,并记录
* 患者转运前有病情风险评估,仪器、设备、药品准备齐全,按风险级别规范转运
* 危重症患者转运时,确认转运知情告知同意书,提前通知相关科室,确定转运途径,电梯处于转运层,并有医护人员护送
* 危重症患者转运途中,规范使用保护性约束具,注意患者隐私保护、保暖
* 标准化模式做好患者病情、药品、医疗资料及物品等交接
* 转运交接单记录及时、完整、规范

查房管理
* 建立多学科协作机制,以重症医学科及相关学科联合查房、病例讨论等形式提供专科诊疗支持
* 诊疗活动由主治医生及以上人员主持与负责

病情评估
* 用于评价重症医学科的适宜性采用 APACHE Ⅱ 评分,对每位重症患者实行疾病严重程度评估
* 严格按照指征进行收治和转出

过程

医院感染控制
* 开展目标性监测,加强重点项目的管理,包括呼吸机相关性肺炎、血管内导管所致血行感染、留置导尿管所致尿路感染等,采取措施积极预防与控制
* 对感染患者依据其传染途径实施相应的隔离措施,对经空气感染的患者安置负压病房进行隔离治疗
* 按照《手卫生指南》安装足够的非接触性洗手设施(与床位比不低于 1 : 2,单间每床一套)和手消毒设施(每床配备),医护人员洗手依从性高
* 有院感管理小组,配备感染控制医生和护士,及时上报院内感染病例,有空气、导管等监测记录及工作人员手部细菌监测记录,有感染流行病学资料
* 落实多重耐药菌株[如抗甲氧西林金黄色葡萄球菌(MRSA)、耐万古霉素肠球菌(VRE),泛耐药鲍曼不动杆菌,耐碳青霉烯酶的肺炎克雷伯菌、大肠杆菌]的控制措施,包括发现(诊断)、报告、消毒、接触隔离、标识、手卫生、医务人员与患者的宣教等
* 医疗器械集中清洗、灭菌,符合要求
* 配备足够的个人防护设备,每个医务人员都能正确使用

应急处理
* 熟知绿色通道的适用范围与执行流程
* 熟知常见急重症,如心脏骤停、过敏性休克、急性中毒、严重外伤等的应急处置预案与流程
* 熟知突发事件,如停水、停电、消防等应急处置预案与流程
* 熟知急救仪器、设备故障的应急处置预案与流程

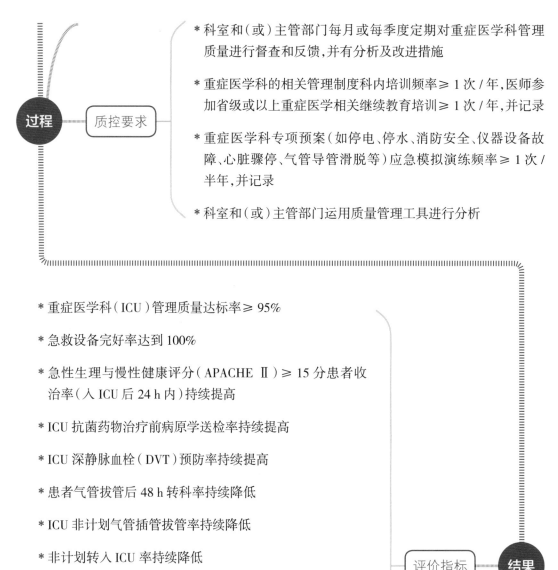

过程

质控要求

* 科室和（或）主管部门每月或每季度定期对重症医学科管理质量进行督查和反馈,并有分析及改进措施

* 重症医学科的相关管理制度科内培训频率≥1次/年,医师参加省级或以上重症医学相关继续教育培训≥1次/年,并记录

* 重症医学科专项预案(如停电、停水、消防安全、仪器设备故障、心脏骤停、气管导管滑脱等)应急模拟演练频率≥1次/半年,并记录

* 科室和(或)主管部门运用质量管理工具进行分析

* 重症医学科(ICU)管理质量达标率≥95%

* 急救设备完好率达到100%

* 急性生理与慢性健康评分(APACHE Ⅱ)≥15分患者收治率(入ICU后24 h内)持续提高

* ICU抗菌药物治疗前病原学送检率持续提高

* ICU深静脉血栓(DVT)预防率持续提高

* 患者气管拔管后48 h转科率持续降低

* ICU非计划气管插管拔管率持续降低

* 非计划转入ICU率持续降低

* 转出ICU后48 h内重返率持续降低

* ICU呼吸机相关性肺炎(VAP)发病率(例/千机械通气日)持续降低

* ICU血管内导管相关血流感染(CRBSI)发病率(例/千导管日)持续降低

* ICU导尿管相关泌尿系统感染(CAUTI)发病率(例/千导管日)持续降低

* 多重耐药菌医院感染例次发生率持续降低

* 院内感染漏报率<5%

评价指标

结果

· 重症医学科医疗质量管理评价标准 ·

项 目		质量评价标准	稽查数	完全符合	部分符合	不符合	不适用
结构	管理制度	有医师规范化培训计划					
		有仪器、设备管理制度					
		有消毒隔离管理制度					
		有患者安全管理制度					
		有负压病房管理制度					
		有患者转入、转出管理制度					
		有患者危重程度评分制度					
		有危重患者抢救制度					
		有多学科联合查房制度					
		有探视沟通制度					
		有重症医学科突发事件的应急处置预案与流程					
	人员配备	重症医学科医师人数与床位数之比不低于0.8∶1.0					
		重症医学科护士人数与床位数之比应大于2.5～3∶1					
		科主任具有副主任医师及以上专业技术职务任职资格					
		护士长具有主管护师及以上专业技术职务任职资格					
		医师均须经过专业培训,掌握重症医学科的专业理论和技能要求,具备5C培训合格证书、ACLS证书,方能上岗					
过程	环境要求	重症医学科布局合理,分区明确,标识醒目,符合医院感染管理要求					
		医疗区域内的温度控制在24±1.5℃,相对湿度30%～60%					
		紧急疏散通道畅通,无物品堆放,符合消防通道需求					

项　目		质量评价标准	稽查数	完全符合	部分符合	不符合	不适用
过程	床位设置	三级综合医院重症医学科床位数占医院病床总数≥2%					
		床位使用率以75%为宜,每日至少保留1张空床以备应急					
		使用年床位使用率平均超过85%时,应该适度扩大规模					
		每床使用面积≥15 m²,床间距>1 m					
		每个病区最少配备1个单间病房,使用面积≥18 m²,用于收治隔离患者					
		二级甲等及三级医院需独立设置1间负压病房					
	仪器设备	仪器设备配备符合重症医学科建设基本标准,必须保持随时启用状态,定期进行质量控制					
		仪器设备专人管理、定点放置、按时维护及消毒					
	身份识别	监护室的患者均佩戴腕带					
		患者身份核对正确,至少使用两种身份识别方式,紧急抢救时,医护双人核对患者身份					
		对无意识或精神异常且无陪护人员的患者,身份识别按相关规定执行					
	转运交接	与护送医护人员确认患者信息,交接病情变化、救治过程,携带物品、药品,并记录					
		患者转运前有病情风险评估,仪器、设备、药品准备齐全,按风险级别规范转运					
		危重症患者转运时,确认转运知情告知同意书,提前通知相关科室,确定转运途径,电梯处于转运层,并有医护人员护送					
		危重症患者转运途中,规范使用保护性约束具,注意患者隐私保护、保暖					

续 表

项 目		质量评价标准	稽查数	完全符合	部分符合	不符合	不适用
过程	转运交接	标准化模式做好患者病情、药品、医疗资料及物品等交接					
		转运交接单记录及时、完整、规范					
	查房管理	建立多学科协作机制,以重症医学科及相关学科联合查房、病例讨论等形式提供专科诊疗支持					
		诊疗活动由主治医生及以上人员主持与负责					
	病情评估	用于评价重症医学科的适宜性采用APACHE II评分,对每位重症患者实行疾病严重程度评估					
		严格按照指征进行收治和转出					
	医院感染控制	开展目标性监测,加强重点项目的管理,包括呼吸机相关性肺炎、血管内导管所致血行感染、留置导尿管所致尿路感染等,采取措施积极预防与控制					
		对感染患者依据其传染途径实施相应的隔离措施,对经空气感染的患者安置负压病房进行隔离治疗					
		按照《手卫生指南》安装足够的非接触性洗手设施(与床位比不低于1∶2,单间每床一套)和手消毒设施(每床配备),医护人员洗手依从性高					
		有院感管理小组,配备感染控制医生和护士,及时上报院内感染病例,有空气、导管等监测记录及工作人员手部细菌监测记录,有感染流行病学资料					
		落实多重耐药菌株[如抗甲氧西林金黄色葡萄球菌(MRSA)、耐万古霉素肠球菌(VRE),泛耐药鲍曼不动杆菌,耐碳青酶烯酶的肺炎克雷伯菌、大肠杆菌]的控制措施,包括发现(诊断)、报告、消毒、接触隔离、标识、手卫生、医务人员与患者的宣教等					

项　目		质量评价标准	稽查数	完全符合	部分符合	不符合	不适用
过程	医院感染控制	医疗器械集中清洗、灭菌,符合要求					
		配备足够的个人防护设备,每个医务人员都能正确使用					
	应急处理	熟知绿色通道的适用范围与执行流程					
		熟知常见急重症,如心脏骤停、过敏性休克、急性中毒、严重外伤等的应急处置预案与流程					
		熟知突发事件,如停水、停电、消防等应急处置预案与流程					
		熟知急救仪器、设备故障的应急处置预案与流程					
	质控要求	科室和(或)主管部门每月或每季度定期对重症医学科管理质量进行督查和反馈,并有分析及改进措施					
		重症医学科的相关管理制度科内培训频率≥1次/年,医师参加省级或以上重症医学相关继续教育培训≥1次/年,并记录					
		重症医学科专项预案(如停电、停水、消防安全、仪器设备故障、心脏骤停、气管导管滑脱等)应急模拟演练频率≥1次/半年,并记录					
		科室和(或)主管部门运用质量管理工具进行分析					
结果	评价指标	重症医学科(ICU)管理质量达标率≥95%	达标率:		合格/不合格		
		急救设备完好率达到100%	是/否		合格/不合格		
		急性生理与慢性健康评分(APACHE Ⅱ)≥15分患者收治率(入ICU后24 h内)[1]持续提高	是/否		合格/不合格		
		ICU抗菌药物治疗前病原学送检率[2]持续提高	是/否		合格/不合格		
		ICU深静脉血栓(DVT)预防率[3]持续提高	是/否		合格/不合格		
					合格/不合格		
		患者气管拔管后48 h转科率持续降低	是/否		合格/不合格		

续 表

项目		质量评价标准	稽查数	完全符合	部分符合	不符合	不适用
结果	评价指标	ICU非计划气管插管拔管率[4]持续降低	是/否	合格/不合格			
		非计划转入ICU率[5]持续降低	是/否	合格/不合格			
		转出ICU后48 h内重返率[6]持续降低	是/否	合格/不合格			
		ICU呼吸机相关性肺炎(VAP)发病率(例/千机械通气日)[7]持续降低	是/否	合格/不合格			
		ICU血管内导管相关血流感染(CRBSI)发病率(例/千导管日)[8]持续降低	是/否	合格/不合格			
		ICU导尿管相关泌尿系统感染(CAUTI)发病率(例/千导管日)[9]持续降低	是/否	合格/不合格			
		多重耐药菌医院感染例次发生率持续降低	是/否	合格/不合格			
		院内感染漏报率＜5%	达标率:	合格/不合格			

结构(每个制度)检查者:　　　过程(每个模块)检查者:　　　结果(每项指标)检查者:

[1] 急性生理与慢性健康评分(APACHE Ⅱ)≥15分患者收治率(入ICU后24 h内)=(APACHE Ⅱ≥15分患者数÷同期ICU收治患者总数)×100%。

[2] ICU抗菌药物治疗前病原学送检率=(使用抗菌药物前病原学检验标本送检病例数÷同期使用抗菌药物治疗病例总数)×100%。

[3] ICU深静脉血栓(DVT)预防率=(进行深静脉血栓预防的ICU患者数÷同期ICU收治患者总数)×100%。

[4] 重症医学科非计划气管插管拔管率=(非计划气管插管拔管例数÷同期重症医学科患者气管插管拔管总数)×100%。

[5] 非计划转入重症医学科是指非早期预警转入,或在开始麻醉诱导前并无术后转入重症医学科的计划,而术中或术后决定转入重症医学科。非计划转入ICU率=(非计划转入ICU患者数÷同期转入ICU患者总数)×100%。

[6] 转出ICU后48 h内重返率(%)=(转出ICU后48 h内重返ICU的患者数÷同期转出ICU患者总数)×100%。

[7] ICU呼吸机相关性肺炎(VAP)发病率=(VAP发生例数÷同期ICU患者有创机械通气总天数)×1 000‰。

[8] ICU血管内导管相关血流感染(CRBSI)发病率=(CRBSI发生例数÷同期ICU患者血管内导管留置总天数)×1 000‰。

[9] ICU导尿管相关泌尿系统感染(CAUTI)发病率=(CAUTI发生例数÷同期ICU患者导尿管留置总天数)×1 000‰。

26

手术部管理质量评价标准

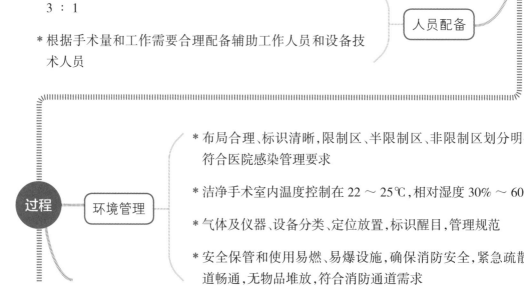

·手术部管理质量检查思维导图·

*有仪器、设备管理制度

*有消毒、隔离管理制度

*有手术安全核查管理制度

*有手术部位标识制度

*有手术交接转运管理制度

*有手术物品清点管理制度

*有手术标本管理制度

*有手术室感染预防与控制管理制度

*有手术部医院感染暴发的应急处置预案与流程

*有预防术中意外伤害的安全规范

*有术中突发事件的应急处置预案与流程

管理制度

结构

*合理配备护理人员,手术室护士与手术床之比至少达到 3 : 1

*根据手术量和工作需要合理配备辅助工作人员和设备技术人员

人员配备

*布局合理、标识清晰,限制区、半限制区、非限制区划分明确,符合医院感染管理要求

*洁净手术室内温度控制在 22 ～ 25℃,相对湿度 30% ～ 60%

*气体及仪器、设备分类、定位放置,标识醒目,管理规范

*安全保管和使用易燃、易爆设施,确保消防安全,紧急疏散通道畅通,无物品堆放,符合消防通道需求

过程

环境管理

转运交接

* 与护送医护人员确认手术患者信息与携带物品、药品,并记录

* 患者转运前有病情评估,按风险级别规范转运

* 危重症患者转运时,提前通知相关科室,确定转运途径,电梯处于转运层,并由经过培训的执业注册医师和护士运送

* 转运途中注意患者隐私保护、保暖,必要时使用保护性约束具

* 与麻醉复苏室 / 重症医学科 / 普通病区做好患者病情、药品、资料及物品交接,并记录

* 转运交接单记录及时、完整、规范

手术标记

* 手术医师负责手术部位标记

* 手术侧或部位有统一规范的标识,如双侧、多重结构、多节段、多平面部位等

* 手术部位标记应在患者和(或)家属的参与下共同完成

* 手术部位标记符号和标识工具规范(根据医院制度要求)

过程

安全核查

* 手术患者正确佩戴腕带

* 患者身份核对正确,至少使用两种身份识别方式,建议使用腕带条码技术识别身份

* 手术医师、麻醉医师、巡回护士三方共同实施"三步安全核查"(麻醉实施前、手术开始前、离开手术间前),正确记录并签名

* 住院患者手术安全核查表归入病历中保存,非住院患者手术安全核查表由手术室负责保存 1 年

用药安全

* 核对手术用药医嘱、皮试结果与药物,确认无误后,方可执行

* 术前(划皮前)30 min 执行抗菌药物使用的医嘱,并记录

* 手术台上的备药有醒目标识,用药经洗手护士、巡回护士与手术医师三方核对后,方可执行

过程

医疗工作质量

* 了解患者心理状况,给予有效心理支持

* 注意患者隐私保护、保暖

* 妥善摆放手术体位,充分暴露手术视野,避免神经牵拉、损伤

* 采取局部保护措施,避免术中发生压力性损伤

* 采取适当保暖措施,如预先加热、体表保暖、内部加温等,防止术中体温低于36℃

* 手术开始前、关闭体腔前后、缝皮前,双人清点手术器械、辅料、缝针等,并即时记录

* 娴熟配合手术,熟悉手术步骤,正确传递器械

* 正确执行术中无菌操作与无菌技术

* 规范管理手术台,妥善放置标本与药品

* 及时、正确书写手术记录

* 手术结束后,整理患者衣裤,保持皮肤洁净,妥善固定引流管,按风险级别规范转运患者至麻醉复苏室/重症医学科/普通病区

医院感染控制

* 对感染、空气质量、环境等进行定期监测

* 严格按照外科手消毒步骤正确洗手

* 每日手术结束后,对所有物体表面进行终末清洁、消毒,2 m以上的墙面、天花板除外

* 手术区所有区域的物表、墙面和地面进行彻底清洁、消毒1次/周

* 清洁手术区回风口过滤网及格栅1次/周,表面无尘絮

* 按规定对医疗设备、手术器械及物品进行清洁、消毒、灭菌与存放

* 手术室自行消毒的手术器械及物品有标识及有效日期

* 按规定对手术室工作区域、连台手术之间清洁消毒

* 隔离手术患者在手术通知单注明感染诊断及隔离类型,急诊手术患者按感染手术处理

* 施行感染手术的手术间,按隔离要求进行终末清洁、消毒

* 根据疾病传播途径,做好空气、飞沫、接触隔离

手术病理标本

* 即刻核对原则:标本产生后,洗手护士立即与主刀医师核对标本来源

* 即刻记录原则:标本取出且核对无误后,即刻记录标本的来源、名称与数量

* 及时处理原则:标本产生后,尽快送冰冻切片或固定,上锁存放,每班次有交接

* 常规病理标本和冰冻病理标本送检、接收均由双人核对,并有签名,标本接收可追溯

* 术中切除的病理标本须在病历中记录,手术中切取的标本有甲醛运送、使用、溢出的安全措施

过程

耗材管理

* 库房清洁,温度 ≤ 27℃,湿度 ≤ 60%,每日检查登记,标识清晰,按耗材有效期依次存放,遵循先进先出的原则

* 高值耗材有医院统一验收标识,专人、专柜上锁管理,定期检查,并有出入库记录

* 植入物使用须填写植入物使用记录单,医护双方确认后签字,记录单留存于病历、手术室和采购中心,信息可追溯

* 使用高值耗材均有知情告知同意书及使用登记

* 耗材采用信息化管理,入库、保存、使用、出库可追溯

应急管理

* 熟知术中大出血、医院感染暴发等应急处置预案与流程

* 熟知消防火警处理方法,熟练使用消防设施

* 熟知术中物品遗失、手术部位错误等应急处置预案与流程

* 熟练掌握心肺复苏、除颤仪操作等急救技能

质控要求

* 科室和(或)主管部门每月或每季度定期对手术部管理质量进行督查和反馈,并有分析及改进措施

* 科室和(或)主管部门每季度对相关手术科室进行满意度调查和反馈,并有分析及改进措施

* 科室和(或)主管部门至少每季度定期对手、空气、无菌物品

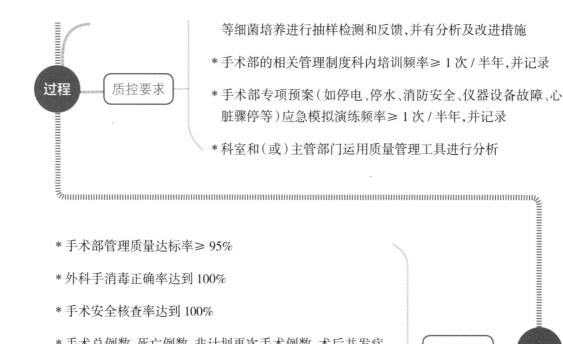

等细菌培养进行抽样检测和反馈,并有分析及改进措施

*手术部的相关管理制度科内培训频率≥1次/半年,并记录

*手术部专项预案(如停电、停水、消防安全、仪器设备故障、心脏骤停等)应急模拟演练频率≥1次/半年,并记录

*科室和(或)主管部门运用质量管理工具进行分析

*手术部管理质量达标率≥95%

*外科手消毒正确率达到100%

*手术安全核查率达到100%

*手术总例数、死亡例数、非计划再次手术例数、术后并发症例数、术后感染例数及Ⅰ类手术切口围手术期预防抗菌药物使用率符合年度指标考核

*无患者手术异物残留不良事件发生

*无患者手术部位错误的相关不良事件发生

·手术部管理质量评价标准·

项	目	质量评价标准	稽查数	完全符合	部分符合	不符合	不适用
结构	管理制度	有仪器、设备管理制度					
		有消毒、隔离管理制度					
		有手术安全核查管理制度					
		有手术部位标识制度					
		有手术交接转运管理制度					
		有手术物品清点管理制度					
		有手术标本管理制度					
		有手术室感染预防与控制管理制度					
		有手术部医院感染暴发的应急处置预案与流程					
		有预防术中意外伤害的安全规范					
		有术中突发事件的应急处置预案与流程					
	人员配置	合理配备护理人员,手术室护士与手术床之比至少达到3∶1					
		根据手术量和工作需要合理配备辅助工作人员和设备技术人员					
过程	环境管理	布局合理、标识清晰,限制区、半限制区、非限制区划分明确,符合医院感染管理要求					
		洁净手术室内温度控制在22～25℃,相对湿度30%～60%					
		气体及仪器、设备分类、定位放置,标识醒目,管理规范					
		安全保管和使用易燃、易爆设施,确保消防安全,紧急疏散通道畅通,无物品堆放,符合消防通道需求					
	转运交接	与护送医护人员确认手术患者信息与携带物品、药品,并记录					
		患者转运前有病情评估,按风险级别规范转运					

项　目		质量评价标准	稽查数	完全符合	部分符合	不符合	不适用
过程	转运交接	危重症患者转运时,提前通知相关科室,确定转运途径,电梯处于转运层,并由经过培训的执业注册医师和护士运送					
		转运途中注意患者隐私保护、保暖,必要时使用保护性约束具					
		与麻醉复苏室/重症医学科/普通病区做好患者病情、药品、资料及物品交接,并记录					
		转运交接单记录及时、完整、规范					
	手术标记	手术医师负责手术部位标记					
		手术侧或部位有统一规范的标识,如双侧、多重结构、多节段、多平面部位等					
		手术部位标记应在患者和(或)家属的参与下共同完成					
		手术部位标记符号和标识工具规范(根据医院制度要求)					
	安全核查	手术患者正确佩戴腕带					
		患者身份核对正确,至少使用两种身份识别方式,建议使用腕带条码技术识别身份					
		手术医师、麻醉医师、巡回护士三方共同实施"三步安全核查"(麻醉实施前、手术开始前、离开手术间前),正确记录并签名					
		住院患者手术安全核查表归入病历中保存,非住院患者手术安全核查表由手术室负责保存1年					
	用药安全	核对手术用药医嘱、皮试结果与药物,确认无误后,方可执行					
		术前(划皮前)30 min执行抗菌药物使用的医嘱,并记录					
		手术台上的备药有醒目标识,用药经洗手护士、巡回护士与手术医师三方核对后,方可执行					

续　表

项　目		质量评价标准	稽查数	完全符合	部分符合	不符合	不适用
过程	医疗工作质量	了解患者心理状况,给予有效心理支持					
		注意患者隐私保护、保暖					
		妥善摆放手术体位,充分暴露手术视野,避免神经牵拉、损伤					
		采取局部保护措施,避免术中发生压力性损伤					
		采取适当保暖措施,如预先加热、体表保暖、内部加温等,防止术中体温低于36℃					
		手术开始前、关闭体腔前后、缝皮前,双人清点手术器械、辅料、缝针等,并即时记录					
		娴熟配合手术,熟悉手术步骤,正确传递器械					
		正确执行术中无菌操作与无菌技术					
		规范管理手术台,妥善放置标本与药品					
		及时、正确书写手术记录					
		手术结束后,整理患者衣裤,保持皮肤洁净,妥善固定引流管,按风险级别规范转运患者至麻醉复苏室/重症医学科/普通病区					
	医院感染控制	对感染、空气质量、环境等进行定期监测					
		严格按照外科手消毒步骤正确洗手					
		每日手术结束后,对所有物体表面进行终末清洁、消毒,2 m以上的墙面、天花板除外					
		手术区所有区域的物表、墙面和地面进行彻底清洁、消毒1次/周					
		清洁手术区回风口过滤网及格栅1次/周,表面无尘絮					
		按规定对医疗设备、手术器械及物品进行清洁、消毒、灭菌与存放					
		手术室自行消毒的手术器械及物品有标识及有效日期					

第四部分

项　目		质量评价标准	稽查数	完全符合	部分符合	不符合	不适用
过程	医院感染控制	按规定对手术室工作区域、连台手术之间清洁消毒					
		隔离手术患者在手术通知单注明感染诊断及隔离类型,急诊手术患者按感染手术处理					
		施行感染手术的手术间,按隔离要求进行终末清洁、消毒					
		根据疾病传播途径,做好空气、飞沫、接触隔离					
	手术病理标本	即刻核对原则:标本产生后,洗手护士立即与主刀医师核对标本来源					
		即刻记录原则:标本取出且核对无误后,即刻记录标本的来源、名称与数量					
		及时处理原则:标本产生后,尽快送冰冻切片或固定,上锁存放,每班次有交接					
		常规病理标本和冰冻病理标本送检、接收均由双人核对,并有签名,标本接收可追溯					
		术中切除的病理标本须在病历中记录,手术中切取的标本有甲醛运送、使用、溢出的安全措施					
	耗材管理	库房清洁,温度≤27℃,湿度≤60%,每日检查登记,标识清晰,按耗材有效期依次存放,遵循先进先出的原则					
		高值耗材有医院统一验收标识,专人、专柜上锁管理,定期检查,并有出入库记录					
		植入物使用须填写植入物使用记录单,医护双方确认后签字,记录单留存于病历、手术室和采购中心,信息可追溯					
		使用高值耗材均有知情告知同意书及使用登记					
		耗材采用信息化管理,入库、保存、使用、出库可追溯					

续　表

项目		质量评价标准	稽查数	完全符合	部分符合	不符合	不适用
过程	应急管理	熟知术中大出血、医院感染暴发等应急处置预案与流程					
		熟知消防火警处理方法,熟练使用消防设施					
		熟知术中物品遗失、手术部位错误等应急处置预案与流程					
		熟练掌握心肺复苏、除颤仪操作等急救技能					
	质控要求	科室和(或)主管部门每月或每季度定期对手术部管理质量进行督查和反馈,并有分析及改进措施					
		科室和(或)主管部门每季度对相关手术科室进行满意度调查和反馈,并有分析及改进措施					
		科室和(或)主管部门至少每季度定期对手、空气、无菌物品等细菌培养进行抽样检测和反馈,并有分析及改进措施					
		手术部的相关管理制度科内培训频率≥1次/半年,并记录					
		手术部专项预案(如停电、停水、消防安全、仪器设备故障、心脏骤停等)应急模拟演练频率≥1次/半年,并记录					
		科室和(或)主管部门运用质量管理工具进行分析					
结果	评价指标	手术部管理质量达标率≥95%	达标率:		合格/不合格		
		外科手消毒正确率达到100%	是/否		合格/不合格		
		手术安全核查率达到100%	是/否		合格/不合格		
		手术总例数、死亡例数、非计划再次手术例数、术后并发症例数、术后感染例数及Ⅰ类手术切口围手术期预防抗菌药物使用率符合年度指标考核	是/否		合格/不合格		
		无患者手术异物残留不良事件发生	是/否		合格/不合格		
		无患者手术部位错误的相关不良事件发生	是/否		合格/不合格		

结构(每个制度)检查者:　　过程(每个模块)检查者:　　结果(每项指标)检查者:

27 麻醉科管理质量评价标准

·麻醉科管理质量检查思维导图·

* 有麻醉科医师授权管理制度

* 有仪器、设备管理制度

* 有麻醉科访视、疑难危重病例讨论制度

* 有麻醉意外与并发症处理规范与流程

* 有手术安全核查制度

* 有麻醉复苏室管理制度   管理制度

* 有麻醉效果评价制度

* 有麻醉术后镇痛管理制度

* 有麻醉科术中用血制度与流程

* 有操作时镇静管理制度

* 有麻醉病历及表单书写规范管理制度   结构

* 有麻醉意外和并发症的应急处置预案

* 麻醉医师人数与手术台之比不低于 2 ：1,并且每张手术
  台配备 1 名麻醉住院医师和 1 名主治及以上的麻醉医师,
  1 名主治医师不得同时负责 3 间及以上手术室

* 三级综合医院麻醉科医师和手术科室医师比例达到
  1 ：3；二级及以下综合医院麻醉科医师和手术科室医师
  比例应不低于 1 ：5   人员配备

* 麻醉后复苏室的床位与手术台比例应不低于 1 ：3

* 麻醉后复苏室配备至少 1 名能独立实施麻醉的麻醉医师,
  复苏室护士与复苏室床位之比不低于 0.5 ：1,二级以上
  医院应设立麻醉护理单元,配备护士长或护理组长

仪器设备
* 麻醉后复苏室每床配备吸氧、吸痰设备,监护设备
* 三级医院每间恢复室至少按床位数 3 ： 1 配备麻醉机或呼吸机

麻醉前评估
* 有麻醉前访视和评估
* 对高风险择期手术、新开展手术等进行麻醉前讨论

手术麻醉记录
* 按规定书写麻醉单
* 有签署麻醉知情告知同意书
* 麻醉复苏室转出的患者有 Aldrete 评分,评价结果有记录
* 麻醉复苏后评估患者活动能力、呼吸、循环(血压)、意识、血氧饱和度, Aldrete 评分 ≥ 9 分者才能送至病房
* 有麻醉复苏室患者转入、转出记录

过程

安全核查
* 手术患者正确佩戴腕带
* 患者身份核对正确,至少使用两种身份识别方式
* 手术侧或部位有统一规范的标识,如双侧、多重结构、多节段、多平面部位等
* 手术医师、麻醉医师、巡回护士三方共同实施"三步安全核查"(麻醉实施前、手术开始前、离开手术间前),正确记录并签名

健康宣教
* 向患者和(或)陪护人员告知手术配合事项与麻醉方式,直至患者和(或)陪护人员能复述要点

用药安全
* 二级及以上医院派驻药师进行麻醉科药品管理
* 划分专门区域存放药品,药品贮存基本设施齐全,建议配备智能药柜
* 储备丙泊酚应专柜加锁存放,设有防盗设施,专人管理,每日交接,丙泊酚领取、使用、残余液丢弃流程符合要求

过程

用药安全
* 麻醉药品、精神药品、医疗用毒性药品执行三级管理规定和"六专"管理要求；麻醉药品取用、配置和残液销毁等操作全程监控,视频监控资料保存至少 3 个月

术中输血
* 严格执行手术用血指征,麻醉科按流程与输血科沟通落实,保障术中输血及时、合理、安全
* 使用血液保护技术,积极开展稀释式和回收式自体输血技术
* 术中输血,手术记录和麻醉记录中出入血量要完整一致

术后镇痛治疗
* 术后疼痛患者镇痛治疗规范
* 对术后镇痛治疗效果有评价,并记录

手术外麻醉
* 麻醉场地设置规范,仪器设备配置完整
* 药品配置完整,管理符合规定
* 每台麻醉配备两名麻醉医师(至少一名麻醉主治医师),麻醉诱导前评估并实施 Time-out
* 镇静期间监测生命体征 1 次 /5 min；镇静恢复阶段 1 次 /15 min；有特殊意外情况时,增加监测记录频率至 1 次 /1 ～ 5 min；使用拮抗剂(如纳洛酮、氟马西尼)需监测足够的时间(至少 30 min)
* 有麻醉复苏室,有明确的管理制度和书面的入室、离院标准,有医生或护士专管,达到离院标准方可离开
* 麻醉文书完整、记录详细,包括手术室外麻醉知情同意书、手术室外麻醉小结单

应急管理
* 熟知麻醉意外与并发症的应急处置预案与流程
* 熟练掌握心肺复苏、除颤仪操作等急救技能

质控要求
* 科室和(或)主管部门每月或每季度定期对麻醉科管理质量进行督查和反馈,有分析及改进措施
* 科室和(或)主管部门每季度对麻醉科进行满意度调查和反馈,并有分析及改进措施

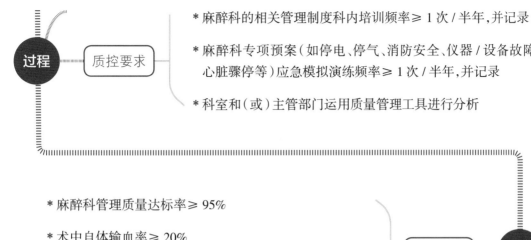

* 麻醉科的相关管理制度科内培训频率≥1次/半年,并记录

* 麻醉科专项预案(如停电、停气、消防安全、仪器/设备故障、心脏骤停等)应急模拟演练频率≥1次/半年,并记录

* 科室和(或)主管部门运用质量管理工具进行分析

* 麻醉科管理质量达标率≥95%

* 术中自体输血率≥20%

* 麻醉后监测治疗室(PACU)转出延迟率(‰)持续降低

* 无患者麻醉意外的相关不良事件发生

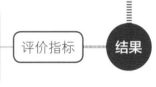

第四部分

· 麻醉科管理质量评价标准 ·

项 目		质量评价标准	稽查数	完全符合	部分符合	不符合	不适用
结构	管理制度	有麻醉科医师授权管理制度					
		有仪器、设备管理制度					
		有麻醉科访视、疑难危重病例讨论制度					
		有麻醉意外与并发症处理规范与流程					
		有手术安全核查制度					
		有麻醉复苏室管理制度					
		有麻醉效果评价制度					
		有麻醉术后镇痛管理制度					
		有麻醉科术中用血制度与流程					
		有操作时镇静管理制度					
		有麻醉病历及表单书写规范管理制度					
		有麻醉意外和并发症的应急处置预案					
	人员配备	麻醉医师人数与手术台之比不低于2∶1,并且每张手术台配备1名麻醉住院医师和1名主治及以上的麻醉医师,1名主治医师不得同时负责3间及以上手术室					
		三级综合医院麻醉科医师和手术科室医师比例达到1∶3;二级及以下综合医院麻醉科医师和手术科室医师比例应不低于1∶5					
		麻醉后复苏室的床位与手术台比例应不低于1∶3					
		麻醉后复苏室配备至少1名能独立实施麻醉的麻醉医师,复苏室护士与复苏室床位之比不低于0.5∶1,二级以上医院应设立麻醉护理单元,配备护士长或护理组长					
过程	仪器设备	麻醉后复苏室每床配备吸氧、吸痰设备,监护设备					
		三级医院每间恢复室至少按床位数3∶1配备麻醉机或呼吸机					

续　表

项　目		质量评价标准	稽查数	完全符合	部分符合	不符合	不适用
过程	麻醉前评估	有麻醉前访视和评估					
		对高风险择期手术、新开展手术等进行麻醉前讨论					
	手术麻醉记录	按规定书写麻醉单					
		有签署麻醉知情告知同意书					
		麻醉复苏室转出的患者有Aldrete评分，评价结果有记录					
		麻醉复苏后评估患者活动能力、呼吸、循环（血压）、意识、血氧饱和度，Aldrete评分≥9分者才能送至病房					
		有麻醉复苏室患者转入、转出记录					
	安全核查	手术患者正确佩戴腕带					
		患者身份核对正确，至少使用两种身份识别方式					
		手术侧或部位有统一规范的标识，如双侧、多重结构、多节段、多平面部位等					
		手术医师、麻醉医师、巡回护士三方共同实施"三步安全核查"（麻醉实施前、手术开始前、离开手术间前），正确记录并签名					
	健康宣教	向患者和（或）陪护人员告知手术配合事项与麻醉方式，直至患者和（或）陪护人员能复述要点					
	用药安全	二级及以上医院派驻药师进行麻醉科药品管理					
		划分专门区域存放药品，药品贮存基本设施齐全，建议配备智能药柜					
		储备丙泊酚应专柜加锁存放，设有防盗设施，专人管理，每日交接，丙泊酚领取、使用、残余液丢弃流程符合要求					

第四部分

项　目		质量评价标准	稽查数	完全符合	部分符合	不符合	不适用
过程	用药安全	麻醉药品、精神药品、医疗用毒性药品执行三级管理规定和"六专"管理要求；麻醉药品取用、配置和残液销毁等操作全程监控，视频监控资料保存至少3个月					
	术中输血	严格执行手术用血指征，麻醉科按流程与输血科沟通落实，保障术中输血及时、合理、安全					
		使用血液保护技术，积极开展稀释式和回收式自体输血技术					
		术中输血，手术记录和麻醉记录中出入血量要完整一致					
	术后镇痛治疗	术后疼痛患者镇痛治疗规范					
		对术后镇痛治疗效果有评价，并记录					
	手术外麻醉	麻醉场地设置规范，仪器设备配置完整					
		药品配置完整，管理符合规定					
		每台麻醉配备两名麻醉医师（至少一名麻醉主治医师），麻醉诱导前评估并实施Time-out					
		镇静期间监测生命体征1次/5 min；镇静恢复阶段1次/15 min；有特殊意外情况时，增加监测记录频率至1次/1～5 min；使用拮抗剂（如纳洛酮、氟马西尼）需监测足够的时间（至少30 min）					
		有麻醉复苏室，有明确的管理制度和书面的入室、离院标准，有医生或护士专管，达到离院标准方可离开					
		麻醉文书完整、记录详细，包括手术室外麻醉知情同意书、手术室外麻醉小结单					
	应急管理	熟知麻醉意外与并发症的应急处置预案与流程					
		熟练掌握心肺复苏、除颤仪操作等急救技能					

续　表

项　目		质量评价标准	稽查数	完全符合	部分符合	不符合	不适用
过程	质控要求	科室和（或）主管部门每月或每季度定期对麻醉科管理质量进行督查和反馈，有分析及改进措施					
		科室和（或）主管部门每季度对麻醉科进行满意度调查和反馈，并有分析及改进措施					
		麻醉科的相关管理制度科内培训频率≥1次/半年，并记录					
		麻醉科专项预案（如停电、停气、消防安全、仪器/设备故障、心脏骤停等）应急模拟演练频率≥1次/半年，并记录					
		科室和（或）主管部门运用质量管理工具进行分析					
结果	评价指标	麻醉科管理质量达标率≥95%	达标率：	合格/不合格			
		术中自体输血率[1]≥20%	达标率：	合格/不合格			
		麻醉后监测治疗室（PACU）转出延迟率（‰）[2]持续降低	是/否	合格/不合格			
		无患者麻醉意外的相关不良事件发生	是/否	合格/不合格			

结构（每个制度）检查者：　　过程（每个模块）检查者：　　结果（每项指标）检查者：

[1] 自体输血率（%）＝自体血量（U）÷（手术患者异体红细胞总用血量＋自体血总量）×100%。

[2] 麻醉后监测治疗室（PACU）转出延迟率＝（入 PACU 超过 2 h 的患者数 ÷ 同期入 PACU 患者总数）×1 000‰。

第四部分

28 产房管理质量评价标准

* 有产房安全管理制度

* 有产房的工作制度

* 有危重孕产妇抢救制度

* 有新生儿抢救制度

* 有产房的医院感染预防与控制管理制度

* 有产房突发事件的应急处置预案与流程

管理制度

* 助产人员与产床之比至少达到 3 : 1

* 助产技术人员经母婴保健技术培训,取得母婴保健技术考核合格证,并在有效期内

* 助产技术人员经疫苗接种相关培训,取得预防接种上岗资格证,并在有效期内

* 助产技术人员经新生儿疾病筛查相关培训,取得新生儿疾病筛查上岗资格证,并在有效期内

人员配备

结构

过程 **环境管理**

* 产房布局合理、分区明确,标识醒目,符合医院感染管理要求

* 有调温、控湿设备,温度控制在 25 ～ 28℃,湿度 55% ～ 65% 为宜

* 胎儿娩出前辐射台预热(足月儿 32 ～ 34℃,早产儿根据其中性温度设置),同时预热新生儿擦干和包裹的毛巾

* 紧急疏散通道畅通,无物品堆放,符合消防通道要求,配置灭火装置,确保消防安全

过程

转运交接

* 入分娩室交接时,确认产妇身份、基本信息、孕产次、胎心率、宫口大小、先露部、宫缩、羊水、妊娠相关检查报告等,携带物品、药品,并记录

* 出分娩室交接时,确认母婴身份与病历、腕带信息相符,产妇目前生命体征、子宫收缩情况、会阴伤口情况、母乳喂养情况、治疗情况、卫生处置、皮肤情况及产后宣教情况等分娩情况,新生儿出生情况、性别、体重、出生时间(时间精确到秒)等,并记录

* 产妇及新生儿安全转运,注意产妇隐私保护、保暖

* 母婴交接单记录及时、完整、规范

身份识别

* 产妇佩戴腕带,新生儿双腕带管理(手腕 + 脚环)(建议使用电子腕带)

* 产妇、新生儿身份核对正确

医疗工作质量

* 实行新产程管理,对产妇胎位、胎心及胎先露检查,发现产程异常及时呼叫医师,配合进行抢救,并记录

* 注意产妇隐私保护、保暖

* 提供全产程连续性支持护理,进入活跃期后,鼓励持续陪伴

* 加强体位管理,鼓励自由体位待产、分娩,提供相应支持工具,以保证安全

* 鼓励使用非药物方法,如陪伴、心理支持技术、Lamaza 呼吸法、按摩、芳香疗法、催眠、呼吸调节自由体位等,进行相应指导,减轻产妇分娩疼痛

* 使用药物镇痛时,需告知产妇药物疗效及不良反应、镇痛方法的风险及效果

* 指导产妇在第二产程正确使用腹压(椎管内镇痛的初产妇在第二产程开始时应立即指导孕妇用力)

* 进行母胎评估,识别高危因素。适度保护会阴,减轻盆底肌肉损伤

* 断脐方法正确(排除抢救,新生儿出生后至少 60 s 后或脐带搏动消失后再结扎脐带)

过程

医疗工作质量

* 观察第三产程情况（胎盘剥离征象），预防产后出血（胎儿娩出30 min 或出血 ≥ 250 mL 行人工剥离胎盘），检查胎盘、胎膜、产道情况，并记录

* 分娩过程接产前、后正确执行器械、物品清点，并记录

* 产后观察 2 h，每 15～30 min 观察产妇生命体征、宫缩等情况，使用积血器测量产后出血，并记录

* 正确进行新生儿 Apgar 评分，判断窒息，及时复苏，并记录

* 30 s 内完成擦干，1 min 内行母婴皮肤接触，新生儿应与母亲保持皮肤接触至少 90 min。在此期间需严密观察母亲和新生儿的生命体征及觅乳征象，指导母亲开始母乳喂养

* 90 min 后完成新生儿体检，并告知产妇及家属测量结果。肌内注射维生素 K_1

* 尽早进行母婴皮肤接触，开展新生儿早吸吮（30 min 内），指导母乳喂养

* 每 15 min 记录 1 次新生儿呼吸、肤色及其他生命体征等

* 有效落实产后回访，做好疼痛管理与预防产后尿潴留，并记录

健康教育

* 向产妇和（或）陪护人员告知产后注意事项，直至产妇和（或）陪护人员能复述要点

* 向产妇和（或）陪护人员宣传母乳喂养注意事项，直至产妇和（或）陪护人员能复述要点

用药安全

* 有控制给药速度的设备，催产素给药速度准确，专人负责观察，并记录

医疗记录

* 待产、产前、产时、产后、新生婴儿记录单记录正确、规范、完整

* 产房安全核查表填写规范

胎盘死婴管理

* 产妇放弃胎盘，由产妇、助产士双签名后，使用 2000 mg/L 含氯消毒液浸泡，并将胎盘放置于黄色医用垃圾袋内，由医院统一处理

胎盘死婴管理

* 产妇自行带回胎盘,须产妇、助产士双签名后,由家属尽快带离病室

* 对死婴进行检查、称重,完整记录,家属签名后,电话通知太平间[产妇和(或)家属同意尸检,将死婴放置于专用冰柜]

新生儿疾病筛查

* 做好新生儿疾病筛查知情告知工作

* 遗传代谢疾病筛查标本采集、保存方法(自然晾干装入塑料袋,放于4℃医用冷藏冰箱保存)正确、送检无遗漏,信息记录完整

* 发放听力筛查报告单,异常者告知复查时间及地点,信息记录完整

过程

疫苗接种管理

* 疫苗应保存在2～8℃医用冷藏冰箱里,标识清晰,账物相符,专人管理

* 疫苗现用现取,在室温下保存≤30 min

* 疫苗接种前签署知情告知同意书,接种后观察30 min,并做好接种记录

* 卡介苗安瓿及其注射针头使用消毒液浸泡30 min后再处置

医院感染管理

* 手卫生设施齐全,手术人员正确执行外科手消毒

* 进入产房人员均须更换专用工作服、专用鞋,戴一次性帽子、口罩。临时外出时,须更换外出工作服和鞋子

* 严格执行标准预防,分娩过程中,严格执行无菌技术原则

* 传染病患者或疑似传染病患者安置于单人隔离产房

* 定时通风≥2次/日,每次≥30 min或使用符合国家要求的空气净化方法进行空气消毒,有空气消毒记录,消毒机滤网清洗(1次/月),并记录

* 产房地面、物表进行清洁、消毒(1次/日),所有区域内的物表、墙面和地面进行彻底清洁、消毒(1次/周),消毒液配制有检测记录

过程

医院感染管理

* 仪器、设备保持清洁,使用消毒湿巾或 500 mg/L 含氯消毒液擦拭(1次/周),高频接触物体表面(1次/日),每人次使用后终末消毒,含氯消毒液擦拭后 30 min 用清水擦拭

* 每日清晨对产房所有环境进行湿式清洁,每日工作结束后进行终末消毒。每台分娩后对分娩室的产床及其周围所有物体表面进行清洁消毒。被产妇血液、体液、分泌物、排泄物等污染时随时清洁消毒,并有记录

* 分娩后擦拭地面及产床周围的物表,接台手术地面、每台物表进行清洁、消毒

应急管理

* 熟知孕产妇子痫、羊水栓塞的应急处置预案与流程

* 熟知产后大出血的应急处置预案与流程

* 熟知新生儿窒息复苏的应急处置预案与流程

* 熟练掌握心肺复苏、除颤仪操作

质控要求

* 科室和(或)主管部门每月或每季度定期对产房管理质量进行督查和反馈,并有分析及改进措施

* 产房的相关管理制度科内培训频率 ≥ 1次/年,并记录

* 产房的医院感染预防与控制管理制度科内培训频率 ≥ 1次/季度,并记录

* 科室和(或)主管部门至少每季度对手、空气、物品表面、使用中的消毒液等细菌培养进行抽样检测和反馈,并有分析及改进措施

* 产房专项预案(如新生儿窒息、产妇肩难产、产后大出血、子痫、羊水栓塞等)应急模拟演练频率 ≥ 1次/年,并记录

* 科室和(或)主管部门运用质量管理工具进行分析

评价指标 — **结果**

* 产房管理质量达标率 ≥ 95%

* 外科手消毒正确率达到 100%

* 母婴身份识别正确率达到 100%

·产房管理质量评价标准·

项目		质量评价标准	稽查数	完全符合	部分符合	不符合	不适用
结构	管理制度	有产房安全管理制度					
		有产房的工作制度					
		有危重孕产妇抢救制度					
		有新生儿抢救制度					
		有产房的医院感染预防与控制管理制度					
		有产房突发事件的应急处置预案与流程					
	人员配备	助产人员与产床之比至少达到3：1					
		助产技术人员经母婴保健技术培训,取得母婴保健技术考核合格证,并在有效期内					
		助产技术人员经疫苗接种相关培训,取得预防接种上岗资格证,并在有效期内					
		助产技术人员经新生儿疾病筛查相关培训,取得新生儿疾病筛查上岗资格证,并在有效期内					
过程	环境管理	产房布局合理、分区明确,标识醒目,符合医院感染管理要求					
		有调温、控湿设备,温度控制在25～28℃,湿度55%～65%为宜					
		胎儿娩出前辐射台预热(足月儿32～34℃,早产儿根据其中性温度设置),同时预热新生儿擦干和包裹的毛巾					
		紧急疏散通道畅通,无物品堆放,符合消防通道要求,配置灭火装置,确保消防安全					
	转运交接	入分娩室交接时,确认产妇身份、基本信息、孕产次、胎心率、宫口大小、先露部、宫缩、羊水、妊娠相关检查报告等,携带物品、药品,并记录					
		出分娩室交接时,确认母婴身份与病历、腕带信息相符,产妇目前生命体征、子宫收缩情况、会阴伤口情况、母乳喂养情况、治疗情况、卫生处置、皮肤情况及产后宣教情况等分娩情况,新生儿出生情况、性别、体重、出生时间(时间精确到秒)等,并记录					

项	目	质量评价标准	稽查数	完全符合	部分符合	不符合	不适用
过程	转运交接	产妇及新生儿安全转运,注意产妇隐私保护、保暖					
		母婴交接单记录及时、完整、规范					
	身份识别	产妇佩戴腕带,新生儿双腕带管理(手腕+脚环)(建议使用电子腕带)					
		产妇、新生儿身份核对正确					
	医疗工作质量	实行新产程管理,对产妇胎位、胎心及胎先露检查,发现产程异常及时呼叫医师,配合进行抢救,并记录					
		注意产妇隐私保护、保暖					
		提供全产程连续性支持护理,进入活跃期后,鼓励持续陪伴					
		加强体位管理,鼓励自由体位待产、分娩,提供相应支持工具,以保证安全					
		鼓励使用非药物方法,如陪伴、心理支持技术、Lamaza呼吸法、按摩、芳香疗法、催眠、呼吸调节自由体位等,进行相应指导,减轻产妇分娩疼痛					
		使用药物镇痛时,需告知产妇药物疗效及不良反应、镇痛方法的风险及效果					
		指导产妇在第二产程正确使用腹压(椎管内镇痛的初产妇在第二产程开始时应立即指导孕妇用力)					
		进行母胎评估,识别高危因素。适度保护会阴,减轻盆底肌肉损伤					
		断脐方法正确(排除抢救,新生儿出生后至少60 s后或脐带搏动消失后再结扎脐带)					
		观察第三产程情况(胎盘剥离征象),预防产后出血(胎儿娩出30 min或出血≥250 mL行人工剥离胎盘),检查胎盘、胎膜、产道情况,并记录					

续 表

项 目		质量评价标准	稽查数	完全符合	部分符合	不符合	不适用
过程	医疗工作质量	分娩过程接产前、后正确执行器械、物品清点,并记录					
		产后观察2 h,每15～30 min观察产妇生命体征、宫缩等情况,使用积血器测量产后出血,并记录					
		正确进行新生儿Apgar评分,判断窒息,及时复苏,并记录					
		30 s内完成擦干,1 min内行母婴皮肤接触,新生儿应与母亲保持皮肤接触至少90 min。在此期间需严密观察母亲和新生儿的生命体征及觅乳征象,指导母亲开始母乳喂养					
		90 min后完成新生儿体检,并告知产妇及家属测量结果。肌内注射维生素K_1					
		尽早进行母婴皮肤接触,开展新生儿早吸吮(30 min内),指导母乳喂养					
		每15 min记录1次新生儿呼吸、肤色及其他生命体征等					
		有效落实产后回访,做好疼痛管理与预防产后尿潴留,并记录					
	健康教育	向产妇和(或)陪护人员告知产后注意事项,直至产妇和(或)陪护人员能复述要点					
		向产妇和(或)陪护人员宣传母乳喂养注意事项,直至产妇和(或)陪护人员能复述要点					
	用药安全	有控制给药速度的设备,催产素给药速度准确,专人负责观察,并记录					
	医疗记录	待产、产前、产时、产后、新生婴儿记录单记录正确、规范、完整					
		产房安全核查表填写规范					
	胎盘死婴管理	产妇放弃胎盘,由产妇、助产士双签名后,使用2 000 mg/L含氯消毒液浸泡,并将胎盘放置于黄色医用垃圾袋内,由医院统一处理					

项　目		质量评价标准	稽查数	完全符合	部分符合	不符合	不适用
过程	胎盘死婴管理	产妇自行带回胎盘,须产妇、助产士双签名后,由家属尽快带离病室					
		对死婴进行检查、称重,完整记录,家属签名后,电话通知太平间[产妇和(或)家属同意尸检,将死婴放置于专用冰柜]					
	新生儿疾病筛查	做好新生儿疾病筛查知情告知工作					
		遗传代谢疾病筛查标本采集、保存方法(自然晾干装入塑料袋,放于4℃医用冷藏冰箱保存)正确、送检无遗漏,信息记录完整					
		发放听力筛查报告单,异常者告知复查时间及地点,信息记录完整					
	疫苗接种管理	疫苗应保存在2～8℃医用冷藏冰箱里,标识清晰,账物相符,专人管理					
		疫苗现用现取,在室温下保存≤30 min					
		疫苗接种前签署知情告知同意书,接种后观察30 min,并做好接种记录					
		卡介苗安瓿及其注射针头使用消毒液浸泡30 min后再处置					
	医院感染管理	手卫生设施齐全,手术人员正确执行外科手消毒					
		进入产房人员均须更换专用工作服、专用鞋,戴一次性帽子、口罩。临时外出时,须更换外出工作服和鞋子					
		严格执行标准预防,分娩过程中,严格执行无菌技术原则					
		传染病患者或疑似传染病患者安置于单人隔离产房					
		定时通风≥2次/日,每次≥30 min或使用符合国家要求的空气净化方法进行空气消毒,有空气消毒记录,消毒机滤网清洗(1次/月),并记录					

续 表

项 目		质量评价标准	稽查数	完全符合	部分符合	不符合	不适用
过程	医院感染管理	产房地面、物表进行清洁、消毒(1次/日),所有区域内的物表、墙面和地面进行彻底清洁、消毒(1次/周),消毒液配制有检测记录					
		仪器、设备保持清洁,使用消毒湿巾或500 mg/L含氯消毒液擦拭(1次/周),高频接触物体表面(1次/日),每人次使用后终末消毒,含氯消毒液擦拭后30 min用清水擦拭					
		每日清晨对产房所有环境进行湿式清洁,每日工作结束后进行终末消毒。每台分娩后对分娩室的产床及其周围所有物体表面进行清洁消毒。被产妇血液、体液、分泌物、排泄物等污染时随时清洁消毒,并有记录					
		分娩后擦拭地面及产床周围的物表,接台手术地面、每台物表进行清洁、消毒					
	应急管理	熟知孕产妇子痫、羊水栓塞的应急处置预案与流程					
		熟知产后大出血的应急处置预案与流程					
		熟知新生儿窒息复苏的应急处置预案与流程					
		熟练掌握心肺复苏、除颤仪操作					
	质控要求	科室和(或)主管部门每月或每季度定期对产房管理质量进行督查和反馈,并有分析及改进措施					
		产房的相关管理制度科内培训频率≥1次/年,并记录					
		产房的医院感染预防与控制管理制度科内培训频率≥1次/季度,并记录					
		科室和(或)主管部门至少每季度对手、空气、物品表面、使用中的消毒液等细菌培养进行抽样检测和反馈,并有分析及改进措施					
		产房专项预案(如新生儿窒息、产妇肩难产、产后大出血、子痫、羊水栓塞等)应急模拟演练频率≥1次/年,并记录					

第四部分

项目		质量评价标准	稽查数	完全符合	部分符合	不符合	不适用
过程	质控要求	科室和(或)主管部门运用质量管理工具进行分析					
结果	评价指标	产房管理质量达标率≥95%	达标率:	合格/不合格			
		外科手消毒正确率达到100%	是/否	合格/不合格			
		母婴身份识别正确率达到100%	是/否	合格/不合格			
结构(每个制度)检查者:			过程(每个模块)检查者:		结果(每项指标)检查者:		

29 新生儿病房管理质量评价标准

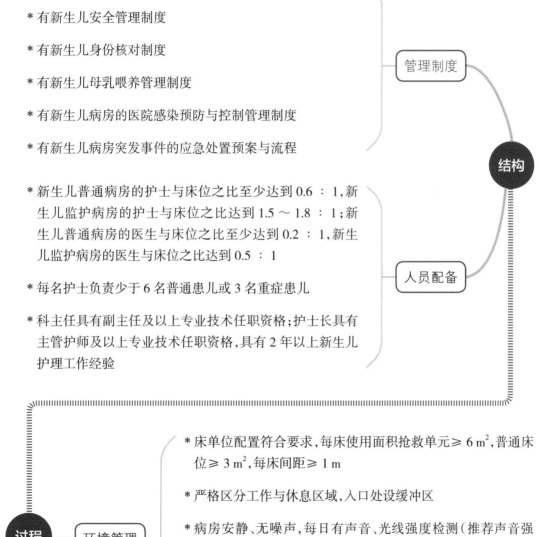

· 新生儿病房管理质量检查思维导图 ·

管理制度

* 有新生儿病房工作制度

* 有新生儿安全管理制度

* 有新生儿身份核对制度

* 有新生儿母乳喂养管理制度

* 有新生儿病房的医院感染预防与控制管理制度

* 有新生儿病房突发事件的应急处置预案与流程

人员配备

* 新生儿普通病房的护士与床位之比至少达到 0.6 ：1,新生儿监护病房的护士与床位之比达到 1.5 ～ 1.8 ：1;新生儿普通病房的医生与床位之比至少达到 0.2 ：1,新生儿监护病房的医生与床位之比达到 0.5 ：1

* 每名护士负责少于 6 名普通患儿或 3 名重症患儿

* 科主任具有副主任及以上专业技术任职资格;护士长具有主管护师及以上专业技术任职资格,具有 2 年以上新生儿护理工作经验

结构

过程

环境管理

* 床单位配置符合要求,每床使用面积抢救单元 ≥ 6 m², 普通床位 ≥ 3 m², 每床间距 ≥ 1 m

* 严格区分工作与休息区域,入口处设缓冲区

* 病房安静、无噪声,每日有声音、光线强度检测(推荐声音强度 < 60 dB, 光线强度为 10 ～ 600 lux,夜间 < 20 lux),并记录

* 早产儿模拟子宫内生长环境,有发展性照顾措施

* 早产儿病室温度控制在 24 ～ 26℃,足月新生儿病室温度控制在 22 ～ 24℃,湿度 55% ～ 65%,并记录

过程

仪器设备
* 有新生儿防失窃设施、设备
* 设施、设备配备符合相关要求，定期检查保养，性能良好
* 备用暖箱、蓝光治疗仪定位放置，性能完好

安全转运
* 新生儿转运前有病情转运风险评估，医护人员陪同，并记录

身份识别
* 新生儿进行双腕带管理（手腕和脚环），建议使用电子腕带，至少使用两种身份识别方式
* 外出检查、外出治疗、转科、出院时，医护人员和家属双方确认新生儿身份无误后，方可离开病房

安全管理
* 婴儿沐浴室有恒温水控制系统，水温保持在 38 ～ 42℃
* 根据患儿日龄、体重设定暖箱温度
* 安全用氧，避免早产儿视网膜病变（理想目标：维持动脉氧分压 50 ～ 80 mmHg，或经皮氧饱和度 88% ～ 93%，不超过 95%）
* 熟知新生儿坠床、意外滑落的防范措施，有效落实
* 熟知新生儿红臀、溢奶的防范措施，有效落实

喂养管理
* 做好母乳喂养宣教，鼓励送奶
* 母乳交接应检查质量，核对新生儿信息和挤奶时间，并记录
* 冷冻母乳：−20℃保持 6 ～ 12 个月，−18℃保持 3 个月，使用时在冷藏冰箱或冷水下解冻
* 新鲜母乳、解冻后母乳及液态奶在医用冷藏冰箱储存，新鲜母乳和解冻后母乳在 2 ～ 4℃条件下保存时间 ≤ 24 h；液态奶根据种类要求储存
* 喂养前，母乳和液态奶应复温，要求在 37 ～ 40℃的温水中加热，时间 ≤ 15 min，避免污染

过程

医院感染控制

* 传染病、多重耐药菌感染、高危的新生儿安置于单间隔离病房

* 外来人员进入病房须穿隔离衣、戴一次性帽子、口罩,执行手卫生

* 按规定对新生儿病房、地面、物表及仪器设备进行清洁、消毒

* 储存母乳、液态奶的医用冷藏冰箱保持清洁,按规定消毒液擦拭

* 使用中暖箱、蓝光治疗仪保持清洁,按规定消毒、更换水槽水(灭菌水)。若同一个新生儿长期连续使用,擦拭消毒 1 次 / 周;若传染病、多重耐药菌感染的新生儿使用,消毒擦拭 2 次 / 日,使用后终末消毒

* 配奶时,应穿隔离衣、戴一次性帽子、口罩,执行手卫生

* 奶瓶、奶嘴一人一用,清洗后消毒,一次性奶瓶、奶嘴使用后按医疗废弃物处理

* 新生儿沐浴时,执行一人一袋一垫一巾一消毒

* 被服、衣物等布类物品须清洁、消毒后使用

应急管理

* 熟知新生儿窒息、失窃、意外烫伤等应急处置预案与流程

* 熟练掌握新生儿心肺复苏、除颤仪操作等急救技能

质控要求

* 科室和(或)主管部门每月或每季度定期对新生儿病房管理质量进行督查和反馈,并有分析及改进措施

* 新生儿病房的管理制度科内培训频率≥ 1 次 / 年,并记录

* 科室和(或)主管部门至少每季度对手、空气、物品表面、使用中的消毒液等细菌培养进行抽样检测和反馈,并有分析及改进措施

* 新生儿病房专项预案(如新生儿失窃、窒息、意外烫伤等)应急模拟演练频率≥ 1 次 / 半年,并记录

* 科室和(或)主管部门运用质量管理工具进行分析

* 新生儿病房管理质量达标率 ≥ 95%

* 新生儿患者医院感染发生率持续降低

* 母乳喂养率持续提高

评价指标 ····· 结果

· 新生儿病房管理质量评价标准 ·

项	目	质量评价标准	稽查数	完全符合	部分符合	不符合	不适用
结构	管理制度	有新生儿病房工作制度					
		有新生儿安全管理制度					
		有新生儿身份核对制度					
		有新生儿母乳喂养管理制度					
		有新生儿病房的医院感染预防与控制管理制度					
		有新生儿病房突发事件的应急处置预案与流程					
	人员配备	新生儿普通病房的护士与床位之比至少达到0.6∶1,新生儿监护病房的护士与床位之比达到1.5～1.8∶1;新生儿普通病房的医生与床位之比至少达到0.2∶1,新生儿监护病房的医生与床位之比达到0.5∶1					
		每名护士负责少于6名普通患儿或3名重症患儿					
		科主任具有副主任及以上专业技术任职资格;护士长具有主管护师及以上专业技术任职资格,具有2年以上新生儿护理工作经验					
过程	环境管理	床单位配置符合要求,每床使用面积抢救单元≥6 m²,普通床位≥3 m²,每床间距≥1 m					
		严格区分工作与休息区域,入口处设缓冲区					
		病房安静、无噪声,每日有声音、光线强度检测(推荐声音强度<60 dB,光线强度为10～600 lux,夜间<20 lux),并记录					
		早产儿模拟子宫内生长环境,有发展性照顾措施					
		早产儿病室温度控制在24～26℃,足月新生儿病室温度控制在22～24℃,湿度55%～65%,并记录					

第四部分

项　目		质量评价标准	稽查数	完全符合	部分符合	不符合	不适用
过程	仪器设备	有新生儿防失窃设施、设备					
		设施、设备配备符合相关要求,定期检查保养,性能良好					
		备用暖箱、蓝光治疗仪定位放置,性能完好					
	安全转运	新生儿转运前有病情转运风险评估,医护人员陪同,并记录					
	身份识别	新生儿进行双腕带管理(手腕和脚环),建议使用电子腕带,至少使用两种身份识别方式					
		外出检查、外出治疗、转科、出院时,医护人员和家属双方确认新生儿身份无误后,方可离开病房					
	安全管理	婴儿沐浴室有恒温水控制系统,水温保持在38～42℃					
		根据患儿日龄、体重设定暖箱温度					
		安全用氧,避免早产儿视网膜病变(理想目标:维持动脉氧分压50～80 mmHg,或经皮氧饱和度88%～93%,不超过95%)					
		熟知新生儿坠床、意外滑落的防范措施,有效落实					
		熟知新生儿红臀、溢奶的防范措施,有效落实					
	喂养管理	做好母乳喂养宣教,鼓励送奶					
		母乳交接应检查质量,核对新生儿信息和挤奶时间,并记录					
		冷冻母乳:−20℃保持6～12个月,−18℃保持3个月,使用时在冷藏冰箱或冷水下解冻					
		新鲜母乳、解冻后母乳及液态奶在医用冷藏冰箱储存,新鲜母乳和解冻后母乳在2～4℃条件下保存时间≤24 h;液态奶根据种类要求储存					

项目		质量评价标准	稽查数	完全符合	部分符合	不符合	不适用
过程	喂养管理	喂养前,母乳和液态奶应复温,要求在37～40℃的温水中加热,时间≤15 min,避免污染					
	医院感染控制	传染病、多重耐药菌感染、高危的新生儿安置于单间隔离病房					
		外来人员进入病房须穿隔离衣、戴一次性帽子、口罩,执行手卫生					
		按规定对新生儿病房、地面、物表及仪器设备进行清洁、消毒					
		储存母乳、液态奶的医用冷藏冰箱保持清洁,按规定消毒液擦拭					
		使用中暖箱、蓝光治疗仪保持清洁,按规定消毒、更换水槽水(灭菌水)。若同一个新生儿长期连续使用,擦拭消毒1次/周;若传染病、多重耐药菌感染的新生儿使用,消毒擦拭2次/日,使用后终末消毒					
		配奶时,应穿隔离衣、戴一次性帽子、口罩,执行手卫生					
		奶瓶、奶嘴一人一用,清洗后消毒,一次性奶瓶、奶嘴使用后按医疗废弃物处理					
		新生儿沐浴时,执行一人一袋一垫一巾一消毒					
		被服、衣物等布类物品须清洁、消毒后使用					
	应急管理	熟知新生儿窒息、失窃、意外烫伤等应急处置预案与流程					
		熟练掌握新生儿心肺复苏、除颤仪操作等急救技能					
	质控要求	科室和(或)主管部门每月或每季度定期对新生儿病房管理质量进行督查和反馈,并有分析及改进措施					
		新生儿病房的管理制度科内培训频率≥1次/年,并记录					

项　目		质量评价标准	稽查数	完全符合	部分符合	不符合	不适用
过程	质控要求	科室和(或)主管部门至少每季度对手、空气、物品表面、使用中的消毒液等细菌培养进行抽样检测和反馈,并有分析及改进措施					
		新生儿病房专项预案(如新生儿失窃、窒息、意外烫伤等)应急模拟演练频率≥1次/半年,并记录					
		科室和(或)主管部门运用质量管理工具进行分析					
结果	评价指标	新生儿病房管理质量达标率≥95%	达标率:	合格/不合格			
		新生儿患者医院感染发生率持续降低	是/否	合格/不合格			
		母乳喂养率持续提高	是/否	合格/不合格			

结构(每个制度)检查者:　　过程(每个模块)检查者:　　结果(每项指标)检查者:

第五部分

医技科室医疗质量管理评价标准

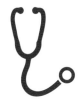

30 内镜诊疗中心管理质量评价标准

· 内镜诊疗中心管理质量检查思维导图 ·

* 有内镜中心医师的授权管理制度

* 有内镜中心的仪器、设备管理制度

* 有内镜中心规范化培训的管理制度

* 有内镜中心的安全管理制度

* 有内镜中心的工作制度

* 有内镜中心的突发事件的应急处置预案与流程

管理制度

结构

* 至少有经过系统培训合格、具备内镜诊疗技术相关知识和临床应用能力的医师 2 名,并有 5 年以上临床工作经验和 / 或累计参与完成消化内镜诊治病例 200 例以上

* 内镜护士须经过专业培训,一个检查台至少配备一名护士

* 开展麻醉的内镜诊疗,一个检查台至少配备一名麻醉医师

* 一个麻醉复苏区至少配备一名麻醉护士

人员配备

过程 **环境管理**

* 包括术前准备室、诊疗室、麻醉复苏室、内镜清洗消毒室等相关区域,分区合理,标识醒目,通风、采光良好

* 每个内镜操作间面积原则上不小于 20 m^2

* 不同系统(如呼吸、消化系统等)软式内镜的诊疗工作、清洗槽、内镜自动清洗消毒机分开设置和使用

* 诊疗室应符合消防安全、电力保障等相关要求,设有独立的通风设备

仪器设备
* 麻醉复苏室应配备相应数量的麻醉复苏床,必要的监护设备、给氧系统、吸引系统、急救呼叫系统等
* 配备监护仪、除颤仪及抢救车,保证功能良好,处于备用状态

转运交接
* 与护送医护人员确认诊疗患者信息及携带物品、药品,并记录
* 患者转运前有患者病情评估,按风险级别规范转运
* 转运途中注意患者隐私保护、保暖,必要时使用保护性约束具
* 转运交接单记录及时、完整、规范

安全核查
* 患者身份核对正确,至少使用两种身份识别方式
* 患者入室前、内镜操作开始前(麻醉实施前)、离开诊疗间前,正确执行安全核查,规范填写、签名

过程

医疗工作质量
* 了解患者心理状况,给予有效心理支持检查
* 65 岁以上有高血压病史患者行内镜治疗前,进行血压、脉搏评估
* 妥善摆放体位,注意患者隐私保护、保暖
* 娴熟配合,熟悉内镜操作步骤
* 诊疗过程中密切观察患者病情变化

医院感染控制
* 内镜及器械一人一用一消毒或灭菌
* 进入清洗消毒室须更换专用工作服、专用鞋,戴一次性帽子、口罩、手套、护目镜或面屏,穿防水围裙
* 去污区配备洗眼装置,装置性能完好,按要求检查,处于备用状态
* 清洗、消毒室纯化水检测符合规定,细菌总数 ≤ 10 CFU/100 mL
* 软式内镜及附件进入人体无菌组织或接触破损皮肤、黏膜的应灭菌,接触完整黏膜、完整皮肤不进入人体无菌组织的应高水平消毒,接触完整皮肤不接触黏膜的应低水平消毒或清洁

过程

医院感染控制

* 使用后内镜用含有清洗液的湿巾或湿纱布擦除外表面污物及预处理吸引,送气、送水时间 ≥ 10 s

* 使用后内镜每次清洗前须测漏,条件不允许时,每日测漏次数 ≥ 1 次

* 清洗液一用一换,按要求配制,浓度及灌流时间符合要求

* 内镜消毒剂或灭菌剂浸泡时间符合要求,消毒、灭菌后纯化水或无菌水终末漂洗时间 ≥ 2 min

* 终末漂洗后,内镜及附件置于干燥台,无菌巾更换至少 1 次 /4 h,潮湿随时更换

* 内镜管道使用 75% ~ 95% 乙醇或异丙醇灌注,并用洁净压缩空气充气 ≥ 30 s 予以干燥处理

* 消毒内镜检测至少 1 次 / 季,可按 25% 比例轮换抽检,如内镜总数 ≤ 5 条,全部检测;内镜总数 > 5 条,每次检测至少 5 条

* 消毒剂或灭菌剂浓度按要求检测(说明书未明确,一次性使用按每批次检测;重复使用的在配制后检测一次,每次使用前再检测,消毒内镜数量达到规定的 1/2 后,每条内镜消毒前须检测)

* 使用全自动内镜清洗,消毒机按厂方说明书进行消毒、维护

内镜储存管理

* 内镜干燥后应储存于内镜储存库或柜内

* 储存库或柜内储存的内镜,镜体垂直悬挂,弯角固定钮置于自由位,按钮和阀门单独存放

* 内镜储存库或柜内表面光滑、无缝隙,清洁、消毒(1 次 / 周),若有污染随时清洁、消毒

病理标本管理

* 即刻核对原则:标本产生后,护士立即与诊疗医师核对标本来源

* 即刻记录原则:标本取出核对无误后,即刻记录标本的来源、名称及数量

* 及时处理原则:标本产生后按要求装入有固定液的容器

* 标本送检、接收均由双人核对,并有签名,标本接收可追溯

* 有甲醛运送、使用、溢出的安全措施

过程

健康宣教

* 向患者和(或)陪护人员告知诊疗目的、诊疗前配合事项,直至患者和/或陪护人员能复述要点

* 向患者和(或)陪护人员告知内镜诊疗中配合事项,直至患者和(或)陪护人员能复述要点

* 向患者和(或)陪护人员告知诊疗后饮食种类及注意事项,直至患者和(或)陪护人员能复述要点

* 向患者和(或)陪护人员告知诊疗后活动的注意事项,直至患者和(或)陪护人员能复述要点

耗材管理

* 库房清洁,温度控制在 10 ~ 30℃,湿度 35% ~ 75%,标识清晰,按耗材有效期依次存放,遵循先进先出的原则

* 高值耗材有医院统一验收标识,专人、专柜上锁管理,定期检查,并有出入库记录

* 植入物使用须填写植入物使用记录单,医护双方确认后签字,记录单留存于病历、内镜诊疗中心和采购中心,信息可追溯

* 使用高值耗材均有知情告知同意书及使用登记

* 耗材采用信息化管理,入库、保存、使用、出库可追溯

应急处理

* 熟知内镜诊疗并发症的应急处置预案与流程

* 熟练掌握心肺复苏、除颤仪操作

质控要求

* 科室和(或)主管部门每月或每季度定期对内镜诊疗中心管理质量进行督查和反馈,并有分析及改进措施

* 内镜诊疗中心的相关管理制度科内培训频率≥ 1 次/年,并记录

* 科室和(或)主管部门每月对灭菌内镜等细菌培养进行抽样检测和反馈,并有分析及改进措施

* 科室和(或)主管部门至少每季度对手、空气、物体表面、高水平消毒内镜、终末漂洗用水等细菌培养进行抽样检测和反馈,并有分析及改进措施

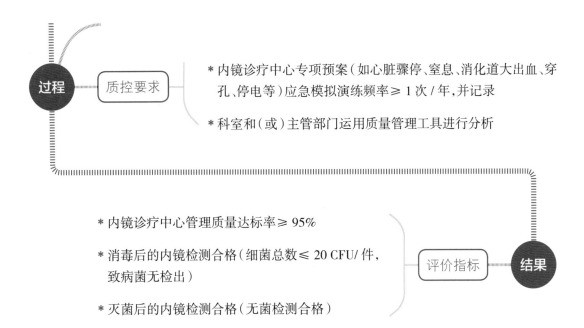

* 内镜诊疗中心专项预案（如心脏骤停、窒息、消化道大出血、穿孔、停电等）应急模拟演练频率 ≥ 1 次 / 年，并记录

* 科室和（或）主管部门运用质量管理工具进行分析

* 内镜诊疗中心管理质量达标率 ≥ 95%

* 消毒后的内镜检测合格（细菌总数 ≤ 20 CFU/ 件，致病菌无检出）

* 灭菌后的内镜检测合格（无菌检测合格）

· 内镜诊疗中心管理质量评价标准 ·

项	目	质量评价标准	稽查数	完全符合	部分符合	不符合	不适用
结构	管理制度	有内镜中心医师的授权管理制度					
		有内镜中心的仪器、设备管理制度					
		有内镜中心规范化培训的管理制度					
		有内镜中心的安全管理制度					
		有内镜中心的工作制度					
		有内镜中心的突发事件的应急处置预案与流程					
	人员配备	至少有经过系统培训合格、具备内镜诊疗技术相关知识和临床应用能力的医师2名,并有5年以上临床工作经验和/或累计参与完成消化内镜诊治病例200例以上					
		内镜护士须经过专业培训,一个检查台至少配备一名护士					
		开展麻醉的内镜诊疗,一个检查台至少配备一名麻醉医师					
		一个麻醉复苏区至少配备一名麻醉护士					
过程	环境管理	包括术前准备室、诊疗室、麻醉复苏室、内镜清洗消毒室等相关区域,分区合理,标识醒目,通风、采光良好					
		每个内镜操作间面积原则上不小于20 m²					
		不同系统(如呼吸、消化系统等)软式内镜的诊疗工作、清洗槽、内镜自动清洗消毒机分开设置和使用					
		诊疗室应符合消防安全、电力保障等相关要求,设有独立的通风设备					
	仪器设备	麻醉复苏室应配备相应数量的麻醉复苏床,必要的监护设备、给氧系统、吸引系统、急救呼叫系统等					
		配备监护仪、除颤仪及抢救车,保证功能良好,处于备用状态					

续　表

项　目		质量评价标准	稽查数	完全符合	部分符合	不符合	不适用
过程	转运交接	与护送医护人员确认诊疗患者信息及携带物品、药品,并记录					
		患者转运前有患者病情评估,按风险级别规范转运					
		转运途中注意患者隐私保护、保暖,必要时使用保护性约束具					
		转运交接单记录及时、完整、规范					
	安全核查	患者身份核对正确,至少使用两种身份识别方式					
		患者入室前、内镜操作开始前(麻醉实施前)、离开诊疗间前,正确执行安全核查,规范填写、签名					
	医疗工作质量	了解患者心理状况,给予有效心理支持检查					
		65岁以上有高血压病史患者行内镜治疗前,进行血压、脉搏评估					
		妥善摆放体位,注意患者隐私保护、保暖					
		娴熟配合,熟悉内镜操作步骤					
		诊疗过程中密切观察患者病情变化					
	医院感染控制	内镜及器械一人一用一消毒或灭菌					
		进入清洗消毒室须更换专用工作服、专用鞋,戴一次性帽子、口罩、手套、护目镜或面屏,穿防水围裙					
		去污区配备洗眼装置,装置性能完好,按要求检查,处于备用状态					
		清洗、消毒室纯化水检测符合规定,细菌总数≤10 CFU/100 mL					
		软式内镜及附件进入人体无菌组织或接触破损皮肤、黏膜的应灭菌,接触完整黏膜、完整皮肤不进入人体无菌组织的应高水平消毒,接触完整皮肤不接触黏膜的应低水平消毒或清洁					

项　目		质量评价标准	稽查数	完全符合	部分符合	不符合	不适用
过程	医院感染控制	使用后内镜用含有清洗液的湿巾或湿纱布擦除外表面污物及预处理吸引,送气、送水时间≥10 s					
		使用后内镜每次清洗前须测漏,条件不允许时,每日测漏次数≥1次					
		清洗液一用一换,按要求配制,浓度及灌流时间符合要求					
		内镜消毒剂或灭菌剂浸泡时间符合要求,消毒、灭菌后纯化水或无菌水终末漂洗时间≥2 min					
		终末漂洗后,内镜及附件置于干燥台,无菌巾更换至少1次/4 h,潮湿随时更换					
		内镜管道使用75%～95%乙醇或异丙醇灌注,并用洁净压缩空气充气≥30 s予以干燥处理					
		消毒内镜检测至少1次/季,可按25%比例轮换抽检,如内镜总数≤5条,全部检测;内镜总数＞5条,每次检测至少5条					
		消毒剂或灭菌剂浓度按要求检测(说明书未明确,一次性使用按每批次检测;重复使用的在配制后检测一次,每次使用前再检测,消毒内镜数量达到规定的1/2后,每条内镜消毒前须检测)					
		使用全自动内镜清洗,消毒机按厂方说明书进行消毒、维护					
	内镜储存管理	内镜干燥后应储存于内镜储存库或柜内					
		储存库或柜内储存的内镜,镜体垂直悬挂,弯角固定钮置于自由位,按钮和阀门单独存放					
		内镜储存库或柜内表面光滑、无缝隙,清洁、消毒(1次/周),若有污染随时清洁、消毒					

续 表

项 目		质量评价标准	稽查数	完全符合	部分符合	不符合	不适用
过程	病理标本管理	即刻核对原则：标本产生后，护士立即与诊疗医师核对标本来源					
		即刻记录原则：标本取出核对无误后，即刻记录标本的来源、名称及数量					
		及时处理原则：标本产生后按要求装入有固定液的容器					
		标本送检、接收均由双人核对，并有签名，标本接收可追溯					
		有甲醛运送、使用、溢出的安全措施					
	健康宣教	向患者和（或）陪护人员告知诊疗目的、诊疗前配合事项，直至患者和/或陪护人员能复述要点					
		向患者和（或）陪护人员告知内镜诊疗中配合事项，直至患者和（或）陪护人员能复述要点					
		向患者和（或）陪护人员告知诊疗后饮食种类及注意事项，直至患者和（或）陪护人员能复述要点					
		向患者和（或）陪护人员告知诊疗后活动的注意事项，直至患者和（或）陪护人员能复述要点					
	耗材管理	库房清洁，温度控制在10～30℃，湿度35%～75%，标识清晰，按耗材有效期依次存放，遵循先进先出的原则					
		高值耗材有医院统一验收标识，专人、专柜上锁管理，定期检查，并有出入库记录					
		植入物使用须填写植入物使用记录单，医护双方确认后签字，记录单留存于病历、内镜诊疗中心和采购中心，信息可追溯					
		使用高值耗材均有知情告知同意书及使用登记					
		耗材采用信息化管理，入库、保存、使用、出库可追溯					

项　目		质量评价标准	稽查数	完全符合	部分符合	不符合	不适用
过程	应急处理	熟知内镜诊疗并发症的应急处置预案与流程					
		熟练掌握心肺复苏、除颤仪操作					
	质控要求	科室和(或)主管部门每月或每季度定期对内镜诊疗中心管理质量进行督查和反馈,并有分析及改进措施					
		内镜诊疗中心的相关管理制度科内培训频率≥1次/年,并记录					
		科室和(或)主管部门每月对灭菌内镜等细菌培养进行抽样检测和反馈,并有分析及改进措施					
		科室和(或)主管部门至少每季度对手、空气、物体表面、高水平消毒内镜、终末漂洗用水等细菌培养进行抽样检测和反馈,并有分析及改进措施					
		内镜诊疗中心专项预案(如心脏骤停、窒息、消化道大出血、穿孔、停电等)应急模拟演练频率≥1次/年,并记录					
		科室和(或)主管部门运用质量管理工具进行分析					
结果	评价指标	内镜诊疗中心管理质量达标率≥95%	达标率:	合格/不合格			
		消毒后的内镜检测合格(细菌总数≤20 CFU/件,致病菌无检出)	是/否	合格/不合格			
		灭菌后的内镜检测合格(无菌检测合格)	是/否	合格/不合格			
结构(每个制度)检查者:　　　过程(每个模块)检查者:　　　结果(每项指标)检查者:							

31 血液净化中心管理质量评价标准

· 血液净化中心管理质量检查思维导图 ·

* 有仪器设备管理制度

* 有血液透析管理的医院感染管理相关制度

* 有血液透析患者接诊、登记和病历管理制度

* 有透析液和透析用水质量监测制度

* 有透析器复用的管理制度

* 有血液净化中心人力资源紧急调配制度

* 有血液净化中心突发事件的应急处置预案与流程

管理制度

* 三级医院血液净化中心负责人须具备副主任医师专业技术职务任职资格的执业医师担任;二级医院及其他医疗机构血液净化中心负责人应当由具有中级及以上专业技术职务任职资格的执业医师担任

* 至少配备执业医师 2 名,其中有 1 名具有肾脏病学中级及以上专业技术职务任职资格

* 血液透析机 20 台以上,每新增 10 台血液透析机至少新增 1 名执业医师

* 护士长须具备透析护理工作经验的主管护师及以上专业技术职务任职资格;护士与血液透析机配比 0.4 ∶ 1

* 至少配备技师 1 名,须熟悉血液透析机和水处理设备的性能结构、工作原理和维修技术

* 医师、护师和技师应须具有三级医院血液透析 3 个月以上工作或培训经历

* 从事血液透析器复用人员须经过专业培训,并符合任职资格要求

人员配备

结构

过程

环境管理

*布局合理,分区明确,标识醒目;清洁区分别设干性、湿性库房,不同物品分片区存放,按有效期依次存放,物品进入透析治疗区后,不得再返回库房

*乙型肝炎病毒、丙型肝炎病毒、梅毒螺旋体、艾滋病病毒感染的患者应在隔离透析治疗室或区域进行专机血液透析

*透析治疗室通风良好、光线充足

*水处理间面积不低于水处理机占地面积的 1.5 倍

*每个透析单元使用面积 ≥ 3.2 m²,每床间距 ≥ 1 m

设备设施

*配备满足工作需要的血液透析机、水处理设备、供氧装置、负压吸引装置等基本设备

*每个透析单元配备电源插座、反渗水供给接口、透析废液排水接口等

*急救设备齐全,处于备用状态

*透析器复用配备相应的设备

*至少配备一台定向访问、数据上报的电脑

转运交接

*与护送医护人员确认患者信息,携带物品、药品,并记录

*患者转运前有病情评估,按风险级别规范转运,并有医护人员护送

*转运途中注意患者隐私保护,保暖,必要时使用保护性约束具

*转运交接单记录及时、完整、规范

接诊管理

*对所有初次血液透析患者进行乙型肝炎病毒、丙型肝炎病毒、梅毒螺旋体、艾滋病病毒感染相关检查,每半年复查 1 次

*血液透析患者进行接诊登记、实施患者实名制管理

血管通路管理

*内瘘穿刺前进行评估(望诊、触诊、听诊),选择合适穿刺点及穿刺方法,妥善固定

*内瘘成熟后方可穿刺透析(动静脉内瘘术后 8 ～ 12 周,移植

物内瘘术后 2 ～ 4 周,即穿型移植物内瘘术后 24 h)

* 内瘘侧手臂禁止测量血压、静脉输液、采血等

* 内瘘穿刺针拔针后按压位置、时间正确(动静脉内瘘 15 ～ 30 min,移植物内瘘 10 ～ 15 min)

* 中心静脉导管留置患者在每次治疗前,应观察导管出口处皮肤情况(带隧道带涤纶套的导管观察 Cuff 处)、管腔通畅程度及导管尾翼缝线固定情况

* 在中心静脉导管与血路管连接或断开体外循环时,应严格执行无菌操作

* 单针双腔留置导管封管前冲管到位,抗凝剂配制及使用量正确,置管处局部清洁,妥善固定

血管通路管理

过程

* 透析前正确评估患者情况,如体重、血压、血糖、凝血功能、血清白蛋白等,做好物品、环境、个人准备

* 检查仪器性能,核对透析器、管路型号、透析液种类,所需药物确认无误后执行

* 遵医嘱设置透析时间、超滤量、肝素量及透析液温度等参数

* 正确安装管路及透析器,连接紧密,规范预冲

* 上、下机操作准确、规范,管路妥善固定,无折叠、扭曲、受压

* 患者体位舒适,床单位整洁,注意患者隐私保护、保暖

* 每小时监测血透机的血流量、静脉压、跨膜压、肝素量、透析液温度、超滤量及仪器的运转情况,报警及时处理

* 注意观察患者病情变化及穿刺局部情况,每小时测量血压、脉搏,有异常及时处理,并记录

* 输液或输血时严密监控,输注完毕及时关闭输注口夹

* 熟知跌倒 / 坠床的防范措施,有效落实

* 医院信息系统实现对血液透析全程质量监测、追踪和相关数据分析

医疗工作质量

过程

医院感染控制

* 透析管路预冲后必须在 4 h 内使用,超过规定时间须重新预冲

* 每班次透析结束后,透析治疗区通风;每日透析结束后,进行有效空气净化或消毒

* 每班次透析结束后,床单、被套、枕套等物品一人一用一更换,对透析区所有物体表面及地面进行清洁、消毒

* 每日透析结束后,对仪器内部管路进行消毒,若透析时发生透析器破膜或传感器渗漏,在透析结束后立即进行仪器消毒

健康教育

* 向患者和(或)陪护人员告知透析前、透析中配合事项,直至患者和(或)陪护人员能复述要点

* 向患者和(或)陪护人员告知内瘘维护的重要性与注意事项,直至患者和(或)陪护人员能复述要点

* 向患者和(或)陪护人员告知饮食种类与注意事项,直至患者和(或)陪护人员能复述要点

* 向患者和(或)陪护人员告知肢体功能锻炼和活动的重要性与注意事项,直至患者和(或)陪护人员能复述要点

医疗记录

* 透析记录单记录正确、规范、完整

透析用水和透析液质量管理

* 透析用水符合相关规范

* 水处理设备的滤砂、活性炭、树脂、反渗膜等按厂方要求或根据水质检测结果进行更换,透析用水管道定期消毒

* 透析用水定期进行总氯与硬度检测及电导率监测(前处理系统)

* 透析液内毒素和反渗水化学污染物检测合格

* 透析液和透析粉符合国家标准

* 透析液配制有规范的操作流程

透析器复用管理

* 除依法批准的有明确标识的可重复使用的血液透析器外,不得复用其他透析器

过程

透析器复用管理

* 艾滋病病毒检测阳性、乙型肝炎病毒标志物阳性患者及其他可能通过血液传播传染病患者使用过的血液透析器不得复用

* 对消毒剂过敏患者使用过的血液透析器不得复用

* 透析器复用流程设计合理,并定期对复用设备进行保养和维护

* 复用透析器只能使用于同一个患者,标签必须能够清晰确认该透析患者的姓名、复用次数等相关信息,标签不应遮盖产品型号、批号及透析液流量等产品相关信息

* 可复用血液透析器的复用次数符合规范要求

* 废弃血液透析器有登记和处理流程

* 所有复用记录均有记录(时间精确到分钟),并签名

* 复用登记完整,复用病例与透析器可追溯

应急管理

* 熟知血液透析中血透机报警的常见原因及处理流程

* 熟知血液透析患者主要并发症及处理流程

* 熟知血管通路并发症的防治及处理流程

质控要求

* 科室和(或)主管部门每月或每季度定期对血液净化中心管理质量进行督查和反馈,并有分析及改进措施

* 科室和(或)主管部门至少每月对空气、物体表面、使用中的消毒液等细菌培养进行抽样检测和反馈,并有分析及改进措施

* 血液净化中心的相关管理制度科内培训频率≥1次/年,并记录

* 血液净化中心专项预案(如火灾、停水、停电、设备故障、空气栓塞、管路及透析器凝血、管路或穿刺针脱落、导管脱落、透析器破膜等)应急模拟演练频率≥1次/年,并记录

* 科室和(或)主管部门运用质量管理工具进行分析

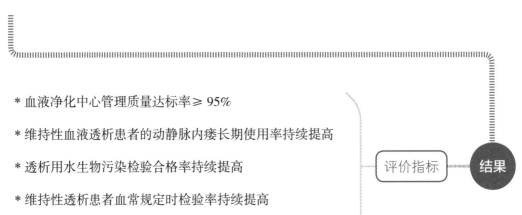

* 血液净化中心管理质量达标率≥95%

* 维持性血液透析患者的动静脉内瘘长期使用率持续提高

* 透析用水生物污染检验合格率持续提高

* 维持性透析患者血常规定时检验率持续提高

* 维持性透析患者血生化定时检验率持续提高

评价指标　结果

·血液净化中心管理质量评价标准·

项	目	质量评价标准	稽查数	完全符合	部分符合	不符合	不适用
结构	管理制度	有仪器设备管理制度					
		有血液透析管理的医院感染管理相关制度					
		有血液透析患者接诊、登记和病历管理制度					
		有透析液和透析用水质量监测制度					
		有透析器复用的管理制度					
		有血液净化中心人力资源紧急调配制度					
		有血液净化中心突发事件的应急处置预案与流程					
	人员配备	三级医院血液净化中心负责人须具备副主任医师专业技术职务任职资格的执业医师担任；二级医院及其他医疗机构血液净化中心负责人应当由具有中级及以上专业技术职务任职资格的执业医师担任					
		至少配备执业医师2名,其中有1名具有肾脏病学中级及以上专业技术职务任职资格					
		血液透析机20台以上,每新增10台血液透析机至少新增1名执业医师					
		护士长须具备透析护理工作经验的主管护师及以上专业技术职务任职资格；护士与血液透析机配比0.4 ：1					
		至少配备技师1名,须熟悉血液透析机和水处理设备的性能结构、工作原理和维修技术					
		医师、护师和技师应须具有三级医院血液透析3个月以上工作或培训经历					
		从事血液透析器复用人员须经过专业培训,并符合任职资格要求					
过程	环境管理	布局合理,分区明确,标识醒目；清洁区分别设干性、湿性库房,不同物品分片区存放,按有效期依次存放,物品进入透析治疗区后,不得再返回库房					

续　表

项　目		质量评价标准	稽查数	完全符合	部分符合	不符合	不适用
过程	环境管理	乙型肝炎病毒、丙型肝炎病毒、梅毒螺旋体、艾滋病病毒感染的患者应在隔离透析治疗室或区域进行专机血液透析					
		透析治疗室通风良好、光线充足					
		水处理间面积不低于水处理机占地面积的1.5倍					
		每个透析单元使用面积≥3.2 m^2,每床间距≥1 m					
	设备设施	配备满足工作需要的血液透析机、水处理设备、供氧装置、负压吸引装置等基本设备					
		每个透析单元配备电源插座、反渗水供给接口、透析废液排水接口等					
		急救设备齐全,处于备用状态					
		透析器复用配备相应的设备					
		至少配备一台定向访问、数据上报的电脑					
	转运交接	与护送医护人员确认患者信息,携带物品、药品,并记录					
		患者转运前有病情评估,按风险级别规范转运,并有医护人员护送					
		转运途中注意患者隐私保护,保暖,必要时使用保护性约束具					
		转运交接单记录及时、完整、规范					
	接诊管理	对所有初次血液透析患者进行乙型肝炎病毒、丙型肝炎病毒、梅毒螺旋体、艾滋病病毒感染相关检查,每半年复查1次					
		血液透析患者进行接诊登记、实施患者实名制管理					
	血管通路管理	内瘘穿刺前进行评估(望诊、触诊、听诊),选择合适穿刺点及穿刺方法,妥善固定					

续 表

项 目		质量评价标准	稽查数	完全符合	部分符合	不符合	不适用
过程	血管通路管理	内瘘成熟后方可穿刺透析（动静脉内瘘术后8～12周，移植物内瘘术后2～4周，即穿型移植物内瘘术后24 h）					
		内瘘侧手臂禁止测量血压、静脉输液、采血等					
		内瘘穿刺针拔针后按压位置、时间正确（动静脉内瘘15～30 min，移植物内瘘10～15 min）					
		中心静脉导管留置患者在每次治疗前，应观察导管出口处皮肤情况（带隧道带涤纶套的导管观察Cuff处）、管腔通畅程度及导管尾翼缝线固定情况					
		在中心静脉导管与血路管连接或断开体外循环时，应严格执行无菌操作					
		单针双腔留置导管封管前冲管到位，抗凝剂配制及使用量正确，置管处局部清洁，妥善固定					
	医疗工作质量	透析前正确评估患者情况，如体重、血压、血糖、凝血功能、血清白蛋白等，做好物品、环境、个人准备					
		检查仪器性能，核对透析器、管路型号、透析液种类，所需药物确认无误后执行					
		遵医嘱设置透析时间、超滤量、肝素量及透析液温度等参数					
		正确安装管路及透析器，连接紧密，规范预冲					
		上、下机操作准确、规范，管路妥善固定，无折叠、扭曲、受压					
		患者体位舒适，床单位整洁，注意患者隐私保护、保暖					
		每小时监测血透机的血流量、静脉压、跨膜压、肝素量、透析液温度、超滤量及仪器的运转情况，报警及时处理					

项　　目		质量评价标准	稽查数	完全符合	部分符合	不符合	不适用
过程	医疗工作质量	注意观察患者病情变化及穿刺局部情况,每小时测量血压、脉搏,有异常及时处理,并记录					
		输液或输血时严密监控,输注完毕及时关闭输注口夹					
		熟知跌倒/坠床的防范措施,有效落实					
		医院信息系统实现对血液透析全程质量监测、追踪和相关数据分析					
	医院感染控制	透析管路预冲后必须在4 h内使用,超过规定时间须重新预冲					
		每班次透析结束后,透析治疗区通风;每日透析结束后,进行有效空气净化或消毒					
		每班次透析结束后,床单、被套、枕套等物品一人一用一更换,对透析区所有物体表面及地面进行清洁、消毒					
		每日透析结束后,对仪器内部管路进行消毒,若透析时发生透析器破膜或传感器渗漏,在透析结束后立即进行仪器消毒					
	健康教育	向患者和(或)陪护人员告知透析前、透析中配合事项,直至患者和(或)陪护人员能复述要点					
		向患者和(或)陪护人员告知内瘘维护的重要性与注意事项,直至患者和(或)陪护人员能复述要点					
		向患者和(或)陪护人员告知饮食种类与注意事项,直至患者和(或)陪护人员能复述要点					
		向患者和(或)陪护人员告知肢体功能锻炼和活动的重要性与注意事项,直至患者和(或)陪护人员能复述要点					
	医疗记录	透析记录单记录正确、规范、完整					

续　表

项　目		质量评价标准	稽查数	完全符合	部分符合	不符合	不适用
过程	透析用水和透析液质量管理	透析用水符合相关规范					
		水处理设备的滤砂、活性炭、树脂、反渗膜等按厂方要求或根据水质检测结果进行更换，透析用水管道定期消毒					
		透析用水定期进行总氯与硬度检测及电导率监测（前处理系统）					
		透析液内毒素和反渗水化学污染物检测合格					
		透析液和透析粉符合国家标准					
		透析液配制有规范的操作流程					
	透析器复用管理	除依法批准的有明确标识的可重复使用的血液透析器外，不得复用其他透析器					
		艾滋病病毒检测阳性、乙型肝炎病毒标志物阳性患者及其他可能通过血液传播传染病患者使用过的血液透析器不得复用					
		对消毒剂过敏患者使用过的血液透析器不得复用					
		透析器复用流程设计合理，并定期对复用设备进行保养和维护					
		复用透析器只能使用于同一个患者，标签必须能够清晰确认该透析患者的姓名、复用次数等相关信息，标签不应遮盖产品型号、批号及透析液流量等产品相关信息					
		可复用血液透析器的复用次数符合规范要求					
		废弃血液透析器有登记和处理流程					
		所有复用记录均有记录（时间精确到分钟），并签名					
		复用登记完整，复用病例与透析器可追溯					
	应急管理	熟知血液透析中血透机报警的常见原因及处理流程					
		熟知血液透析患者主要并发症及处理流程					
		熟知血管通路并发症的防治及处理流程					

第五部分

续 表

项 目		质量评价标准	稽查数	完全符合	部分符合	不符合	不适用
过程	质控要求	科室和（或）主管部门每月或每季度定期对血液净化中心管理质量进行督查和反馈，并有分析及改进措施					
		科室和（或）主管部门至少每月对空气、物体表面、使用中的消毒液等细菌培养进行抽样检测和反馈，并有分析及改进措施					
		血液净化中心的相关管理制度科内培训频率≥1次/年，并记录					
		血液净化中心专项预案（如火灾、停水、停电、设备故障、空气栓塞、管路及透析器凝血、管路或穿刺针脱落、导管脱落、透析器破膜等）应急模拟演练频率≥1次/年，并记录					
		科室和（或）主管部门运用质量管理工具进行分析					
结果	评价指标	血液净化中心管理质量达标率≥95%	达标率：		合格/不合格		
		维持性血液透析患者的动静脉内瘘长期使用率[1]持续提高	是/否		合格/不合格		
		透析用水生物污染检验合格率[2]持续提高	是/否		合格/不合格		
		维持性透析患者血常规定时检验率[3]持续提高	是/否		合格/不合格		
		维持性透析患者血生化定时检验率[4]持续提高	是/否		合格/不合格		

结构（每个制度）检查者：　　过程（每个模块）检查者：　　结果（每项指标）检查者：

[1] 维持性血液透析患者的动静脉内瘘长期使用率（%）=（同一动静脉瘘持续使用时间2年的维持性血液透析患者数 ÷ 同期维持性血液透析患者总数）×100%。

[2] 透析用水生物污染检验合格率（%）=［透析用水生物污染检验合格月份数量（或季度）÷12（或4）］×100%。

[3] 维持性血液透析患者血常规定时检验完成率=（每3个月完成血常规检验的维持性血液透析 ÷ 血液透析患者总数）×100%。

[4] 维持性血液透析患者血生化定时检验完成率=（每3个月完成血生化检验的维持性血液透析 ÷ 血液透析患者总数）×100%。

32 介入诊疗中心管理质量评价标准

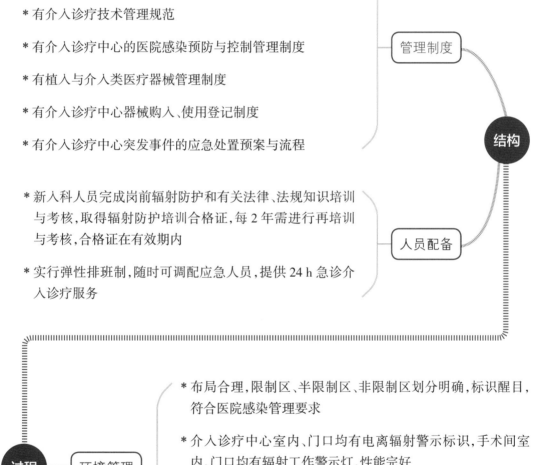

·介入诊疗中心管理质量检查思维导图·

* 有医师授权管理制度

* 有介入导管室的管理制度

* 有介入诊疗技术管理规范

* 有介入诊疗中心的医院感染预防与控制管理制度

* 有植入与介入类医疗器械管理制度

* 有介入诊疗中心器械购入、使用登记制度

* 有介入诊疗中心突发事件的应急处置预案与流程

管理制度

结构

* 新入科人员完成岗前辐射防护和有关法律、法规知识培训
  与考核,取得辐射防护培训合格证,每 2 年需进行再培训
  与考核,合格证在有效期内

* 实行弹性排班制,随时可调配应急人员,提供 24 h 急诊介
  入诊疗服务

人员配备

过程 — 环境管理

* 布局合理,限制区、半限制区、非限制区划分明确,标识醒目,
  符合医院感染管理要求

* 介入诊疗中心室内、门口均有电离辐射警示标识,手术间室
  内、门口均有辐射工作警示灯,性能完好

* 仪器、药品及气体定位、分类放置,标识醒目,管理规范

* 紧急疏散通道畅通,无物品堆放,符合消防通道要求,配备灭
  火装置,以确保消防安全

过程

转运交接
* 与护送医护人员确认手术患者信息,携带物品、药品,并记录
* 患者转运前有病情评估,按风险级别规范转运,并有医护人员护送
* 转运途中注意患者隐私保护,保暖,必要时使用保护性约束具
* 转运交接单记录及时、完整、规范

安全核查
* 患者身份核对正确,至少使用两种身份识别方式
* 患者入室前、手术开始前(开始局麻)、离开手术间前,正确执行三方安全核查,规范填写,并签名

医疗工作质量
* 严格掌握介入诊疗技术的适应证与禁忌证
* 介入诊疗实施前,须经 2 名及以上具有介入诊疗资格的医师决定(其中至少 1 名为副主任医师)
* 介入诊疗前,手术医师须进行术前评估与访视
* 介入诊疗方案的确定与实施按照授权规定执行
* 科室定期对介入诊疗技术的适应证进行回顾与总结
* 注意患者隐私保护、保暖
* 密切监测生命体征,注意观察病情变化,配合做好抢救工作
* 特殊药物安全使用,规范执行(控速药物有标识,治疗患者每小时追加肝素,并记录)
* 严格执行术中药品、耗材、敷料等核对,并记录及签名
* 患者非术野区有辐射防护措施
* 及时、正确书写手术记录、风险评估单
* 介入治疗后,整理患者衣裤,保持皮肤洁净,妥善固定穿刺处,按风险级别规范转运患者至重症医学科 / 普通病区

健康宣教
* 向患者和(或)陪护人员告知患者术前、术后的相关注意事项,直至患者和(或)陪护人员能复述要点
* 向患者和(或)陪护人员告知术中配合事项,直至患者和(或)陪护人员能复述要点

耗材管理

* 库房清洁,温度控制在 10 ～ 30℃,湿度 35% ～ 75%,标识清晰,按耗材有效期依次存放,遵循先进先出的原则

* 高值耗材有医院统一验收标识,专人、专柜上锁管理,定期检查,并有出入库记录

* 植入物使用须填写植入物使用记录单,医护双方确认后签字,记录单留存于病历、介入中心和采购中心,信息可追溯

* 使用的高值耗材均有知情同意告知书及使用登记

* 一次性介入诊疗器材使用后按医疗废物管理

* 耗材采用信息化管理,入库、保存、使用、出库可追溯

过程

职业防护

* 熟知标准预防的概念和措施

* 熟知职业暴露发生后处置预案与流程

* 熟知医院感染基本知识,包括保洁员、进修生、实习生等

* 辐射防护器材及用品,如铅屏、铅眼镜、铅衣、铅围脖,配备齐全,防护用品使用正确

* 辐射防护用品有专人负责,定期检查、检测、保养、更换,有入科及检测记录,确保防护性能完好

* 铅衣内、外佩戴辐射计量仪,常规检测(1 次 / 季度)

* 辐射防护用品按规定悬挂与储存,避免阳光直射,远离热源,室内通风良好,定位放置

* 新入科人员有岗前体检,在职人员有放射体检(1 次 /2 年),并建立个人职业健康档案

* 定期组织防护知识培训、辐射应急演练与考核,并记录

医院感染管理

* 洗手设施齐全、洁净,手术人员正确执行外科手消毒,正确率达到 100%

* 所有入室人员须更换专业工作服、专用鞋,戴一次性帽子、口罩,执行手卫生

* 外来跟台人员相对固定,有备案、登记,持证上岗

过程

医院感染管理

* 严格控制手术间参观人数,每间 ≤ 3 名,观摩人员与术者距离 ≥ 30 cm,不得随意出入其他手术间

* 严格执行医院感染管理要求,术中严格执行无菌操作原则

* 术前 30 min 开启空气消毒机(1 次 / 日),持续至术后 30 min 关闭,消毒机过滤网清洗(1 次 / 周),并记录

* 手术开始前,对手术间地面、物表进行清洁、消毒(1 次 / 日),接台手术地面、每台物表进行清洁、消毒,所有区域物表、墙面、地面进行彻底清洁、消毒(1 次 / 周),消毒液配制有检测,并记录

* 择期手术患者术前有感染性疾病筛查,特殊感染患者腕带有标识,急诊手术患者按感染性手术处理

* 铅衣温水擦拭,悬挂晾干(1 次 / 周),若被血液、体液等污染,及时使用消毒湿巾或铅衣专用消毒液擦拭

应急管理

* 熟知介入诊疗并发症的应急处置预案与流程

* 熟练掌握心肺复苏、除颤仪操作等急救技能

质控要求

* 科室和(或)主管部门每月或每季度定期对介入诊疗中心管理质量进行督查和反馈,并有分析及改进措施

* 介入诊疗中心的相关管理制度科内培训频率 ≥ 1 次 / 半年,并记录

* 科室和(或)主管部门每月或每季度定期对放射诊疗工作场所、设备和人员进行放射防护检测,放射计量检测在标准范围内,并记录

* 科室和(或)主管部门至少每月对手、空气、物体表面、使用中消毒液等细菌培养进行抽样检测和反馈,并有分析及改进措施

* 介入诊疗中心专项预案(如停电、仪器 / 设备故障、火灾、导管室占台、二级库信息系统故障、辐射安全事件等)应急模拟演练频率 ≥ 1 次 / 年,并记录

* 科室和(或)主管部门运用质量管理工具进行分析

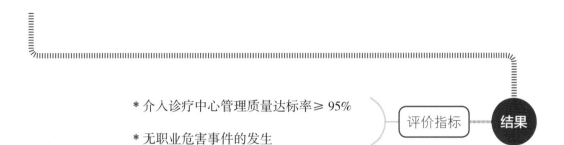

* 介入诊疗中心管理质量达标率 ≥ 95%

* 无职业危害事件的发生

评价指标 · · · · · 结果

· 介入诊疗中心管理质量评价标准 ·

项	目	质量评价标准	稽查数	完全符合	部分符合	不符合	不适用
结构	管理制度	有医师授权管理制度					
		有介入导管室的管理制度					
		有介入诊疗技术管理规范					
		有介入诊疗中心的医院感染预防与控制管理制度					
		有植入与介入类医疗器械管理制度					
		有介入诊疗中心器械购入、使用登记制度					
		有介入诊疗中心突发事件的应急处置预案与流程					
	人员配备	新入科人员完成岗前辐射防护和有关法律、法规知识培训与考核,取得辐射防护培训合格证,每2年需进行再培训与考核,合格证在有效期内					
		实行弹性排班制,随时可调配应急人员,提供24 h急诊介入诊疗服务					
过程	环境管理	布局合理,限制区、半限制区、非限制区划分明确,标识醒目,符合医院感染管理要求					
		介入诊疗中心室内、门口均有电离辐射警示标识,手术间室内、门口均有辐射工作警示灯,性能完好					
		仪器、药品及气体定位、分类放置,标识醒目,管理规范					
		紧急疏散通道畅通,无物品堆放,符合消防通道要求,配备灭火装置,以确保消防安全					
	转运交接	与护送医护人员确认手术患者信息,携带物品、药品,并记录					
		患者转运前有病情评估,按风险级别规范转运,并有医护人员护送					
		转运途中注意患者隐私保护,保暖,必要时使用保护性约束具					
		转运交接单记录及时、完整、规范					

续 表

项 目		质量评价标准	稽查数	完全符合	部分符合	不符合	不适用
过程	安全核查	患者身份核对正确,至少使用两种身份识别方式					
		患者入室前、手术开始前(开始局麻)、离开手术间前,正确执行三方安全核查,规范填写,并签名					
	医疗工作质量	严格掌握介入诊疗技术的适应证与禁忌证					
		介入诊疗实施前,须经2名及以上具有介入诊疗资格的医师决定(其中至少1名为副主任医师)					
		介入诊疗前,手术医师须进行术前评估与访视					
		介入诊疗方案的确定与实施按照授权规定执行					
		科室定期对介入诊疗技术的适应证进行回顾与总结					
		注意患者隐私保护、保暖					
		密切监测生命体征,注意观察病情变化,配合做好抢救工作					
		特殊药物安全使用,规范执行(控速药物有标识,治疗患者每小时追加肝素,并记录)					
		严格执行术中药品、耗材、敷料等核对,并记录及签名					
		患者非术野区有辐射防护措施					
		及时、正确书写手术记录、风险评估单					
		介入治疗后,整理患者衣裤,保持皮肤洁净,妥善固定穿刺处,按风险级别规范转运患者至重症医学科/普通病区					
	健康宣教	向患者和(或)陪护人员告知患者术前、术后的相关注意事项,直至患者和(或)陪护人员能复述要点					
		向患者和(或)陪护人员告知术中配合事项,直至患者和(或)陪护人员能复述要点					

项　目		质量评价标准	稽查数	完全符合	部分符合	不符合	不适用
过程	耗材管理	库房清洁,温度控制在10～30℃,湿度35%～75%,标识清晰,按耗材有效期依次存放,遵循先进先出的原则					
		高值耗材有医院统一验收标识,专人、专柜上锁管理,定期检查,并有出入库记录					
		植入物使用须填写植入物使用记录单,医护双方确认后签字,记录单留存于病历、介入中心和采购中心,信息可追溯					
		使用的高值耗材均有知情同意告知书及使用登记					
		一次性介入诊疗器材使用后按医疗废物管理					
		耗材采用信息化管理,入库、保存、使用、出库可追溯					
	职业防护	熟知标准预防的概念和措施					
		熟知职业暴露发生后处置预案与流程					
		熟知医院感染基本知识,包括保洁员、进修生、实习生等					
		辐射防护器材及用品,如铅屏、铅眼镜、铅衣、铅围脖,配备齐全,防护用品使用正确					
		辐射防护用品有专人负责,定期检查、检测、保养、更换,有入科及检测记录,确保防护性能完好					
		铅衣内、外佩戴辐射计量仪,常规检测(1次/季度)					
		辐射防护用品按规定悬挂与储存,避免阳光直射,远离热源,室内通风良好,定位放置					
		新入科人员有岗前体检,在职人员有放射体检(1次/2年),并建立个人职业健康档案					
		定期组织防护知识培训、辐射应急演练与考核,并记录					

续 表

项 目		质量评价标准	稽查数	完全符合	部分符合	不符合	不适用
过程	医院感染管理	洗手设施齐全、洁净,手术人员正确执行外科手消毒,正确率达到100%					
		所有入室人员须更换专业工作服、专用鞋,戴一次性帽子、口罩,执行手卫生					
		外来跟台人员相对固定,有备案、登记,持证上岗					
		严格控制手术间参观人数,每间≤3名,观摩人员与术者距离≥30 cm,不得随意出入其他手术间					
		严格执行医院感染管理要求,术中严格执行无菌操作原则					
		术前30 min开启空气消毒机(1次/日),持续至术后30 min关闭,消毒机过滤网清洗(1次/周),并记录					
		手术开始前,对手术间地面、物表进行清洁、消毒(1次/日),接台手术地面、每台物表进行清洁、消毒,所有区域物表、墙面、地面进行彻底清洁、消毒(1次/周),消毒液配制有检测,并记录					
		择期手术患者术前有感染性疾病筛查,特殊感染患者腕带有标识,急诊手术患者按感染性手术处理					
		铅衣温水擦拭,悬挂晾干(1次/周),若被血液、体液等污染,及时使用消毒湿巾或铅衣专用消毒液擦拭					
	应急管理	熟知介入诊疗并发症的应急处置预案与流程					
		熟练掌握心肺复苏、除颤仪操作等急救技能					
	质控要求	科室和(或)主管部门每月或每季度定期对介入诊疗中心管理质量进行督查和反馈,并有分析及改进措施					
		介入诊疗中心的相关管理制度科内培训频率≥1次/半年,并记录					

第五部分

项　目		质量评价标准	稽查数	完全符合	部分符合	不符合	不适用
过程	质控要求	科室和(或)主管部门每月或每季度定期对放射诊疗工作场所、设备和人员进行放射防护检测,放射计量检测在标准范围内,并记录					
		科室和(或)主管部门至少每月对手、空气、物体表面、使用中消毒液等细菌培养进行抽样检测和反馈,并有分析及改进措施					
		介入诊疗中心专项预案(如停电、仪器/设备故障、火灾、导管室占台、二级库信息系统故障、辐射安全事件等)应急模拟演练频率≥1次/年,并记录					
		科室和(或)主管部门运用质量管理工具进行分析					
结果	评价指标	介入诊疗中心管理质量达标率≥95%	达标率:		合格/不合格		
		无职业危害事件的发生	是/否		合格/不合格		

结构(每个制度)检查者:　　过程(每个模块)检查者:　　结果(每项指标)检查者:

33 | 医用氧舱管理质量评价标准

· 医用氧舱管理质量检查思维导图 ·

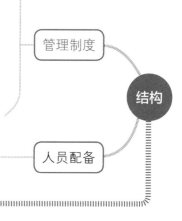

* 有医用氧舱的安全管理制度、诊疗流程、操作规范

* 有仪器、设备管理制度

* 有医用氧舱机房的管理制度

* 有医用氧舱进舱人员的安全管理制度

* 有医用氧舱突发事件的应急处置预案与流程

管理制度

结构

* 医生、护士及氧舱设备维护人员须取得相应资质 ── 人员配备

过程

环境管理

* 氧舱加压前,舱内温度调节至 17 ~ 23℃,不超过 26℃

* 患者出氧舱后,氧舱应通风、做好环境物表、出氧口消毒;每日空气紫外线消毒有登记;空调滤网每月清洗消毒有登记

知情告知同意

* 向患者和(或)陪护人员告知氧舱治疗目的与风险,使其做好心理护理,并签署氧舱治疗知情告知同意书,告知患者及陪护进舱须知注意事项

进舱管理

* 治疗前,核对开具的治疗医嘱,患者身份核对正确,至少使用两种身份识别方式

* 进氧舱患者应完全更衣,若纯氧舱不完全更衣为"一票否决"

* 对违禁物品实行三步安检,并记录,严禁火种和产生静电的物品等违禁品带入氧舱内,对患者自行携带的饮料、矿泉水等液体入舱有严格的管理措施并符合新形势下医院的"反恐防暴"需要

* 患者进入氧舱前,须指导中耳调压动作、氧气面罩使用方法

进舱管理

* 插有导管患者进氧舱,保持导管通畅,妥善固定,加压前关闭引流管(导尿管除外)

* 有气管切开或气管插管患者进入氧舱,需调节气囊压力

* 静脉输液患者进入氧舱,需调节输液器的茂菲氏滴管液面及输液速度

* 危重症患者有医护人员陪舱,并做好交接记录

* 婴幼儿患者,进入氧舱前须确认禁食至少 1 h,被服符合要求,并清理其大、小便

开舱管理

* 检查设备,确认无故障后,开氧舱治疗

* 注意观察患者病情变化、耳部不适、吸氧情况,指导正确吸氧

* 监控氧舱内氧浓度应符合标准(空气加压舱 ≤ 23%,氧气加压舱稳压阶段平均氧浓度 > 80%)

* 保证稳压吸氧时间充足(空气加压舱 ≥ 1 h;氧气加压舱成人 ≥ 40 min,婴儿 ≥ 30 min)

* 婴幼儿患者,进入氧舱治疗应选择右侧卧位

过程

出舱管理

* 减压时,指导氧舱内患者保暖,勿接触舱壁,避免冻伤或局部减压病的发生,严禁屏气、咳嗽,以免肺气压伤,开放引流管

* 注意观察患者出氧舱后的身体状况,必要时测量生命体征,若出现异常情况,及时汇报医师

医疗文书

* 氧舱操作记录单和安检记录单填写及时、准确、完整

应急管理

* 熟知高压氧治疗的副作用

* 熟知空气加压舱内氧浓度超标的应急处置预案与流程

质控要求

* 科室和(或)主管部门每月或每季度定期对医用氧舱管理质量进行督查和反馈,并有分析及改进措施

* 医用氧舱的相关管理制度科内培训频率 ≥ 1 次 / 年,并记录

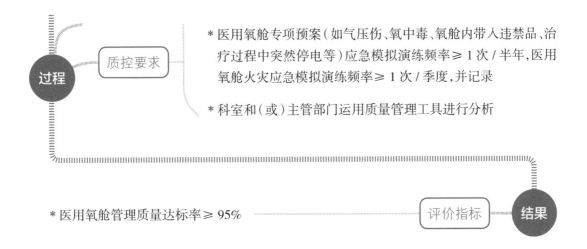

过程

质控要求

* 医用氧舱专项预案（如气压伤、氧中毒、氧舱内带入违禁品、治疗过程中突然停电等）应急模拟演练频率 ≥ 1 次 / 半年，医用氧舱火灾应急模拟演练频率 ≥ 1 次 / 季度，并记录

* 科室和（或）主管部门运用质量管理工具进行分析

* 医用氧舱管理质量达标率 ≥ 95%

评价指标

结果

第五部分

·医用氧舱管理质量评价标准·

项	目	质量评价标准	稽查数	完全符合	部分符合	不符合	不适用
结构	管理制度	有医用氧舱的安全管理制度、诊疗流程、操作规范					
		有仪器、设备管理制度					
		有医用氧舱机房的管理制度					
		有医用氧舱进舱人员的安全管理制度					
		有医用氧舱突发事件的应急处置预案与流程					
	人员配备	医生、护士及氧舱设备维护人员须取得相应资质					
过程	环境管理	氧舱加压前,舱内温度调节至17～23℃,不超过26℃					
		患者出氧舱后,氧舱应通风、做好环境物表、出氧口消毒;每日空气紫外线消毒有登记;空调滤网每月清洗消毒有登记					
	知情告知同意	向患者和(或)陪护人员告知氧舱治疗目的与风险,使其做好心理护理,并签署氧舱治疗知情告知同意书,告知患者及陪护进舱须知注意事项					
	进舱管理	治疗前,核对开具的治疗医嘱,患者身份核对正确,至少使用两种身份识别方式					
		进氧舱患者应完全更衣,若纯氧舱不完全更衣为"一票否决"					
		对违禁物品实行三步安检,并记录,严禁火种和产生静电的物品等违禁品带入氧舱内,对患者自行携带的饮料、矿泉水等液体入舱有严格的管理措施并符合新形势下医院的"反恐防暴"需要					
		患者进入氧舱前,须指导中耳调压动作、氧气面罩使用方法					
		插有导管患者进氧舱,保持导管通畅,妥善固定,加压前关闭引流管(导尿管除外)					

项　目		质量评价标准	稽查数	完全符合	部分符合	不符合	不适用
过程	进舱管理	有气管切开或气管插管患者进入氧舱,需调节气囊压力					
		静脉输液患者进入氧舱,需调节输液器的茂菲氏滴管液面及输液速度					
		危重症患者有医护人员陪舱,并做好交接记录					
		婴幼儿患者,进入氧舱前须确认禁食至少1 h,被服符合要求,并清理其大、小便					
	开舱管理	检查设备,确认无故障后,开氧舱治疗					
		注意观察患者病情变化、耳部不适、吸氧情况,指导正确吸氧					
		监控氧舱内氧浓度应符合标准(空气加压舱≤23%,氧气加压舱稳压阶段平均氧浓度≥80%)					
		保证稳压吸氧时间充足(空气加压舱≥1 h;氧气加压舱成人≥40 min,婴儿≥30 min)					
		婴幼儿患者,进入氧舱治疗应选择右侧卧位					
	出舱管理	减压时,指导氧舱内患者保暖,勿接触舱壁,避免冻伤或局部减压病的发生,严禁屏气、咳嗽,以免肺气压伤,开放引流管					
		注意观察患者出氧舱后的身体状况,必要时测量生命体征,若出现异常情况,及时汇报医师					
	医疗文书	氧舱操作记录单和安检记录单填写及时、准确、完整					
	应急管理	熟知高压氧治疗的副作用					
		熟知空气加压舱内氧浓度超标的应急处置预案与流程					
	质控要求	科室和(或)主管部门每月或每季度定期对医用氧舱管理质量进行督查和反馈,并有分析及改进措施					

项　目		质量评价标准	稽查数	完全符合	部分符合	不符合	不适用
过程	质控要求	医用氧舱的相关管理制度科内培训频率≥1次/年,并记录					
		医用氧舱专项预案(如气压伤、氧中毒、氧舱内带入违禁品、治疗过程中突然停电等)应急模拟演练频率≥1次/半年,医用氧舱火灾应急模拟演练频率≥1次/季度,并记录					
		科室和(或)主管部门运用质量管理工具进行分析					
结果	评价指标	医用氧舱管理质量达标率≥95%	达标率:		合格/不合格		

结构(每个制度)检查者:　　　　过程(每个模块)检查者:　　　　结果(每项指标)检查者:

34 药学部药物使用管理质量评价标准

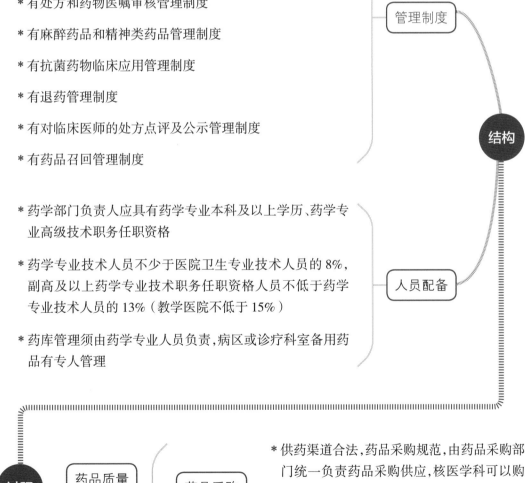

·药学部药物使用管理质量检查思维导图·

* 有药事管理工作制度

* 有药品采购与调剂管理制度

* 有药品储存、养护管理制度

* 有药品遴选制度

* 有处方和药物医嘱审核管理制度

* 有麻醉药品和精神类药品管理制度

* 有抗菌药物临床应用管理制度

* 有退药管理制度

* 有对临床医师的处方点评及公示管理制度

* 有药品召回管理制度

管理制度

结构

* 药学部门负责人应具有药学专业本科及以上学历、药学专业高级技术职务任职资格

* 药学专业技术人员不少于医院卫生专业技术人员的8%，副高及以上药学专业技术职务任职资格人员不低于药学专业技术人员的13%（教学医院不低于15%）

* 药库管理须由药学专业人员负责，病区或诊疗科室备用药品有专人管理

人员配备

过程

药品质量控制

药品采购

* 供药渠道合法，药品采购规范，由药品采购部门统一负责药品采购供应，核医学科可以购用、调剂本专业所需的放射性药品

* 药品储备量与医院功能、任务和服务量相适

过程 ···· 药品质量控制

药品采购
　　应;对紧缺药品有替代方案

　　* 抗菌药物采购目录按规定备案

药品验收
　　* 查验药品质检报告,根据发票或销售清单核对药品信息(药品名称、规格、生产企业、数量、批号、有效期等)

　　* 药品包装、说明书及其他材料均符合要求

　　* 实施批签发的血液制品查验批签发合格证

　　* 中药饮片验收,应当对品名、产品批号、生产日期、合格标识、质量检验报告书、数量,逐一查验

　　* 特殊管理药品(麻醉药品、精神药品、放射性药品、毒性药品)双人验收

　　* 做好药品验收记录,消毒药品、中药饮片、特殊管理药品单独登记

药品入库
　　* 将验收合格的药品,按原始发票输入电脑进行信息管理和存档

　　* 保存入库验收记录至少超过药品有效期1年,不得少于3年

药品维护
　　* 定期对库房药品盘点、养护和质量检查,做到账物相符

　　* 各科室自检药品质量,发现不合格药品及时退回药库

　　* 对效期不足6个月的药品及时上报

　　* 由异常原因可能出现质量问题的药品、已发现质量问题药品等,增加养护次数

　　* 有质量疑问的药品,立即停止发放,按规定上报,必要时召回已发药品

过程

制剂配制

* 有医院制剂许可证,并取得制剂批准文号

* 有保证制剂质量的设施、设备

* 按规定配备药学专业技术人员

* 按规定进行制剂配制,经省级药品监督管理部门批准,制剂方可在医院间调剂使用

* 已获批的"医院"类别中药制剂,经省级食品药品监督管理部门批准,可委托本辖区内符合调剂的医疗机构制剂室或药品生产企业配制

药品调剂

* 按要求对处方或医嘱进行审核,审核工作由药师及以上专业技术职务人员承担

* 人工调剂过程须第二人核对,智能化全自动设备发药须有一人核对;独立值班时双重核对

* 药品发出有用法、用量和特殊注意事项等标示

* 发药时须对患者进行用药指导,必要时提供书面用药指导资料

* 对因病情变化、医嘱调整产生的退药进行有效管理

* 药品需分装调剂,分包装上有药品名称、规格、剂量、批号、有效期、分装日期等信息标示

* 病区口服药品单剂量配发,注射药品日剂量发药

库房药品贮存管理

* 药品储存设施、设备满足药品质量要求,须配备检测和调节温度、湿度的设备及避光、通风等设备

* 区域合理,设置冷藏库、阴凉库、常温库及验收、退药、发药等功能区域

* 化学药品、生物制品、中成药、中药饮片分类定位存放

* 查验库房储存条件至少每日 2 次,超出范围采取调节措施,并记录

* 冷藏药品使用冷藏包转运,冷藏冰箱 24 h 电脑监控;医学工程部对医用冷藏冰箱巡检至少 1 次 / 月

* 麻醉药品、第一类精神药品专用库 / 柜加锁存放;医疗用毒性药品、放射性药品、第二类精神药品应专柜存放

过程 —— 精麻药品管理

基本要求

* 麻醉药品和精神药品严格实行"五专"管理，即专人负责、专柜加锁、专用处方、专用账册和专册登记，药库配有安全监控及自动报警设施

* 门诊、急诊、住院等药房设有麻醉药品、第一类精神药品周转库（柜），库存不得超过本机构规定的数量，周转库（柜）应每日结算

* 麻醉药品、第一类精神药品实行批号管理，开具的药品可溯源到患者

* 麻醉药品及第一类精神药品使用、空安瓿回收、残余液处置执行正确，有记录

处方管理

* 开具麻醉、第一类精神药品应使用专用处方，有资质的医生方可开具，用量按规定根据患者实际情况

* 使用后的麻醉、第一类精神药品处方按规定保管、销毁

调剂管理

* 麻醉、第一类精神药品调剂基数不超过本医疗机构规定的数量

* 处方的调剂人、核对人仔细核对麻醉、第一类精神药品，签名并登记

* 调剂室负责人及时对使用后的麻醉、第一类精神药品处方进行专册登记，内容包括患者或代办人姓名、性别、年龄、身份证号、病历号、疾病诊断、药品名称、规格、数量、处方医师、处方编号、处方日期、发药人、复核人。专用账册的保存应在药品有效期满后不少于2年

* 患者停药后，患者或代办人无偿交回的剩余麻醉、第一类精神药品，应办理患者剩余麻醉、第一类麻醉药品回收凭证，按规定销毁处理，并填写麻醉、第一类精神药品销毁记录表

销毁管理

* 麻醉、第一类精神药品的报损、销毁各类报表应单独存放，至少保存3年

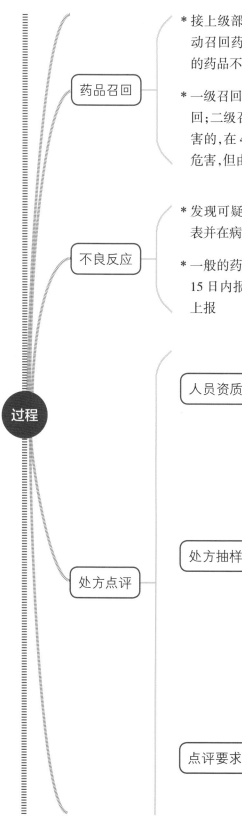

药品召回

* 接上级部门的药品召回通知或国家通报的问题药品,企业主动召回药品,医院内发生同一药品 3 例以上和药物质量有关的药品不良反应讨论决定召回的药品

* 一级召回:使用该药品可能引起严重健康危害的,在 24 h 内召回;二级召回:使用该药品可能引起暂时的或者可逆的健康危害的,在 48 h 召回;三级召回:使用该药品一般不会引起健康危害,但由于其他原因需要召回的,在 72 h 内召回

不良反应

* 发现可疑药品不良反应应及时上报,填写药品不良反应报告表并在病程中记录

* 一般的药品不良反应在 30 日内报告,严重的药品不良反应在 15 日内报告,新药品不良反应在 15 日内报告,死亡病例立即上报

过程

处方点评

人员资质

* 二级及以上医院处方点评人员应具备主管药师及以上专业技术职务任职资格,其他医院处方点评人员必须具备药师以上药学专业技术职务任职资格

处方抽样

* 处方点评按诊疗科目、科室设置、诊疗量等实际情况,确定处方点评具体抽样方法和抽样率

* 门诊、急诊处方的抽样率不应少于总处方量的 1%,且每月点评处方数不应少于 100 张

* 病区医嘱单的抽样率(按出院病历数计)不应少于 1%,且每月点评出院病历数不应少于 30 份

点评要求

* 点评内容包括国家基本药物、血液制品、中药注射剂、肠外营养制剂、抗菌药物、辅助治疗药物、激素等临床使用及超说明书用药、肿瘤患者和围手术期用药等,随着国家政策实时更新

* 急性病不超过 3 日量;慢性病不超过 15 日

量;纳入规定病种的疾病和高血压、冠心病、肺结核、糖尿病、精神病、慢性肝病及其他需要终生服药的慢性病不超过 1 个月量;中成药一律不超过 15 日量;出院带药不超过 1 个月量

处方点评 — 点评要求

* 对特定药物或特定疾病药物使用情况每年至少开展 2 项专项点评,如各类恶性肿瘤、系统性红斑狼疮、血友病、再生障碍性贫血、精神分裂症、情感性精神病、慢性肾功能衰竭的透析治疗和器官移植后的抗排异治疗等

过程

抗菌药物管理 — 抗菌药物使用

* 制定抗菌药物供应目录,并定期评估和调整

* 制定适合本医疗机构感染性疾病诊治与抗菌药物应用指南,并定期更新

* 抗菌药物实行三级管理,须有抗菌药物分级管理目录

* 特殊使用级抗菌药物应用符合相关流程

* 门诊不得开具特殊使用级抗菌药物

Ⅰ类切口手术预防性使用抗菌药物

* 抗菌药物应用的适应证和选择抗菌药物品种合理性有评价

* 术前抗菌药物合理给药有评价:静脉输注应在皮肤、黏膜切开前 0.5 ～ 1 h 内或麻醉开始给药,输注完毕后开始手术;万古霉素或喹诺酮类等由于输注时间长,应在手术前 1 ～ 2 h 开始给药

* 预防应用抗菌药物维持时间合理性有评价,抗菌药物的有效覆盖时间应包括整个手术过程[手术时间较短(< 2 h)的清洁手术术前给药一次即可,手术时间超过 3 h 或超过药物半衰期的 2 倍以上,或成人出血量超过 1500 mL,术中应追加一次]

过程

信息管理

* 药品管理信息系统完善,药品价格及调整、医保属性等信息实现综合管理

* 有药品查询功能,有药库和调剂室药品进、销、存、使用等实时管理功能

* 有抗菌药物、麻醉药品、精神药品等处方权限与用药时限管理的监控功能

* 实现门诊"智慧药房"建设,处方系统与药房配药系统无缝对接,做到门诊取药"随到随取"

用药咨询

* 门诊药房设有用药咨询窗,由主管药师及以上专业技术职务人员提供咨询服务

* 参与查房、会诊和相关病例讨论,提出用药意见和个体化药物治疗建议

* 参与临床路径和单病种治疗方案的制订

* 为医务人员提供药品信息和用药信息咨询工作

* 开展患者的合理用药教育,宣传用药知识

应急管理

* 熟知特殊药品突发事件的应急处理流程

* 熟知药物严重不良反应的应急预案

质控要求

* 科室和(或)主管部门每月或每季度定期对药事与药物使用管理质量进行督查和反馈,并有分析及改进措施

* 药事与药物使用的相关管理制度科内培训频率≥1次/年,并记录

* 药剂科专项预案(如火灾、停电、冷链故障、药害事件、特殊管理药品突发事件等)应急模拟演练频率≥1次/年,并记录

* 科室和(或)主管部门运用质量管理工具进行分析

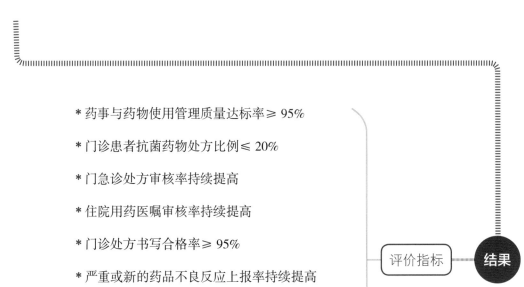

＊药事与药物使用管理质量达标率 ≥ 95%

＊门诊患者抗菌药物处方比例 ≤ 20%

＊门急诊处方审核率持续提高

＊住院用药医嘱审核率持续提高

＊门诊处方书写合格率 ≥ 95%

＊严重或新的药品不良反应上报率持续提高

＊住院患者抗菌药物使用率持续降低

＊住院患者抗菌药物使用强度（DDD）持续降低

＊Ⅰ类切口手术抗菌药物预防使用率持续降低

＊无患者药物错误的相关不良事件发生

评价指标

结果

· 药学部药物使用管理质量评价标准 ·

项	目	质量评价标准	稽查数	完全符合	部分符合	不符合	不适用
结构	管理制度	有药事管理工作制度					
		有药品采购与调剂管理制度					
		有药品储存、养护管理制度					
		有药品遴选制度					
		有处方和药物医嘱审核管理制度					
		有麻醉药品和精神类药品管理制度					
		有抗菌药物临床应用管理制度					
		有退药管理制度					
		有对临床医师的处方点评及公示管理制度					
		有药品召回管理制度					
	人员配备	药学部门负责人应具有药学专业本科及以上学历、药学专业高级技术职务任职资格					
		药学专业技术人员不少于医院卫生专业技术人员的8%，副高及以上药学专业技术职务任职资格人员不低于药学专业技术人员的13%（教学医院不低于15%）					
		药库管理须由药学专业人员负责，病区或诊疗科室备用药品有专人管理					
过程	药品质量控制	药品采购：供药渠道合法，药品采购规范，由药品采购部门统一负责药品采购供应，核医学科可以购用、调剂本专业所需的放射性药品					
		药品储备量与医院功能、任务和服务量相适应；对紧缺药品有替代方案					
		抗菌药物采购目录按规定备案					
		药品验收：查验药品质检报告，根据发票或销售清单核对药品信息（药品名称、规格、生产企业、数量、批号、有效期等）					

项　目		质量评价标准	稽查数	完全符合	部分符合	不符合	不适用
过程	药品质量控制	药品验收	药品包装、说明书及其他材料均符合要求					
			实施批签发的血液制品查验批签发合格证					
			中药饮片验收,应当对品名、产品批号、生产日期、合格标识、质量检验报告书、数量,逐一查验					
			特殊管理药品(麻醉药品、精神药品、放射性药品、毒性药品)双人验收					
			做好药品验收记录,消毒药品、中药饮片、特殊管理药品单独登记					
		药品入库	将验收合格的药品,按原始发票输入电脑进行信息管理和存档					
			保存入库验收记录至少超过药品有效期1年,不得少于3年					
		药品维护	定期对库房药品盘点、养护和质量检查,做到账物相符					
			各科室自检药品质量,发现不合格药品及时退回药库					
			对效期不足6个月的药品及时上报					
			由异常原因可能出现质量问题的药品、已发现质量问题药品等,增加养护次数					
			有质量疑问的药品,立即停止发放,按规定上报,必要时召回已发药品					
	制剂配制		有医院制剂许可证,并取得制剂批准文号					
			有保证制剂质量的设施、设备					
			按规定配备药学专业技术人员					
			按规定进行制剂配制,经省级药品监督管理部门批准,制剂方可在医院间调剂使用					

续 表

项	目	质量评价标准	稽查数	完全符合	部分符合	不符合	不适用
过程	制剂配制	已获批的"医院"类别中药制剂,经省级食品药品监督管理部门批准,可委托本辖区内符合调剂的医疗机构制剂室或药品生产企业配制					
	药品调剂	按要求对处方或医嘱进行审核,审核工作由药师及以上专业技术职务人员承担					
		人工调剂过程须第二人核对,智能化全自动设备发药须有一人核对;独立值班时双重核对					
		药品发出有用法、用量和特殊注意事项等标示					
		发药时须对患者进行用药指导,必要时提供书面用药指导资料					
		对因病情变化、医嘱调整产生的退药进行有效管理					
		药品需分装调剂,分包装上有药品名称、规格、剂量、批号、有效期、分装日期等信息标示					
		病区口服药品单剂量配发,注射药品日剂量发药					
	库房药品贮存管理	药品储存设施、设备满足药品质量要求,须配备检测和调节温度、湿度的设备及避光、通风等设备					
		区域合理,设置冷藏库、阴凉库、常温库及验收、退药、发药等功能区域					
		化学药品、生物制品、中成药、中药饮片分类定位存放					
		查验库房储存条件至少每日2次,超出范围采取调节措施,并记录					
		冷藏药品使用冷藏包转运,冷藏冰箱24 h电脑监控;医学工程部对医用冷藏冰箱巡检至少1次/月					
		麻醉药品、第一类精神药品专用库/柜加锁存放;医疗用毒性药品、放射性药品、第二类精神药品应专柜存放					

项　目		质量评价标准	稽查数	完全符合	部分符合	不符合	不适用
过程	精麻药品管理	**基本要求** 麻醉药品和精神药品严格实行"五专"管理,即专人负责、专柜加锁、专用处方、专用账册和专册登记,药库配有安全监控及自动报警设施					
		门诊、急诊、住院等药房设有麻醉药品、第一类精神药品周转库(柜),库存不得超过本机构规定的数量,周转库(柜)应每日结算					
		麻醉药品、第一类精神药品实行批号管理,开具的药品可溯源到患者					
		麻醉药品及第一类精神药品使用、空安瓿回收、残余液处置执行正确,有记录					
		处方管理 开具麻醉、第一类精神药品应使用专用处方,有资质的医生方可开具,用量按规定根据患者实际情况					
		使用后的麻醉、第一类精神药品处方按规定保管、销毁					
		麻醉、第一类精神药品调剂基数不超过本医疗机构规定的数量					
		处方的调剂人、核对人仔细核对麻醉、第一类精神药品,签名并登记					
		调剂管理 调剂室负责人及时对使用后的麻醉、第一类精神药品处方进行专册登记,内容包括患者或代办人姓名、性别、年龄、身份证号、病历号、疾病诊断、药品名称、规格、数量、处方医师、处方编号、处方日期、发药人、复核人。专用账册的保存应在药品有效期满后不少于2年					
		患者停药后,患者或代办人无偿交回的剩余麻醉、第一类精神药品,应办理患者剩余麻醉、第一类麻醉药品回收凭证,按规定销毁处理,并填写麻醉、第一类精神药品销毁记录表					

项 目			质量评价标准	稽查数	完全符合	部分符合	不符合	不适用
过程	精麻药品管理	销毁管理	麻醉、第一类精神药品的报损、销毁各类报表应单独存放,至少保存3年					
	药品召回		接上级部门的药品召回通知或国家通报的问题药品,企业主动召回药品,医院内发生同一药品3例以上和药物质量有关的药品不良反应讨论决定召回的药品					
			一级召回:使用该药品可能引起严重健康危害的,在24 h内召回;二级召回:使用该药品可能引起暂时的或者可逆的健康危害的,在48 h召回;三级召回:使用该药品一般不会引起健康危害,但由于其他原因需要召回的,在72 h内召回					
	不良反应		发现可疑药品不良反应应及时上报,填写药品不良反应报告表并在病程中记录					
			一般的药品不良反应在30日内报告,严重的药品不良反应在15日内报告,新药品不良反应在15日内报告,死亡病例立即上报					
	处方点评	人员资质	二级及以上医院处方点评人员应具备主管药师及以上专业技术职务任职资格,其他医院处方点评人员必须具备药师以上药学专业技术职务任职资格					
		处方抽样	处方点评按诊疗科目、科室设置、诊疗量等实际情况,确定处方点评具体抽样方法和抽样率					
			门诊、急诊处方的抽样率不应少于总处方量的1%,且每月点评处方数不应少于100张					
			病区医嘱单的抽样率(按出院病历数计)不应少于1%,且每月点评出院病历数不应少于30份					

第五部分

项　目		质量评价标准	稽查数	完全符合	部分符合	不符合	不适用
过程	处方点评	点评要求	点评内容包括国家基本药物、血液制品、中药注射剂、肠外营养制剂、抗菌药物、辅助治疗药物、激素等临床使用及超说明书用药、肿瘤患者和围手术期用药等,随着国家政策实时更新					
			急性病不超过3日量；慢性病不超过15日量；纳入规定病种的疾病和高血压、冠心病、肺结核、糖尿病、精神病、慢性肝病及其他需要终生服药的慢性病不超过1个月量；中成药一律不超过15日量；出院带药不超过1个月量					
			对特定药物或特定疾病药物使用情况每年至少开展2项专项点评,如各类恶性肿瘤、系统性红斑狼疮、血友病、再生障碍性贫血、精神分裂症、情感性精神病、慢性肾功能衰竭的透析治疗和器官移植后的抗排异治疗等					
	抗菌药物管理	抗菌药物使用	制定抗菌药物供应目录,并定期评估和调整					
			制定适合本医疗机构感染性疾病诊治与抗菌药物应用指南,并定期更新					
			抗菌药物实行三级管理,须有抗菌药物分级管理目录					
			特殊使用级抗菌药物应用符合相关流程					
			门诊不得开具特殊使用级抗菌药物					
		Ⅰ类切口手术预防性使用抗菌药物	抗菌药物应用的适应证和选择抗菌药物品种合理性有评价					
			术前抗菌药物合理给药有评价：静脉输注应在皮肤、黏膜切开前0.5～1h内或麻醉开始给药,输注完毕后开始手术；万古霉素或喹诺酮类等由于输注时间长,应在手术前1～2h开始给药					

续　表

项　目			质量评价标准	稽查数	完全符合	部分符合	不符合	不适用
过程	抗菌药物管理	Ⅰ类切口手术预防性使用抗菌药物	预防应用抗菌药物维持时间合理性有评价,抗菌药物的有效覆盖时间应包括整个手术过程[手术时间较短(<2 h)的清洁手术术前给药一次即可,手术时间超过3 h或超过药物半衰期的2倍以上,或成人出血量超过1500 mL,术中应追加一次]					
	信息管理		药品管理信息系统完善,药品价格及调整、医保属性等信息实现综合管理					
			有药品查询功能,有药库和调剂室药品进、销、存、使用等实时管理功能					
			有抗菌药物、麻醉药品、精神药品等处方权限与用药时限管理的监控功能					
			实现门诊"智慧药房"建设,处方系统与药房配药系统无缝对接,做到门诊取药"随到随取"					
	用药咨询		门诊药房设有用药咨询窗,由主管药师及以上专业技术职务人员提供咨询服务					
			参与查房、会诊和相关病例讨论,提出用药意见和个体化药物治疗建议					
			参与临床路径和单病种治疗方案的制订					
			为医务人员提供药品信息和用药信息咨询工作					
			开展患者的合理用药教育,宣传用药知识					
	应急管理		熟知特殊药品突发事件的应急处理流程					
			熟知药物严重不良反应的应急预案					
	质控要求		科室和(或)主管部门每月或每季度定期对药事与药物使用管理质量进行督查和反馈,并有分析及改进措施					
			药事与药物使用的相关管理制度科内培训频率≥1次/年,并记录					

第五部分

项　目		质量评价标准	稽查数	完全符合	部分符合	不符合	不适用
过程	质控要求	药剂科专项预案(如火灾、停电、冷链故障、药害事件、特殊管理药品突发事件等)应急模拟演练频率≥1次/年,并记录					
		科室和(或)主管部门运用质量管理工具进行分析					
结果	评价指标	药事与药物使用管理质量达标率≥95%	达标率:		合格/不合格		
		门诊患者抗菌药物处方比例≤20%	达标率:		合格/不合格		
		门急诊处方审核率[1]持续提高	是/否		合格/不合格		
		住院用药医嘱审核率[2]持续提高	是/否		合格/不合格		
		门诊处方书写合格率[3]≥95%	达标率:		合格/不合格		
		严重或新的药品不良反应上报率[4]持续提高	是/否		合格/不合格		
		住院患者抗菌药物使用率[5]持续降低	是/否		合格/不合格		
		住院患者抗菌药物使用强度(DDD)[6]持续降低	是/否		合格/不合格		
		Ⅰ类切口手术抗菌药物预防使用率[7]持续降低	是/否		合格/不合格		
		无患者药物错误的相关不良事件发生	是/否		合格/不合格		

结构(每个制度)检查者:　　过程(每个模块)检查者:　　结果(每项指标)检查者:

[1] 门急诊处方审核率(%)=(药品收费前药师审核门急诊处方人次数÷同期门急诊处方总人次数)×100%。处方审核是指药学专业技术人员运用专业知识与实践技能,根据相关法律法规、规章制度与技术规范等,对医师在诊疗活动中为患者开具的处方,进行合法性、规范性和适宜性审核,并作出是否同意调配发药决定的药学技术服务。急诊处方审核率仅统计急诊患者,急诊留观和抢救患者除外。

[2] 住院用药医嘱审核率(%)=(药品调配前药师审核住院患者用药医嘱条目数÷同期住院患者用药医嘱总条目数)×100%。为便于统计,住院患者用药医嘱(总)条目数均以出院患者用药医嘱(总)条目数计算。

[3] 门诊处方合格率(%)=(合格的门诊处方人次数÷同期点评门诊处方总人次数)×100%。

[4] 严重或新的药品不良反应上报率(%)=(医疗机构单位时间内上报的严重或新的药品不良反应人数÷同期用药患者总数)×100%。

[5] 住院患者抗菌药物使用率(%)=(住院患者使用抗菌药物人数÷同期医疗机构住

院患者总数）×100%。为便于统计,住院患者使用抗菌药物人数和住院患者总数均以出院患者的人数计算。

[6] 住院患者抗菌药物使用强度（DDD）=［住院患者抗菌药物使用量（累计 DDD 数）÷同期住院患者床日数］×100%。

[7] Ⅰ类切口手术抗菌药物预防使用率（%）=（Ⅰ类切口手术预防使用抗菌药物的患者数 ÷ 同期Ⅰ类切口手术患者总数）×100%。

备注

1. 药品不良反应

（1）一般的药品不良反应是指合格药品在正常用法用量下出现的与用药目的无关的有害反应。

（2）严重药品不良反应是指因使用药品引起以下损害情形之一的反应:导致死亡、危及生命、致癌、致出生缺陷,导致显著的或者永久的人体伤残或者器官功能的损伤、导致住院或者住院时间延长、导致其他重要医学事件,如不进行治疗可能出现上述所列情况的。

（3）新的药品不良反应是指药品说明书中未载明的不良反应。说明书中已有描述,但不良反应发生的性质、程度、后果或者频率与说明书描述不一致或者更严重的,按照新的药品不良反应处理。

（4）药品群体不良事件是指同一药品在使用过程中,在相对集中的时间、区域内,对一定数量人群的身体健康或者生命安全造成损害或者威胁,需要予以紧急处置的事件。同一药品:指同一生产企业生产的同一药品名称、同一剂型、同一规格的药品。

2. 药害事件 是指突然发生,对社会公众健康造成或可能造成严重损害的药品损害事件、药品群体性不良事件、严重药品不良反应事件、重大制售假劣药品事件及其他严重影响公众健康的突发药品安全事件。

3. 应急程序 特殊管理药品突发事件,有下列情形之一,启动应急程序。

（1）特殊管理药品滥用,造成1人以上死亡或者3人以上严重中毒。

（2）麻醉药品、第一类精神药品流失、被盗。

（3）医疗用毒性药品中毒剧毒物品流失、被盗。

（4）发现麻醉药品、精神药品滥用成瘾人群。

4. 抗菌药物分为三级 非限制使用级、限制使用级、特殊使用级。

（1）非限制使用级:经长期临床应用证明安全、有效,对病原菌耐药性影响较小,价格相对较低的抗菌药物。应是已列入基本药物目录,《国家处方集》和《国家基本医疗保险、工伤保险和生育保险药品目录》收录的抗菌药物品种。

（2）限制使用级:经长期临床应用证明安全、有效,对病原菌耐药性影响较大,或者价格相对较高的抗菌药物。

（3）特殊使用级:具有明显或者严重不良反应,不宜随意使用;抗菌作用较强、抗菌谱广,经常或过度使用会使病原菌过快产生耐药的;疗效、安全性方面的临床资料较少,不优于现用药物的;新上市的,在适应证、疗效或安全性方面尚需进一步考证的、价格昂贵的抗菌药物。

35 临床检验科管理质量评价标准

* 有临床检验项目管理制度

* 有新技术、新项目准入制度

* 有试剂和耗材管理制度

* 有标本接收、预处理和储存管理制度

* 有检验结果量值溯源管理制度

* 有项目复检规则作业指导书

* 有 POCT 管理制度

* 有危急值管理制度   管理制度

* 有检验报告时效管理制度

* 有生物安全及个人防护管理制度   结构

* 有微生物室菌（毒）种安全管理制度

* 有废弃标本及容器处理制度

* 有室内、室间质控程序

* 有检验科突发事件的应急处置预案与流程

* 科室负责人具备检验专业副高及以上专业技术任职资格

* 临床检验工作的专业技术人员应当具有相应的专业学历，
  并取得相应专业技术任职资格   人员配备

* 分子生物学、特殊岗位（如 HIV 初筛实验、产前筛查及诊
  断、新生儿疾病筛查等）检验人员经培训考核，持有卫生健
  康行政管理部门核发的上岗证后，方可独立上岗

过程

检查项目
- *临床实验室集中管理,资源共享,建立临床检验项目目录,统一纳入医学检验科管理
- *开展的检验项目能满足临床需求,并根据临床各学科诊疗需求,及时新增
- *委托其他机构开展的检验项目,需签署委托服务协议,并有相关质量保证条款
- *检验项目符合准入要求

仪器设备试剂管理
- *有专人负责仪器设备保养、维护与管理
- *仪器、设备和试剂符合国家有关标准和准入范围
- *对技术参数,包括准确度、精密度、灵敏度、线性范围、干扰及参考范围有规定
- *对需校准的检验仪器、检验项目和对临床检验结果有影响的辅助设备定期进行校准
- *试剂与校准品有专人管理,医院统一采购,渠道合法,储存符合要求

检验报告
- *有检验报告时限规定(如临检项目 ≤ 30 min;急诊生化和免疫项目 ≤ 2 h;生化、免疫常规项目 ≤ 1 个工作日、微生物常规项目 ≤ 4 个工作日);"特殊检验项目"清单内的项目原则上不超过 1 周,并提供预约服务
- *有急诊三大常规、急诊生化、急诊免疫、急诊心肌损伤标志物、凝血功能、D-二聚体和 C 反应蛋白等指标的测定
- *检验报告单双签名,包括日常、急诊和特殊时段
- *检验报告单有中文或中英文对照的检测项目名称,并符合相关规定
- *检验报告采用国际单位或权威学术机构推荐单位,并提供参考范围
- *检验报告单有患者信息、标本类型、样本采集时间、结果报告时间(时间精确到分钟)
- *有自助取检验报告单设施

第五部分

过程

生物安全

* 设立实验室生物安全管理委员会,定期召开工作会议

* 建立覆盖医院所有实验室的质量管理体系

* 实验室生物安全分区合理(清洁区、缓冲区、污染区),标识明确,各实验室出口处均有手消毒剂,并在有效期内

* 工作流程应避免交叉污染

* 分子生物学实验室和 HIV 初筛实验室有门禁系统,HIV 初筛实验室有警示标识

* 微生物实验室有专人负责菌(毒)种管理

* 结核检测实验室应至少达到 P_2 实验室标准

* 配备洗眼器、冲淋装置及其他急救设施,并处于备用状态

* 对生物安全、易燃易爆危化品等有警示标识

* 有相关防护设施使用及安全防护培训

标本管理

* 临床标本有明确、清晰的标识,在实验室内进行二次分装的标本,须能追溯至原始标本,实验过程中维持样本的唯一编号

* 有与实验项目相适应的样本采集手册,方便获取

* 采样后须准确记录采样时间

* 实验室按标准对标本接收、拒收,并保留记录

* 实验室中的标本检测状态有明确区分,标本待检、检测中、检测后的放置区域有明确标识

* 实验室根据标本中被测物稳定性特点,有标本检测前(必要时)和检测后的保留期限和保存条件

* 标本全过程可追溯,检验结果回报时间(TAT)明确可查

POCT
项目管理

* POCT 项目按规定落实统一管理,检测人员须经过培训考核合格后授权

* 有 POCT 项目临床操作和质量管理 SOP,方便获取

* 检验科定期对 POCT 项目进行质量控制管理

POCT
项目管理

* POCT 项目按要求开展室内质控和比对,室内质控和比对结果有工作记录

* 每年至少参加 EQA/PT 活动 1 次,参加仪器需覆盖医院内的主要品牌

* 便携式血糖仪实现信息化管理,全院室内质控可实时监控

* 结果报告至少包括患者信息、检测人员、检测日期与时间、检测结果、出具正式报告或在病程中记录

危急值
管理

* 有完整的危急值登记资料

* 在规定时限内将危急值报告相关科室

* 定期根据临床需求修订危急值项目

过程

室内质量
控制

* 实验室全部检测项目及不同标本类型均有室内质量控制,科室定期评估室内质量控制各项参数及失控率

* 每检测批次至少保证有一次室内质量控制结果,有负责人审核签字

* 有重点室内质量控制流程,内容包括临床化学、免疫学、血液学及凝血试验,血涂片评价和分类计数,细菌、分枝杆菌和真菌检测,尿液分析和临床显微镜检查

* 需要报告滴度的血清学检测,需同时进行已知滴度的血清阳性质量控制和阴性质量控制

室间质量
控制

* 实验室全部检测项目及不同标本类型均有室间质量评价或实验室间比对

* 参加省级或省级以上室间质量评价计划或能力验证计划,室间质量评价或能力验证计划有效落实

* 无法参加室间质量评价计划的项目有目录或清单,有替代评估方案

信息管理

* 实验室信息系统能满足服务质量要求,贯穿于检验项目的全程管理,涵盖各个检验专业和工作场所

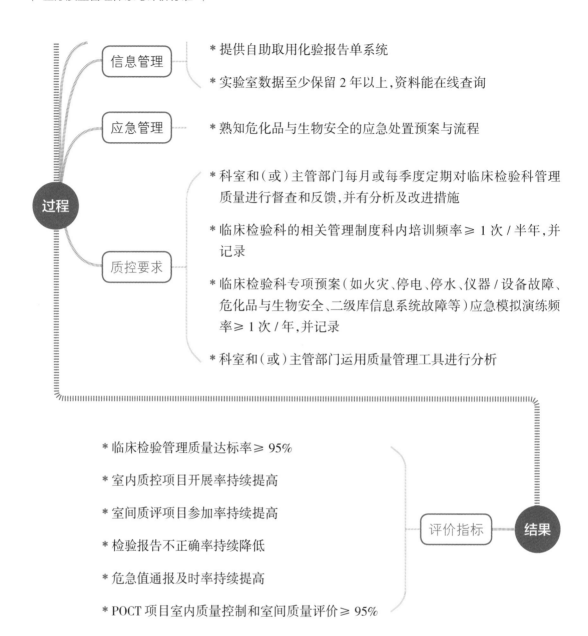

信息管理
* 提供自助取用化验报告单系统
* 实验室数据至少保留 2 年以上,资料能在线查询

应急管理
* 熟知危化品与生物安全的应急处置预案与流程

过程

质控要求
* 科室和(或)主管部门每月或每季度定期对临床检验科管理质量进行督查和反馈,并有分析及改进措施
* 临床检验科的相关管理制度科内培训频率≥ 1 次 / 半年,并记录
* 临床检验科专项预案(如火灾、停电、停水、仪器 / 设备故障、危化品与生物安全、二级库信息系统故障等)应急模拟演练频率≥ 1 次 / 年,并记录
* 科室和(或)主管部门运用质量管理工具进行分析

* 临床检验管理质量达标率≥ 95%
* 室内质控项目开展率持续提高
* 室间质评项目参加率持续提高
* 检验报告不正确率持续降低
* 危急值通报及时率持续提高
* POCT 项目室内质量控制和室间质量评价≥ 95%

评价指标

结果

· 临床检验科管理质量评价标准 ·

项 目		质量评价标准	稽查数	完全符合	部分符合	不符合	不适用
结构	管理制度	有临床检验项目管理制度					
		有新技术、新项目准入制度					
		有试剂和耗材管理制度					
		有标本接收、预处理和储存管理制度					
		有检验结果量值溯源管理制度					
		有项目复检规则作业指导书					
		有POCT管理制度					
		有危急值管理制度					
		有检验报告时效管理制度					
		有生物安全及个人防护管理制度					
		有微生物室菌(毒)种安全管理制度					
		有废弃标本及容器处理制度					
		有室内、室间质控程序					
		有检验科突发事件的应急处置预案与流程					
	人员配备	科室负责人具备检验专业副高及以上专业技术任职资格					
		临床检验工作的专业技术人员应当具有相应的专业学历,并取得相应专业技术任职资格					
		分子生物学、特殊岗位(如HIV初筛实验、产前筛查及诊断、新生儿疾病筛查等)检验人员经培训考核,持有卫生健康行政管理部门核发的上岗证后,方可独立上岗					
过程	检查项目	临床实验室集中管理,资源共享,建立临床检验项目目录,统一纳入医学检验科管理					
		开展的检验项目能满足临床需求,并根据临床各学科诊疗需求,及时新增					

项　目		质量评价标准	稽查数	完全符合	部分符合	不符合	不适用
过程	检查项目	委托其他机构开展的检验项目,需签署委托服务协议,并有相关质量保证条款					
		检验项目符合准入要求					
	仪器设备试剂管理	有专人负责仪器设备保养、维护与管理					
		仪器、设备和试剂符合国家有关标准和准入范围					
		对技术参数,包括准确度、精密度、灵敏度、线性范围、干扰及参考范围有规定					
		对需校准的检验仪器、检验项目和对临床检验结果有影响的辅助设备定期进行校准					
		试剂与校准品有专人管理,医院统一采购,渠道合法,储存符合要求					
	检验报告	有检验报告时限规定(如临检项目≤30 min;急诊生化和免疫项目≤2 h;生化、免疫常规项目≤1个工作日、微生物常规项目≤4个工作日);"特殊检验项目"清单内的项目原则上不超过1周,并提供预约服务					
		有急诊三大常规、急诊生化、急诊免疫、急诊心肌损伤标志物、凝血功能、D-二聚体和C反应蛋白等指标的测定					
		检验报告单双签名,包括日常、急诊和特殊时段					
		检验报告单有中文或中英文对照的检测项目名称,并符合相关规定					
		检验报告采用国际单位或权威学术机构推荐单位,并提供参考范围					
		检验报告单有患者信息、标本类型、样本采集时间、结果报告时间(时间精确到分钟)					
		有自助取检验报告单设施					
	生物安全	设立实验室生物安全管理委员会,定期召开工作会议					

续　表

项　目		质量评价标准	稽查数	完全符合	部分符合	不符合	不适用
过程	生物安全	建立覆盖医院所有实验室的质量管理体系					
		实验室生物安全分区合理(清洁区、缓冲区、污染区),标识明确,各实验室出口处均有手消毒剂,并在有效期内					
		工作流程应避免交叉污染					
		分子生物学实验室和HIV初筛实验室有门禁系统,HIV初筛实验室有警示标识					
		微生物实验室有专人负责菌(毒)种管理					
		结核检测实验室应至少达到 P_2 实验室标准					
		配备洗眼器、冲淋装置及其他急救设施,并处于备用状态					
		对生物安全、易燃易爆危化品等有警示标识					
		有相关防护设施使用及安全防护培训					
	标本管理	临床标本有明确、清晰的标识,在实验室内进行二次分装的标本,须能追溯至原始标本,实验过程中维持样本的唯一编号					
		有与实验项目相适应的样本采集手册,方便获取					
		采样后须准确记录采样时间					
		实验室按标准对标本接收、拒收,并保留记录					
		实验室中的标本检测状态有明确区分,标本待检、检测中、检测后的放置区域有明确标识					
		实验室根据标本中被测物稳定性特点,有标本检测前(必要时)和检测后的保留期限和保存条件					
		标本全过程可追溯,检验结果回报时间(TAT)明确可查					

第五部分

项　目		质量评价标准	稽查数	完全符合	部分符合	不符合	不适用
过程	POCT项目管理	POCT项目按规定落实统一管理,检测人员须经过培训考核合格后授权					
		有POCT项目临床操作和质量管理SOP,方便获取					
		检验科定期对POCT项目进行质量控制管理					
		POCT项目按要求开展室内质控和比对,室内质控和比对结果有工作记录					
		每年至少参加EQA/PT活动1次,参加仪器需覆盖医院内的主要品牌					
		便携式血糖仪实现信息化管理,全院室内质控可实时监控					
		结果报告至少包括患者信息、检测人员、检测日期与时间、检测结果、出具正式报告或在病程中记录					
	危急值管理	有完整的危急值登记资料					
		在规定时限内将危急值报告相关科室					
		定期根据临床需求修订危急值项目					
	室内质量控制	实验室全部检测项目及不同标本类型均有室内质量控制,科室定期评估室内质量控制各项参数及失控率					
		每检测批次至少保证有一次室内质量控制结果,有负责人审核签字					
		有重点室内质量控制流程,内容包括临床化学、免疫学、血液学及凝血试验,血涂片评价和分类计数,细菌、分枝杆菌和真菌检测,尿液分析和临床显微镜检查					
		需要报告滴度的血清学检测,需同时进行已知滴度的血清阳性质量控制和阴性质量控制					

项目		质量评价标准	稽查数	完全符合	部分符合	不符合	不适用
过程	室间质量控制	实验室全部检测项目及不同标本类型均有室间质量评价或实验室间比对					
		参加省级或省级以上室间质量评价计划或能力验证计划,室间质量评价或能力验证计划有效落实					
		无法参加室间质量评价计划的项目有目录或清单,有替代评估方案					
	信息管理	实验室信息系统能满足服务质量要求,贯穿于检验项目的全程管理,涵盖各个检验专业和工作场所					
		提供自助取用化验报告单系统					
		实验室数据至少保留2年以上,资料能在线查询					
	应急管理	熟知危化品与生物安全的应急处置预案与流程					
	质控要求	科室和(或)主管部门每月或每季度定期对临床检验科管理质量进行督查和反馈,并有分析及改进措施					
		临床检验科的相关管理制度科内培训频率≥1次/半年,并记录					
		临床检验科专项预案(如火灾、停电、停水、仪器/设备故障、危化品与生物安全、二级库信息系统故障等)应急模拟演练频率≥1次/年,并记录					
		科室和(或)主管部门运用质量管理工具进行分析					
结果	评价指标	临床检验管理质量达标率≥95%	达标率:	合格/不合格			
		室内质控项目开展率[1]持续提高	是/否	合格/不合格			
		室间质评项目参加率[2]持续提高	是/否	合格/不合格			
		检验报告不正确率[3]持续降低	是/否	合格/不合格			

项　目		质量评价标准	稽查数	完全符合	部分符合	不符合	不适用
结果	评价指标	危急值通报及时率[4]持续提高	是/否	合格/不合格			
		POCT项目室内质量控制和室间质量评价≥95%	达标率：	合格/不合格			
结构（每个制度）检查者：		过程（每个模块）检查者：		结果（每项指标）检查者：			

[1]　室内质控项目开展率(%)＝(开展室内质控的检验项目数÷同期检验项目总数)×100%。

[2]　室间质评项目参加率(%)＝(参加室间质评的检验项目数÷同期特定机构(国家、省级等)已开展的室间质评项目总数)×100%。

[3]　检验报告不正确率(%)＝(实验室发出的不正确检验报告数÷同期检验报告总数)×100% 检验报告不正确是指实验室已发出的报告,其内容与实际情况不相符,包括结果不正确、患者信息不正确、标本信息不正确等。

[4]　危急值通报及时率(%)＝(危急值通报时间符合规定时间的检验项目数÷同期需要危急值通报的检验项目总数)×100%。危急值通报时间指从结果确认到与临床医师交流的时间。

36 输血科管理质量评价标准

· 输血科管理质量检查思维导图 ·

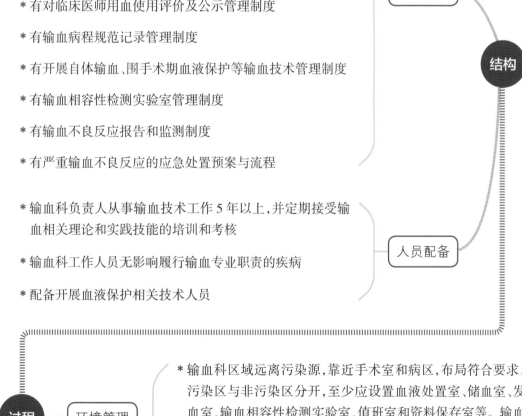

* 有临床用血管理制度

* 有血液入库、贮存监测和发放管理制度

* 有血液库存预警与临床科室协调制度

* 有临床用血申请与审核制度

* 有临床输血核对制度

* 有临床输血前告知管理制度

* 有对临床医师用血使用评价及公示管理制度

* 有输血病程规范记录管理制度

* 有开展自体输血、围手术期血液保护等输血技术管理制度

* 有输血相容性检测实验室管理制度

* 有输血不良反应报告和监测制度

* 有严重输血不良反应的应急处置预案与流程

管理制度

结构

* 输血科负责人从事输血技术工作 5 年以上,并定期接受输血相关理论和实践技能的培训和考核

* 输血科工作人员无影响履行输血专业职责的疾病

* 配备开展血液保护相关技术人员

人员配备

过程 — **环境管理**

* 输血科区域远离污染源,靠近手术室和病区,布局符合要求,污染区与非污染区分开,至少应设置血液处置室、储血室、发血室、输血相容性检测实验室、值班室和资料保存室等。输血相容性检测实验室应进行二级生物安全备案

* 实验室建筑与设施须符合实验室生物安全要求

仪器设备耗材管理

* 使用的输血器和辅助设备须符合国家标准

* 根据不同血液成分的储存温度要求,配备专用储血冰箱、2～8℃试剂冰箱等

* 有支持开展血液保护相关技术的设备

过程

用血管理

* 设立临床用血管理委员会,定期召开工作会议

* 建立覆盖所开展输血业务全过程的质量管理体系

* 有医院临床用血计划,对用血申请实行分级管理

* 按程序执行临床用血申请和申请审核,包括申请备血数量、医生权限、紧急用血的报批等

* 输血科至少每季度1次对临床科室和医生临床用血进行评价及公示,临床医生合理用血评价结果与个人业绩考核和用血权限认定挂钩,并严格执行

* 指导临床合理用血,参与疑难输血病例的会诊、诊断及治疗

* 配合临床用血事件及输血不良反应的调查

* 具备输血前相关检测能力,并开展执行

* 输血前须签署输血治疗知情同意书

* 按规定执行抢救生命垂危患者等特定情况下的紧急用血

* 按要求进行临床用血前评估和用血后效果评价

* 临床单例患者24 h内使用全血或红细胞超过1 600 mL（8 U）需主管部门审核批准方可使用

* 血液发放规范,交接双方须共同核对用血者和血液基本信息（如血液有效期,配血试验结果,血袋完整性以及血液外观等）,确保患者信息一致与血液质量,双方共同签字后,方可发血

* 输血科按规定对临床用血全过程进行监控和监测评价,包括储血、发血、输血中、输血后、输血室内质量质控和室间质量评价等

过程

血液储存管理

* 有临床用血储备计划,与指定供血单位签订供血协议。无非法用血、自采和自供血液行为

* 按要求进行血液库存量管理,24 h 为临床提供供血服务

* 有特殊用血(如稀有血型)应急协调机制,确保急诊抢救用血

* 与血站建立血液库存预警机制,及时掌握预警信息,协调临床用血

* 有应急用血的后勤保障能力(通信、人员、交通等)

* 专人对血液存放方式、冰箱温度、标识、消毒、细菌监测等情况进行定期监测,并做好记录

* 全血、红细胞储存温度控制在 2 ～ 6℃,血小板储存温度控制在 20 ～ 24℃

* 血液发出后,受血和供血者标本在 2 ～ 6℃冰箱内至少保存 7 日

* 血液出入库和有效期的使用情况记录完整,有出入库记录完整率和血液有效期使用率的数据分析

输血记录

* 用血申请单填写规范

* 用血发血单、输血记录单书写规范,各交接环节记录时间精确到分钟

* 输血治疗病程记录完整,内容至少包括输血原因、不同输血方式的选择、输注成分、血型和数量、输注起止时间、输血过程观察情况、有无不良反应、输注效果评价等

* 手术患者的手术记录、麻醉记录、护理记录、术后记录中的输血量与发血量一致

相容性检测管理

* 若有输血史、妊娠史或短期内接受多次输血的患者,应开展不规则抗体筛检

* 按要求规范开展输血前检验项目[如 ABO 正反定型、RH(D)、交叉配血、输血感染性疾病免疫标志物等]

* 交叉配血须采用能检查不完全抗体的试验方法

* 输血相容性检测的试剂、仪器和设备耗材符合相应标准

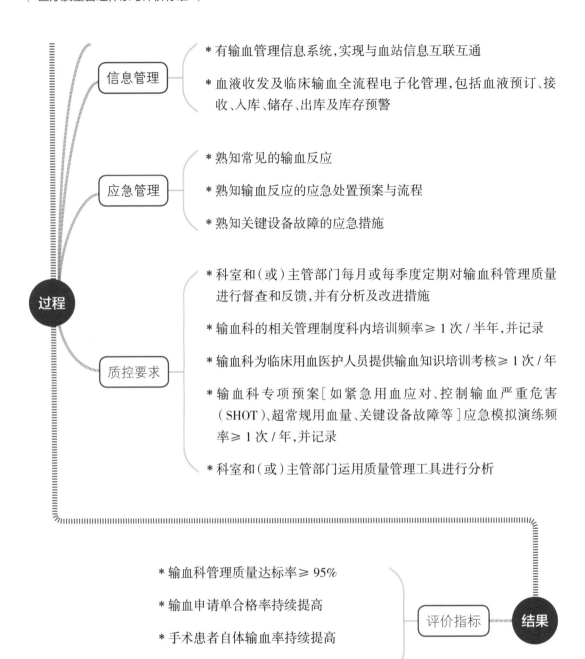

信息管理
* 有输血管理信息系统,实现与血站信息互联互通
* 血液收发及临床输血全流程电子化管理,包括血液预订、接收、入库、储存、出库及库存预警

应急管理
* 熟知常见的输血反应
* 熟知输血反应的应急处置预案与流程
* 熟知关键设备故障的应急措施

过程

质控要求
* 科室和(或)主管部门每月或每季度定期对输血科管理质量进行督查和反馈,并有分析及改进措施
* 输血科的相关管理制度科内培训频率≥1次/半年,并记录
* 输血科为临床用血医护人员提供输血知识培训考核≥1次/年
* 输血科专项预案[如紧急用血应对、控制输血严重危害(SHOT)、超常规用血量、关键设备故障等]应急模拟演练频率≥1次/年,并记录
* 科室和(或)主管部门运用质量管理工具进行分析

评价指标
结果
* 输血科管理质量达标率≥95%
* 输血申请单合格率持续提高
* 手术患者自体输血率持续提高
* 无患者输血错误相关的不良事件发生

·输血科管理质量评价标准·

项目		质量评价标准	稽查数	完全符合	部分符合	不符合	不适用
结构	管理制度	有临床用血管理制度					
		有血液入库、贮存监测和发放管理制度					
		有血液库存预警与临床科室协调制度					
		有临床用血申请与审核制度					
		有临床输血核对制度					
		有临床输血前告知管理制度					
		有对临床医师用血使用评价及公示管理制度					
		有输血病程规范记录管理制度					
		有开展自体输血、围手术期血液保护等输血技术管理制度					
		有输血相容性检测实验室管理制度					
		有输血不良反应报告和监测制度					
		有严重输血不良反应的应急处置预案与流程					
	人员配备	输血科负责人从事输血技术工作5年以上，并定期接受输血相关理论和实践技能的培训和考核					
		输血科工作人员无影响履行输血专业职责的疾病					
		配备开展血液保护相关技术人员					
过程	环境管理	输血科区域远离污染源，靠近手术室和病区，布局符合要求，污染区与非污染区分开，至少应设置血液处置室、储血室、发血室、输血相容性检测实验室、值班室和资料保存室等。输血相容性检测实验室应进行二级生物安全备案					
		实验室建筑与设施须符合实验室生物安全要求					

项 目		质量评价标准	稽查数	完全符合	部分符合	不符合	不适用
过程	仪器设备耗材管理	使用的输血器和辅助设备须符合国家标准					
		根据不同血液成分的储存温度要求,配备专用储血冰箱、2～8℃试剂冰箱等					
		有支持开展血液保护相关技术的设备					
	用血管理	设立临床用血管理委员会,定期召开工作会议					
		建立覆盖所开展输血业务全过程的质量管理体系					
		有医院临床用血计划,对用血申请实行分级管理					
		按程序执行临床用血申请和申请审核,包括申请备血数量、医生权限、紧急用血的报批等					
		输血科至少每季度1次对临床科室和医生临床用血进行评价及公示,临床医生合理用血评价结果与个人业绩考核和用血权限认定挂钩,并严格执行					
		指导临床合理用血,参与疑难输血病例的会诊、诊断及治疗					
		配合临床用血事件及输血不良反应的调查					
		具备输血前相关检测能力,并开展执行					
		输血前须签署输血治疗知情同意书					
		按规定执行抢救生命垂危患者等特定情况下的紧急用血					
		按要求进行临床用血前评估和用血后效果评价					
		临床单例患者24h内使用全血或红细胞超过1 600 mL(8 U)需主管部门审核批准方可使用					
		血液发放规范,交接双方须共同核对用血者和血液基本信息(如血液有效期,配血试验结果,血袋完整性以及血液外观等),确保患者信息一致与血液质量,双方共同签字后,方可发血					

续　表

项　目		质量评价标准	稽查数	完全符合	部分符合	不符合	不适用
过程	用血管理	输血科按规定对临床用血全过程进行监控和监测评价,包括储血、发血、输血中、输血后、输血室内质量质控和室间质量评价等					
	血液储存管理	有临床用血储备计划,与指定供血单位签订供血协议。无非法用血、自采和自供血液行为					
		按要求进行血液库存量管理,24 h为临床提供供血服务					
		有特殊用血(如稀有血型)应急协调机制,确保急诊抢救用血					
		与血站建立血液库存预警机制,及时掌握预警信息,协调临床用血					
		有应急用血的后勤保障能力(通信、人员、交通等)					
		专人对血液存放方式、冰箱温度、标识、消毒、细菌监测等情况进行定期监测,并做好记录					
		全血、红细胞储存温度控制在2～6℃,血小板储存温度控制在20～24℃					
		血液发出后,受血和供血者标本在2～6℃冰箱内至少保存7日					
		血液出入库和有效期的使用情况记录完整,有出入库记录完整率和血液有效期使用率的数据分析					
	输血记录	用血申请单填写规范					
		用血发血单、输血记录单书写规范,各交接环节记录时间精确到分钟					
		输血治疗病程记录完整,内容至少包括输血原因、不同输血方式的选择、输注成分、血型和数量、输注起止时间、输血过程观察情况、有无不良反应、输注效果评价等					
		手术患者的手术记录、麻醉记录、护理记录、术后记录中的输血量与发血量一致					

第五部分

项 目		质量评价标准	稽查数	完全符合	部分符合	不符合	不适用
过程	相容性检测管理	若有输血史、妊娠史或短期内接受多次输血的患者,应开展不规则抗体筛检					
		按要求规范开展输血前检验项目[如ABO正反定型、RH(D)、交叉配血、输血感染性疾病免疫标志物等]					
		交叉配血须采用能检查不完全抗体的试验方法					
		输血相容性检测的试剂、仪器和设备耗材符合相应标准					
	信息管理	有输血管理信息系统,实现与血站信息互联互通					
		血液收发及临床输血全流程电子化管理,包括血液预订、接收、入库、储存、出库及库存预警					
	应急管理	熟知常见的输血反应					
		熟知输血反应的应急处置预案与流程					
		熟知关键设备故障的应急措施					
	质控要求	科室和(或)主管部门每月或每季度定期对输血科管理质量进行督查和反馈,并有分析及改进措施					
		输血科的相关管理制度科内培训频率≥1次/半年,并记录					
		输血科为临床用血医护人员提供输血知识培训考核≥1次/年					
		输血科专项预案[如紧急用血应对、控制输血严重危害(SHOT)、超常规用血量、关键设备故障等]应急模拟演练频率≥1次/年,并记录					
		科室和(或)主管部门运用质量管理工具进行分析					

续　表

项　目		质量评价标准	稽查数	完全符合	部分符合	不符合	不适用
结果	评价指标	输血科管理质量达标率≥95%	达标率：	合格/不合格			
		输血申请单合格率[1]持续提高	是/否	合格/不合格			
		手术患者自体输血率[2]持续提高	是/否	合格/不合格			
		无患者输血错误相关的不良事件发生	是/否	合格/不合格			
结构（每个制度）检查者：　　　　过程（每个模块）检查者：　　　　结果（每项指标）检查者：							

[1] 临床输血申请单合格率（%）=［符合用血条件且填写规范的临床输血申请单数量÷同期输血科（血库）接收的临床输血申请单总数］×100%。

[2] 手术患者自体输血率（%）=（手术患者自体输血总单位数÷同期手术患者异体输血单位数+自体输血单位数）×100%。仅统计红细胞成分及全血用量。

第五部分

37 医学影像中心管理质量评价标准

· 医学影像中心管理质量检查思维导图 ·

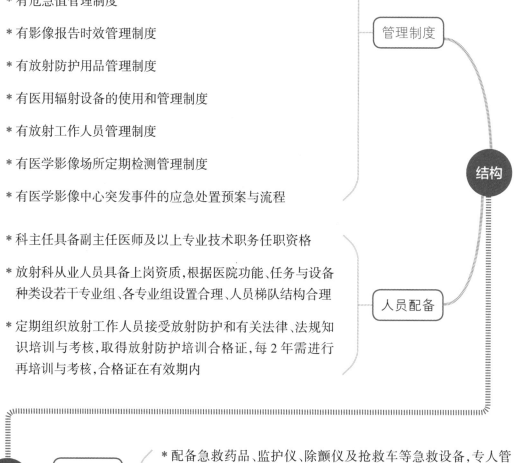

* 有医师授权管理制度

* 有床边放射检查管理制度

* 有影像报告书写规范管理制度

* 有疑难病例讨论制度

* 有危急值管理制度

* 有影像报告时效管理制度

* 有放射防护用品管理制度

* 有医用辐射设备的使用和管理制度

* 有放射工作人员管理制度

* 有医学影像场所定期检测管理制度

* 有医学影像中心突发事件的应急处置预案与流程

管理制度

结构

* 科主任具备副主任医师及以上专业技术职务任职资格

* 放射科从业人员具备上岗资质,根据医院功能、任务与设备
种类设若干专业组、各专业组设置合理、人员梯队结构合理

* 定期组织放射工作人员接受放射防护和有关法律、法规知
识培训与考核,取得放射防护培训合格证,每2年需进行
再培训与考核,合格证在有效期内

人员配备

过程

仪器设备
管理

* 配备急救药品、监护仪、除颤仪及抢救车等急救设备,专人管
理、保证功能良好,处于备用状态

* 大型乙类设备具有配置许可证,有定期放射设备、场所检测报告

过程

放射安全管理

* 医学影像服务与医疗机构执业诊疗科目许可登记项目相符合,执业文件齐全并在效期内

* 医学影像中心通过环境评估

* 影像检查室门口设置电离辐射警告标识

* 有提醒孕妇慎行放射检查的警示标识

* 配备完整的放射防护器材与个人防护用品,并有年度检测记录

* 检查前医务人员告知患方辐射对健康的影响,对受检者敏感器官和组织进行屏蔽防护;对育龄妇女的腹部及婴幼儿的 X 线摄片检查须严格掌握适应证;对孕妇,尤其是受孕在 12 周内,非特殊需要,不得进行下腹部 X 线摄片检查

* 放射相关人员按照规定佩戴个人放射剂量计,并定期检测

* 放射相关人员按照规定定期进行职业健康检查,有完整的放射人员放射防护档案与健康档案,并终生保存个人剂量监测档案

诊疗服务

* X 线摄影、CT 提供 24 h×7 日的急诊(包括床边急诊)检查服务

* 有明确的服务项目、报告时限规定,公示并能遵循执行

图像质量

* 有图像质量评价小组,定期采取多种形式对图像质量进行评价

诊断报告

* 医学影像诊断报告书写规范,每份报告时间精确到分钟

* 医学影像诊断报告须由具备资质的医学影像诊断专业医师审核签名

病例随访

* 对影像疑难病例有随访和反馈,定期召开疑难病例讨论与读片会

* 疑难病例讨论与读片会由科主任或副主任医师以上人员主持

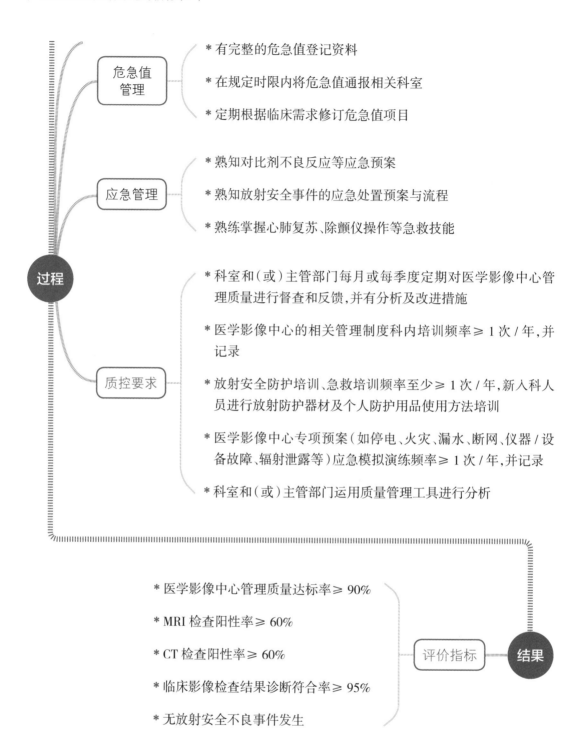

危急值管理
* 有完整的危急值登记资料
* 在规定时限内将危急值通报相关科室
* 定期根据临床需求修订危急值项目

应急管理
* 熟知对比剂不良反应等应急预案
* 熟知放射安全事件的应急处置预案与流程
* 熟练掌握心肺复苏、除颤仪操作等急救技能

过程

质控要求
* 科室和(或)主管部门每月或每季度定期对医学影像中心管理质量进行督查和反馈,并有分析及改进措施
* 医学影像中心的相关管理制度科内培训频率≥1次/年,并记录
* 放射安全防护培训、急救培训频率至少≥1次/年,新入科人员进行放射防护器材及个人防护用品使用方法培训
* 医学影像中心专项预案(如停电、火灾、漏水、断网、仪器/设备故障、辐射泄露等)应急模拟演练频率≥1次/年,并记录
* 科室和(或)主管部门运用质量管理工具进行分析

* 医学影像中心管理质量达标率≥90%
* MRI 检查阳性率≥60%
* CT 检查阳性率≥60%
* 临床影像检查结果诊断符合率≥95%
* 无放射安全不良事件发生

评价指标   结果

· 医学影像中心管理质量评价标准 ·

项 目		质量评价标准	稽查数	完全符合	部分符合	不符合	不适用
结构	管理制度	有医师授权管理制度					
		有床边放射检查管理制度					
		有影像报告书写规范管理制度					
		有疑难病例讨论制度					
		有危急值管理制度					
		有影像报告时效管理制度					
		有放射防护用品管理制度					
		有医用辐射设备的使用和管理制度					
		有放射工作人员管理制度					
		有医学影像场所定期检测管理制度					
		有医学影像中心突发事件的应急处置预案与流程					
	人员配备	科主任具备副主任医师及以上专业技术职务任职资格					
		放射科从业人员具备上岗资质,根据医院功能、任务与设备种类设若干专业组、各专业组设置合理、人员梯队结构合理					
		定期组织放射工作人员接受放射防护和有关法律、法规知识培训与考核,取得放射防护培训合格证,每2年需进行再培训与考核,合格证在有效期内					
过程	仪器设备管理	配备急救药品、监护仪、除颤仪及抢救车等急救设备,专人管理、保证功能良好,处于备用状态					
		大型乙类设备具有配置许可证,有定期放射设备、场所检测报告					
	放射安全管理	医学影像服务与医疗机构执业诊疗科目许可登记项目相符合,执业文件齐全并在效期内					
		医学影像中心通过环境评估					

续　表

项　目		质量评价标准	稽查数	完全符合	部分符合	不符合	不适用
过程	放射安全管理	影像检查室门口设置电离辐射警告标识					
		有提醒孕妇慎行放射检查的警示标识					
		配备完整的放射防护器材与个人防护用品，并有年度检测记录					
		检查前医务人员告知患方辐射对健康的影响，对受检者敏感器官和组织进行屏蔽防护；对育龄妇女的腹部及婴幼儿的X线摄片检查须严格掌握适应证；对孕妇，尤其是受孕在12周内，非特殊需要，不得进行下腹部X线摄片检查					
		放射相关人员按照规定佩戴个人放射剂量计，并定期检测					
		放射相关人员按照规定定期进行职业健康检查，有完整的放射人员放射防护档案与健康档案，并终生保存个人剂量监测档案					
	诊疗服务	X线摄影、CT提供24 h×7日的急诊（包括床边急诊）检查服务					
		有明确的服务项目、报告时限规定，公示并能遵循执行					
	图像质量	有图像质量评价小组，定期采取多种形式对图像质量进行评价					
	诊断报告	医学影像诊断报告书写规范，每份报告时间精确到分钟					
		医学影像诊断报告须由具备资质的医学影像诊断专业医师审核签名					
	病例随访	对影像疑难病例有随访和反馈，定期召开疑难病例讨论与读片会					
		疑难病例讨论与读片会由科主任或副主任医师以上人员主持					
	危急值管理	有完整的危急值登记资料					
		在规定时限内将危急值通报相关科室					
		定期根据临床需求修订危急值项目					

续　表

项目		质量评价标准	稽查数	完全符合	部分符合	不符合	不适用
过程	应急管理	熟知对比剂不良反应等应急预案					
		熟知放射安全事件的应急处置预案与流程					
		熟练掌握心肺复苏、除颤仪操作等急救技能					
	质控要求	科室和(或)主管部门每月或每季度定期对医学影像中心管理质量进行督查和反馈,并有分析及改进措施					
		医学影像中心的相关管理制度科内培训频率≥1次/年,并记录					
		放射安全防护培训、急救培训频率至少≥1次/年,新入科人员进行放射防护器材及个人防护用品使用方法培训					
		医学影像中心专项预案(如停电、火灾、漏水、断网、仪器/设备故障、辐射泄露等)应急模拟演练频率≥1次/年,并记录					
		科室和(或)主管部门运用质量管理工具进行分析					
结果	评价指标	医学影像中心管理质量达标率≥90%	达标率:	合格/不合格			
		MRI检查阳性率≥60%	达标率:	合格/不合格			
		CT检查阳性率≥60%	达标率:	合格/不合格			
		临床影像检查结果诊断符合率≥95%	达标率:	合格/不合格			
		无放射安全不良事件发生	是/否	合格/不合格			
结构(每个制度)检查者:		过程(每个模块)检查者:			结果(每项指标)检查者:		

38 病理科管理质量评价标准

·病理科管理质量检查思维导图·

* 有医师授权管理制度

* 有仪器设备管理制度

* 有病理诊断报告书写规范管理制度

* 有疑难病例讨论制度

* 有危急值管理制度

* 有病理诊断报告时效管理制度

* 有术中冰冻快速病理诊断工作制度 ——— 管理制度

* 有病理报告审核签发管理制度

* 有病理切片、涂片等资料借阅和会诊制度 结构

* 有病理标本管理制度

* 有实验室生物安全管理制度

* 有危化品和生物安全管理制度

* 有病理科突发事件的应急处置预案与流程

* 每百张病床配备 1～2 名病理科医师,技术(辅助)人员
  与医师的配备比例为 1 ∶ 1
                                              人员配备
* 病理科负责人应具有副高级及以上病理学专业技术职务
  任职资格

过程 — 环境管理 — * 病理科布局合理,符合生物安全要求,污染区、半污染区和清
                     洁区划分明确

                   * 工作场所应通风良好或安装新风系统

环境管理
* 有定期对取材室、切片室等进行甲醛、二级甲等苯浓度的检测报告,保证有害气体浓度在规定许可的范围,院外年度检测至少1次/年
* 对废弃有害液体进行统一回收,确保使用专用容器回收,或由具有资质的机构回收处理
* 按规范对危险化学品(易燃品和剧毒化学品等)登记和管理
* 有单独的洗手池和溅眼喷淋设备

仪器设备试剂管理
* 使用的仪器、试剂和耗材符合国家有关规定
* 对需校准的仪器设备和对病理诊断结果有影响的辅助设备应进行定期校准和维护
* 有专业技术设备、设施,并有目录表;主要设备有设备档案,档案完整

过程

服务项目
* 按规定的检查项目和技术方法开展病理诊断,服务项目至少包括石蜡切片、特殊染色、免疫组织化学染色、术中快速冰冻切片、细胞学诊断
* 根据医院资源情况,部分病理学诊断服务项目可与有资质的医疗机构签订外包服务协议,并有明确的外包服务形式与质量保障条款
* 能开展数字远程病理诊断和会诊,或具备数字切片扫描能力,并通过互联网上连上级医院病理科或外包服务医疗机构

病理诊断报告
* 出具病理诊断报告的医师具有临床执业医师资格,并具备初级及以上病理学专业技术职务任职资格,经过病理诊断专业知识培训或专科进修学习1～3年
* 快速病理诊断医师应当具有中级及以上病理学专业技术职务任职资格,并有5年以上病理阅片诊断经历
* 对申请单有疑问或书写不清楚应及时联系送检医生,上级医师对疑难病例报告须进行复核,并签名
* 病理诊断报告书填写规范,报告单内容表述和书写应准确、完整,并审核后签发

过程

病理诊断报告

*病理诊断报告应在 5 个工作日内发出（疑难病例和特殊标本除外）

*对各种原因（延迟取材、制片或进行其他相关技术检测等）无法如期签发病理诊断报告时，需口头或书面告知有关临床医师或患方，并说明迟发病理诊断报告单的原因

*发出的补充、更改或迟发病理诊断报告有原因说明和记录，并及时告知临床医师或患方

会诊管理

*有上级医师会诊制度，科内疑难病例讨论有 2 名及以上高级专业技术职务任职资格人员参与，并有相应记录与签名

*院际会诊需上报医务部批准，会诊资料保留完整

*接受院际会诊的病理医师应具有高级专业技术职务任职资格

病理资料保存

*按规定保存病理资料，其中病理组织切片、阳性细胞学切片、蜡块和送检单保存期限为 15 年以上，阴性涂片保存期限为 1 年，组织标本保存期限为报告发出后 2 周

病理检查申请单

*病理检查申请单填写规范，包括基本信息（如患者姓名、性别、年龄、住院号、送检科室和日期等），患者临床病史和检验、影像检查结果；取材部位、标本件数、手术所见及临床诊断；既往曾做过病理检查者，需注明病理诊断结果；注明结核病、肝炎、HIV 等传染性标本

标本交接

*按规定对标本采集、送达、固定时间记录（时间精确到分钟）及标本交接

*按规定进行标本交接登记，记录完整，签字包括核对者、标本的标记者、标本传送者和病理科标本接收者等相关人员

*对不能接收的申请单和标本应立即退回申请科室

标本取材

*取材前核对申请单的编号与标本编号、标本的份数是否相符，申请单与标本应有双标志和双核对

*按操作规范进行标本检查与取材，取材结束后须核对组织块，

标本取材

并对组织块进行编号,每块分别编号,逐一对应,有取材工作记录单,并有标本观察记录

*取材后剩余的标本在标本柜中妥善保存至病理报告发出后的 2 周

病理制片

*由具备病理专业资质技术人员制作各种病理切片和各种分子检测

*针对不同组织(如小活检、骨组织、淋巴结等),优化制片、染色流程,保证切片质量。对于内镜小的活检、穿刺等需连续切片不少于 6 片

*制片过程中如出现异常,应立即与有关的病理医师联系,并报告科主任,查清事实,采取补救措施。常规制片应在取材后 1 ~ 2 个工作日完成

过程

术中快速病理诊断

*单件标本的冰冻切片制片应在 15 min 内完成;病理诊断报告在 30 min 内完成

*术前告知患者或家属术中快速病理诊断的局限性,并签署快速病理诊断知情同意书

*术中快速病理诊断报告必须采用书面形式(可传真或网络传输)

*病理检查申请单上注明从标本接收到报告发送的时间,术中快速病理诊断报告单有病理医师签名

染色操作

*每种特殊染色,必须有本实验室的操作规范和技术规范

*免疫组织化学染色技术员需经过专门培训与考核授权,建立本实验室每种免疫组织化学染色的操作规程

*每一批次的特殊染色和免疫组织化学染色必须设阳性对照,可利用组织中内对照

*特殊染色更换新的染色试剂、免疫组织化学染色更换抗体后,必须使用阳性和阴性组织进行验证,并有相应的文字记录和染色切片档案,相关档案保留 2 年

*特殊染色、免疫组织化学染色过程中产生的有毒液体应专门回收,严禁随处倾倒

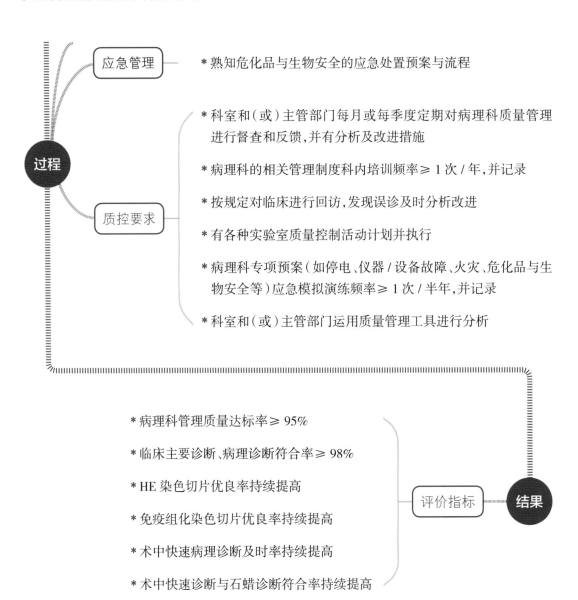

过程

应急管理 —— *熟知危化品与生物安全的应急处置预案与流程

质控要求 ——
*科室和（或）主管部门每月或每季度定期对病理科质量管理进行督查和反馈，并有分析及改进措施

*病理科的相关管理制度科内培训频率≥1次/年，并记录

*按规定对临床进行回访，发现误诊及时分析改进

*有各种实验室质量控制活动计划并执行

*病理科专项预案（如停电、仪器/设备故障、火灾、危化品与生物安全等）应急模拟演练频率≥1次/半年，并记录

*科室和（或）主管部门运用质量管理工具进行分析

*病理科管理质量达标率≥95%

*临床主要诊断、病理诊断符合率≥98%

*HE染色切片优良率持续提高

*免疫组化染色切片优良率持续提高

*术中快速病理诊断及时率持续提高

*术中快速诊断与石蜡诊断符合率持续提高

评价指标 —— 结果

· 病理科管理质量评价标准 ·

项目		质量评价标准	稽查数	完全符合	部分符合	不符合	不适用
结构	管理制度	有医师授权管理制度					
		有仪器设备管理制度					
		有病理诊断报告书写规范管理制度					
		有疑难病例讨论制度					
		有危急值管理制度					
		有病理诊断报告时效管理制度					
		有术中冰冻快速病理诊断工作制度					
		有病理报告审核签发管理制度					
		有病理切片、涂片等资料借阅和会诊制度					
		有病理标本管理制度					
		有实验室生物安全管理制度					
		有危化品和生物安全管理制度					
		有病理科突发事件的应急处置预案与流程					
	人员配备	每百张病床配备1～2名病理科医师，技术（辅助）人员与医师的配备比例为1∶1					
		病理科负责人应具有副高级及以上病理学专业技术职务任职资格					
过程	环境管理	病理科布局合理，符合生物安全要求，污染区、半污染区和清洁区划分明确					
		工作场所应通风良好或安装新风系统					
		有定期对取材室、切片室等进行甲醛、二级甲等苯浓度的检测报告，保证有害气体浓度在规定许可的范围，院外年度检测至少1次/年					
		对废弃有害液体进行统一回收，确保使用专用容器回收，或由具有资质的机构回收处理					

项　目		质量评价标准	稽查数	完全符合	部分符合	不符合	不适用
过程	环境管理	按规范对危险化学品(易燃品和剧毒化学品等)登记和管理					
		有单独的洗手池和溅眼喷淋设备					
	仪器设备试剂管理	使用的仪器、试剂和耗材符合国家有关规定					
		对需校准的仪器设备和对病理诊断结果有影响的辅助设备应进行定期校准和维护					
		有专业技术设备、设施,并有目录表;主要设备有设备档案,档案完整					
	服务项目	按规定的检查项目和技术方法开展病理诊断,服务项目至少包括石蜡切片、特殊染色、免疫组织化学染色、术中快速冰冻切片、细胞学诊断					
		根据医院资源情况,部分病理学诊断服务项目可与有资质的医疗机构签订外包服务协议,并有明确的外包服务形式与质量保障条款					
		能开展数字远程病理诊断和会诊,或具备数字切片扫描能力,并通过互联网上连上级医院病理科或外包服务医疗机构					
	病理诊断报告	出具病理诊断报告的医师具有临床执业医师资格,并具备初级及以上病理学专业技术职务任职资格,经过病理诊断专业知识培训或专科进修学习1～3年					
		快速病理诊断医师应当具有中级及以上病理学专业技术职务任职资格,并有5年以上病理阅片诊断经历					
		对申请单有疑问或书写不清楚应及时联系送检医生,上级医师对疑难病例报告须进行复核,并签名					
		病理诊断报告书填写规范,报告单内容表述和书写应准确、完整,并审核后签发					

续　表

项　目		质量评价标准	稽查数	完全符合	部分符合	不符合	不适用
过程	病理诊断报告	病理诊断报告应在5个工作日内发出（疑难病例和特殊标本除外）					
		对各种原因（延迟取材、制片或进行其他相关技术检测等）无法如期签发病理诊断报告时，需口头或书面告知有关临床医师或患方，并说明迟发病理诊断报告单的原因					
		发出的补充、更改或迟发病理诊断报告有原因说明和记录，并及时告知临床医师或患方					
	会诊管理	有上级医师会诊制度，科内疑难病例讨论有2名及以上高级专业技术职务任职资格人员参与，并有相应记录与签名					
		院际会诊需上报医务部批准，会诊资料保留完整					
		接受院际会诊的病理医师应具有高级专业技术职务任职资格					
	病理资料保存	按规定保存病理资料，其中病理组织切片、阳性细胞学切片、蜡块和送检单保存期限为15年以上，阴性涂片保存期限为1年，组织标本保存期限为报告发出后2周					
	病理检查申请单	病理检查申请单填写规范，包括基本信息（如患者姓名、性别、年龄、住院号、送检科室和日期等），患者临床病史和检验、影像检查结果；取材部位、标本件数、手术所见及临床诊断；既往曾做过病理检查者，需注明病理诊断结果；注明结核病、肝炎、HIV等传染性标本					
	标本交接	按规定对标本采集、送达、固定时间记录（时间精确到分钟）及标本交接					
		按规定进行标本交接登记，记录完整，签字包括核对者、标本的标记者、标本传送者和病理科标本接收者等相关人员					
		对不能接收的申请单和标本应立即退回申请科室					

项目		质量评价标准	稽查数	完全符合	部分符合	不符合	不适用
过程	标本取材	取材前核对申请单的编号与标本编号、标本的份数是否相符,申请单与标本应有双标志和双核对					
		按操作规范进行标本检查与取材,取材结束后须核对组织块,并对组织块进行编号,每块分别编号,逐一对应,有取材工作记录单,并有标本观察记录					
		取材后剩余的标本在标本柜中妥善保存至病理报告发出后的2周					
	病理制片	由具备病理专业资质技术人员制作各种病理切片和各种分子检测					
		针对不同组织(如小活检、骨组织、淋巴结等),优化制片、染色流程,保证切片质量。对于内镜小的活检、穿刺等需连续切片不少于6片					
		制片过程中如出现异常,应立即与有关的病理医师联系,并报告科主任,查清事实,采取补救措施。常规制片应在取材后1～2个工作日完成					
	术中快速病理诊断	单件标本的冰冻切片制片应在15 min内完成;病理诊断报告在30 min内完成					
		术前告知患者或家属术中快速病理诊断的局限性,并签署快速病理诊断知情同意书					
		术中快速病理诊断报告必须采用书面形式(可传真或网络传输)					
		病理检查申请单上注明从标本接收到报告发送的时间,术中快速病理诊断报告单有病理医师签名					
	染色操作	每种特殊染色,必须有本实验室的操作规范和技术规范					

续 表

项	目	质量评价标准	稽查数	完全符合	部分符合	不符合	不适用
过程	染色操作	免疫组织化学染色技术员需经过专门培训与考核授权,建立本实验室每种免疫组织化学染色的操作规程					
		每一批次的特殊染色和免疫组织化学染色必须设阳性对照,可利用组织中内对照					
		特殊染色更换新的染色试剂、免疫组织化学染色更换抗体后,必须使用阳性和阴性组织进行验证,并有相应的文字记录和染色切片档案,相关档案保留2年					
		特殊染色、免疫组织化学染色过程中产生的有毒液体应专门回收,严禁随处倾倒					
	应急管理	熟知危化品与生物安全的应急处置预案与流程					
	质控要求	科室和(或)主管部门每月或每季度定期对病理科质量管理进行督查和反馈,并有分析及改进措施					
		病理科的相关管理制度科内培训频率≥1次/年,并记录					
		按规定对临床进行回访,发现误诊及时分析改进					
		有各种实验室质量控制活动计划并执行					
		病理科专项预案(如停电、仪器/设备故障、火灾、危化品与生物安全等)应急模拟演练频率≥1次/半年,并记录					
		科室和(或)主管部门运用质量管理工具进行分析					
结果	评价指标	病理科管理质量达标率≥95%	达标率:	合格/不合格			
		临床主要诊断、病理诊断符合率≥98%	达标率:	合格/不合格			
		HE染色切片优良率[1]持续提高	是/否	合格/不合格			

项　目		质量评价标准	稽查数	完全符合	部分符合	不符合	不适用
结果	评价指标	免疫组化染色切片优良率[2]持续提高	是/否	合格/不合格			
		术中快速病理诊断及时率[3]持续提高	是/否	合格/不合格			
		术中快速诊断与石蜡诊断符合率[4]持续提高	是/否	合格/不合格			

结构(每个制度)检查者:　　　过程(每个模块)检查者:　　　结果(每项指标)检查者:

[1]　HE染色切片优良率(%)=(HE染色优良切片数÷同期HE染色切片总数)×100%。HE染色优良切片是指达到行业优良标准要求的HE染色切片。

[2]　免疫组化染色切片优良率(%)=(免疫组化染色优良切片数÷同期免疫组化染色切片总数)×100%。免疫组化染色优良切片是指达到行业优良标准要求的免疫组化染色切片。

[3]　术中快速病理诊断及时率(%)=(在规定时间内完成术中快速病理诊断报告的标本数÷同期术中快速病理诊断标本总数)×100%。规定时间是指单例标本术中快速病理诊断报告在收到标本后30 min内完成。若前一例标本术中快速病理诊断报告未完成,新标本术中快速病理诊断报告在收到标本后45 min内完成。

[4]　术中快速诊断与石蜡诊断符合率(%)=(术中快速诊断与石蜡诊断符合标本数÷同期术中快速诊断标本总数)×100%。术中快速诊断与石蜡诊断符合是指二者在良恶性病变的定性诊断方面一致。

39 临床营养科管理质量评价标准

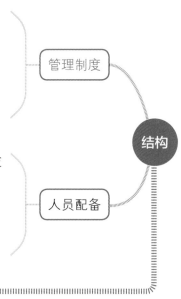

· 临床营养科管理质量检查思维导图 ·

* 有临床营养管理制度

* 有住院患者营养评估与干预制度

* 有临床营养科会诊制度

* 有医院用食品应用管理制度

管理制度

* 科室负责人应具备副主任及以上营养专业或医学专业技术职务任职资格

* 配备临床营养专业人员与床位比不少于 1 : 200

* 营养医生和护士分别具有执业医师证书和执业护士证书

人员配备

结构

过程

营养门诊

* 有专用的营养门诊诊室,开展营养咨询服务

* 具备开展临床营养的设施、设备和空间,包括食物模型、握力器、体重计、皮尺、人体成分分析仪等

* 配制室室内墙体防尘,地面耐磨、防滑、抗菌、防静电

* 配制室分区明确,包括更衣区、消毒区、配制区、发放区、污物间等,标识醒目

* 配制区域配备搅拌机、留样冰箱、消毒柜、空气消毒机等设备

肠内营养管理

* 有专门的特殊医学用途食品(特医)库房或医用食品库房,肠内营养制剂应用种类不少于 10 种

* 库房保持恒温、恒湿,有温湿度监测

* 库房配备有电脑、库房管理软件

* 肠内营养配制区域总面积 ≥ 60 m²

过程

治疗膳食管理
* 医生须遵循"住院患者各类膳食适应证和膳食应用原则",下达膳食医嘱
* 配制场所分区明确,包括准备区、配制区、制作区、发放区等
* 配制室内墙体防尘,地面防滑,排水系统完善,无明沟,周围环境卫生符合标准
* 配制室设备配备完善,有食物秤、量筒、量杯等称重计量设备和匀浆机、留样冰箱等

营养评估干预
* 医院规范开展营养风险筛查
* 营养科对全院患者营养风险筛查情况可查询,有督查
* 营养科按规定对营养风险患者进行营养评估及营养干预
* 首次会诊后每周营养师追踪访视、评估并记录

营养查房会诊
* 营养医师定期查房,参与临床病例讨论,按规范对重点患者进行营养病历记录
* 对特殊、疑难、危重及大手术后患者进行营养会诊,提供营养治疗方案和膳食指导,会诊单书写及时、规范
* 为各类营养不良或营养失衡患者提供营养支持方案,按规范完成营养病历记录

营养指导
* 开展多种形式的宣教,如一对一宣教、集中宣教、纸质宣教、微信或互联网宣教等
* 为住院患者提供疾病营养指导,定期听取并征求患者及家属意见

质控要求
* 科室和(或)主管部门每月或每季度定期对临床营养科质量管理进行督查和反馈,有分析及改进措施
* 临床营养科的相关管理制度科内培训频率≥1次/年,并记录
* 营养风险筛查人员每年专项培训至少1次
* 临床营养科专项预案(如停电、停水、仪器/设备故障、火灾

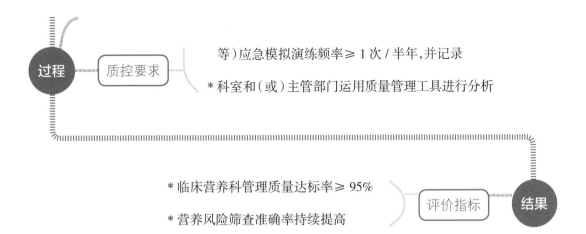

·临床营养科管理质量评价标准·

项	目	质量评价标准	稽查数	完全符合	部分符合	不符合	不适用
结构	管理制度	有临床营养管理制度					
		有住院患者营养评估与干预制度					
		有临床营养科会诊制度					
		有医院用食品应用管理制度					
	人员配备	科室负责人应具备副主任及以上营养专业或医学专业技术职务任职资格					
		配备临床营养专业人员与床位比不少于1∶200					
		营养医生和护士分别具有执业医师证书和执业护士证书					
过程	营养门诊	有专用的营养门诊诊室,开展营养咨询服务					
		具备开展临床营养的设施、设备和空间,包括食物模型、握力器、体重计、皮尺、人体成分分析仪等					
	肠内营养管理	配制室室内墙体防尘,地面耐磨、防滑、抗菌、防静电					
		配制室分区明确,包括更衣区、消毒区、配制区、发放区、污物间等,标识醒目					
		配制区域配备搅拌机、留样冰箱、消毒柜、空气消毒机等设备					
		有专门的特殊医学用途食品(特医)库房或医用食品库房,肠内营养制剂应用种类不少于10种					
		库房保持恒温、恒湿,有温湿度监测					
		库房配备有电脑、库房管理软件					
		肠内营养配制区域总面积≥60 m²					
	治疗膳食管理	医生须遵循"住院患者各类膳食适应证和膳食应用原则",下达膳食医嘱					
		配制场所分区明确,包括准备区、配制区、制作区、发放区等					

续　表

项　目		质量评价标准	稽查数	完全符合	部分符合	不符合	不适用
过程	治疗膳食管理	配制室内墙体防尘,地面防滑,排水系统完善,无明沟,周围环境卫生符合标准					
		配制室设备配备完善,有食物秤、量筒、量杯等称重计量设备和匀浆机、留样冰箱等					
	营养评估干预	医院规范开展营养风险筛查					
		营养科对全院患者营养风险筛查情况可查询,有督查					
		营养科按规定对营养风险患者进行营养评估及营养干预					
		首次会诊后每周营养师追踪访视、评估并记录					
	营养查房会诊	营养医师定期查房,参与临床病例讨论,按规范对重点患者进行营养病历记录					
		对特殊、疑难、危重及大手术后患者进行营养会诊,提供营养治疗方案和膳食指导,会诊单书写及时、规范					
		为各类营养不良或营养失衡患者提供营养支持方案,按规范完成营养病历记录					
	营养指导	开展多种形式的宣教,如一对一宣教、集中宣教、纸质宣教、微信或互联网宣教等					
		为住院患者提供疾病营养指导,定期听取并征求患者及家属意见					
	质控要求	科室和(或)主管部门每月或每季度定期对临床营养科质量管理进行督查和反馈,有分析及改进措施					
		临床营养科的相关管理制度科内培训频率≥1次/年,并记录					
		营养风险筛查人员每年专项培训至少1次					
		临床营养科专项预案(如停电、停水、仪器/设备故障、火灾等)应急模拟演练频率≥1次/半年,并记录					

第五部分

项 目		质量评价标准	稽查数	完全符合	部分符合	不符合	不适用
过程	质控要求	科室和(或)主管部门运用质量管理工具进行分析					
结果	评价指标	临床营养科管理质量达标率≥95%	达标率:		合格/不合格		
		营养风险筛查准确率持续提高	是/否		合格/不合格		
结构(每个制度)检查者: 过程(每个模块)检查者: 结果(每项指标)检查者:							

第六部分

医疗病历质量管理评价标准

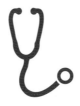

40 门、急诊病历管理质量评分标准

·门、急诊病历管理质量检查思维导图·

* 有门、急诊医疗病历书写规范 ——————————— 管理制度 — **结构**

过程 — 单份病历质控评价标准

书写基本原则
- * 门诊病历书写应客观、真实、准确、及时、完整和规范
- * 未书写门诊病历
- * 销毁篡改门诊病历（纸质原记录被撕页）
- * 字迹清晰可辨，病历修改有医师签名及修改时间

患者就诊信息
- * 病历（首页）应有患者姓名、门急诊号、性别、出生日期、身份证号、联系电话、现住址等
- * 医师须写清就诊时间、科别等信息；急诊患者应有就诊科室及时间（时间精确到分钟）

主 诉
- * 患者主要症状（或体征）及持续时间的记录，对患者就诊原因的主要概括。记录简明扼要，应能导出主要诊断；一般不超过 20 个字，原则上不能用诊断或检查结果来替代主诉；若有几个主要症状，须按发生的先后顺序排列；对于慢性病的时间超过一年或短期内病情加重或变化较大的，应有近况描述

现病史
- * 确切记录患者此次就诊的主要病史，重点突出（包括本次患病的起病日期时间、主要症状、其他医院诊治情况及疗效等）

过程 ┄┄ 单份病历质控评价标准

既往史
* 简要记录与本次疾病有关的病史

体格检查
* 包括一般情况,生命体征项目,有重点检查或专科情况(病变所在系统应详细检查记录)

辅助检查
* 详细记录阳性检查结果和有诊断价值的阴性结果,能支持疾病诊断

专项评估
* 与本次诊疗相关的专科评估

初步诊断
* 诊断合理,疾病名称规范。对待查病例应列出可能性较大的诊断。如暂不能明确,可在疾病名称后标注"?"是否 3 次内确诊

诊疗意见
* 包括进一步的检查措施或诊疗意见

其他相关资料
* 记录所用药品,包括药品名称、剂量、用法等
* 出具的诊断证明等其他医疗证明情况
* 向患者交代的注意事项,休息方式及期限,用药方法及疗程,预约下次门诊随访日期
* 对需做手术等特殊检查的患者,在检查治疗前签署知情同意告知书,双方签名

签 名
* 有执业医师签名与时间

后续记录内容
* 按诊疗逻辑顺序记录
* 临床危急值处置专项记录
* 有创操作与手术记录

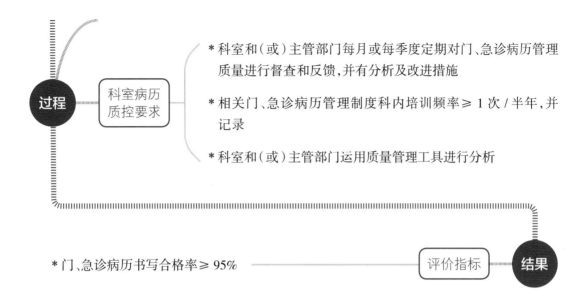

*门、急诊病历书写合格率≥ 95%

评价指标

结果

·门、急诊病历管理质量评分标准·

项 目			质量评价标准	扣分说明	分值
结构	管理制度		有门、急诊医疗病历书写规范	□无门、急诊医疗病历书写规范扣2分	2
过程	单份病历质控评价标准	书写基本原则	门诊病历书写应客观、真实、准确、及时、完整和规范	□不真实、不客观,视为单项否决	—
			未书写门诊病历	□未书写,视为单项否决	—
			销毁篡改门诊病历(纸质原记录被撕页)	□销毁篡改,视为单项否决	—
			字迹清晰可辨,病历修改有医师签名及修改时间	□书写字迹无法辨认,扣2分 □医师未签名,扣3分 □无注明修改时间,扣2分	10
		患者就诊信息	病历(首页)应有患者姓名、门急诊号、性别、出生日期、身份证号、联系电话、现住址等	□人证不符,视为单项否决 □缺一项内容,扣1分	5
			医师须写清就诊时间、科别等信息;急诊患者应有就诊科室及时间(时间精确到分钟)	□无就诊时间及科室,扣2分	5
		主诉	患者主要症状(或体征)及持续时间的记录,对患者就诊原因的主要概括。记录简明扼要,应能导出主要诊断;一般不超过20个字,原则上不能用诊断或检查结果来替代主诉;若有几个主要症状,须按发生的先后顺序排列;对于慢性病的时间超过一年或短期内病情加重或变化较大的,应有近况描述	□缺主诉,扣3分 □主诉描述欠准确,不能导出本次就诊的主要原因或主要诊断、缺持续时间等,扣2分	10
		现病史	确切记录患者此次就诊的主要病史,重点突出(包括本次患病的起病日期时间、主要症状、其他医院诊治情况及疗效等)	□未记录现病史,扣2分 □内容与主诉不相关、不相符,扣2分 □未能反映本次疾病起始、演变、诊疗过程,扣2分 □记录内容不突出,缺乏阳性支持依据记录与阴性排除要点,扣2分	10

续　表

项　目		质量评价标准	扣分说明	分值
过程	单份病历质控评价标准	现病史		□有过诊疗史者,未记录既往诊疗方式及诊疗效果,无诊疗史者应明确记录既往史,扣2分	10
		既往史	简要记录与本次疾病有关的病史	□缺既往史,扣3分 □缺重要药物史、过敏史,扣3分(若本次诊疗有开具需过敏试验药物或检测检验配套相关药物,视为单项否决;如本次诊疗无药物医嘱开具,未写药物过敏史可不予扣分) □缺与疾病相关的个人史,婚育史,家族史;育龄期妇女未记录月经史(如需行放射诊疗者,或开具药物有致畸或毒性药物者,未行询问患者,单项否决;如需行阴道超声检查,未询问性生活史者,视为单项否决),扣2分	10
		体格检查	包括一般情况,生命体征项目,有重点检查或专科情况(病变所在系统应详细检查记录)	□未执行体格检查,视为单项否决	—
				□未记录体格检查,视为单项否决	—
				□记录内容与主诉、体格检查不符,视为单项否决	—
				□遗漏重点检查或专科情况记录,扣1分	1
				□记录过于简单,扣1分	1
		辅助检查	详细记录阳性检查结果和有诊断价值的阴性结果,能支持疾病诊断	□未记录与本次疾病相关的辅助检查结果,扣3分 □辅助检查记录不规范(如检查时间等),扣2分	10
		专项评估	与本次诊疗相关的专科评估	□如本次诊疗须行专项评估者,未评估、未记录(如门诊化疗患者未行相应评估等),扣2分	2

项　目			质量评价标准	扣分说明	分值
过程	单份病历质控评价标准	初步诊断	诊断合理,疾病名称规范。对待查病例应列出可能性较大的诊断。如暂不能明确,可在疾病名称后标注"？"是否3次内确诊	□缺主诊断,扣2分 □主诊断无主诉、现病史、既往史、查体、辅助检查等记录的支持依据,扣2分 □对所开具的诊疗医嘱未书写相应诊断相关依据,扣2分	10
		诊疗意见	包括进一步的检查措施或诊疗意见	□未记录诊疗意见,视为单项否决	—
				□诊疗意见与初步诊断不能对应,视为单项否决	—
				□诊疗意见中不符合诊疗规范,视为单项否决	—
				□诊疗意见未遵循医疗执业,视为单项否决	—
				□诊疗意见未详细记录治疗与方案,扣2分	2
		其他相关资料	记录所用药品,包括药品名称、剂量、用法等	□不符合要求,扣2分	2
			出具的诊断证明等其他医疗证明情况	□不符合要求,扣2分	2
			向患者交代的注意事项,休息方式及期限,用药方法及疗程,预约下次门诊随访日期	□不符合要求,扣2分	2
			对需做手术等特殊检查的患者,在检查治疗前签署知情同意告知书,双方签名	□不符合要求,扣2分	2
		签名	有执业医师签名与时间	□无执业医师签名,扣2分	2
		后续记录内容	按诊疗逻辑顺序记录	□所记录诊疗未按时间逻辑清晰进行记录(如9:00接诊得出初步诊断为胆囊结石,开具腹部彩超检查于10:30结果报告,则彩超结果应当另行记录,并进一步给予诊疗建议,如住院治疗,而不应当将10:30所回	2

续　表

项　目			质量评价标准	扣分说明	分值
过程	单份病历质控评价标准	后续记录内容	按诊疗逻辑顺序记录	报的超声结果记录到9:00接诊的辅助检查之中，不应当将进一步诊疗建议，如住院治疗记录到9:00接诊时的建议之中），扣2分	2
			临床危急值处置专项记录	□未对危急值进行及时处置，视为单项否决	—
				□未对危急值处置进行记录，视为单项否决	—
			有创操作与手术记录	□缺有创操作与手术记录，视为单项否决	—
	科室病历质控要求		科室和（或）主管部门每月或每季度定期对门、急诊病历管理质量进行督查和反馈，并有分析及改进措施		—
			相关门、急诊病历管理制度科内培训频率≥1次/半年，并记录		—
			科室和（或）主管部门运用质量管理工具进行分析		
结果	评价指标		门、急诊病历书写合格率≥95%	达标率：　　合格/不合格	—
结构（每个制度）检查者：　　　过程（每个模块）检查者：　　　结果（每项指标）检查者：					

备注

（1）本标准依据《病历书写基本规范》制定。

（2）门急诊病历质控检查建议重点抽查首诊病历、门急诊疑难病历。

（3）患者基础信息、既往疾病史在门诊病历或门诊电子病历系统可以查到的即可作为检查依据。

（4）扣分标准未注明具体扣分要求的可根据病历记录情况酌情扣分。

（5）复诊记录参考出诊的病历要求，着重记录患者自上次就诊以来的病情变化和诊疗效果。

41 住院运行病历管理质量评分标准

* 有医疗文书书写规范 ———————————————— 管理制度 ···· 结构

过程

病历完整性
* 现病历资料完整,内容无缺失(入院记录、首次病程记录、日常病程记录、查房记录、讨论记录、各类诊疗知情同意书、围手术期资料、各类报告单等)

书写及时性
* 病历书写符合时限要求(入院记录 24 h 内、首次病程记录 8 h 内、主治医师首次查房 48 h 内、抢救记录 6 h 内、手术记录 24 h 内、术后病程记录即刻、术后主刀查房 48 h 内、转接科记录 24 h 内完成,会诊时限符合要求)
* 医嘱开具及时,补记医嘱有注明

内容准确性
* 病历内容准确,记录信息一致,无严重错误
* 病历修正符合要求,医师签字(包括上级医师审核签字)及时,字迹清晰可辨

诊疗知情同意
* 各类诊疗知情同意书、病情谈话内容规范、完整,诊疗知情同意书具有可替代方案告知
* 谈话、签字及时有效,医师签名时间在前
* 授权书规范

病历内容排列
* 运行病历内容排列符合要求

及时归档

* 病案首页三级质控员签名到位,字迹清晰可辨

* 出院 3 日内及时归档

病历内涵质量

* 主诉与现病史相对应,现病史体现疾病的发生、演变、诊疗等方面的详细情况

* 首次病程记录体现病例特点、初步诊断及诊断依据,检查治疗计划具体化

* 重要化验、特殊检查、病理检查等结果或病情变化、诊疗措施改变有记录和分析,有疗效评估

* 上级医师查房有具体诊断、治疗意见体现

* 记录会诊到达时间、记录时间、会诊建议及会诊意见执行情况

* 修正、补充诊断,在病程录中记录相应诊断依据

* 疑难病例讨论或术前讨论记录规范,意见明确

* 抢救记录体现病情变化、抢救措施及结果,内容与抢救医嘱相一致

* 手术患者术后首次病程记录规范,术后诊疗措施合理,并发症处理及记录及时、完整

* 诊疗措施遵循规范,无违反用药原则

过程

科室病历质控要求

* 科室和(或)主管部门每月或每季度定期对住院运行病历管理质量进行督查和反馈,并有分析及改进措施

* 住院运行病历书写管理制度科内培训频率≥ 1 次 / 半年,并记录

* 科室和(或)主管部门运用质量管理工具进行分析

* 住院运行病历检查评分≥ 90 分 —— 评价指标 —— 结果

· 住院运行病历管理质量评分标准 ·

项 目		质量评价标准	扣分说明	分值
结构	管理制度	有医疗文书书写规范	□无医疗文书书写规范,扣2分	2
过程	病历完整性	现病历资料完整,内容无缺失(入院记录、首次病程记录、日常病程记录、查房记录、讨论记录、各类诊疗知情同意书、围手术期资料、各类报告单等)	□发现内容缺失,扣5分/项	20
	书写及时性	病历书写符合时限要求(入院记录24h内、首次病程记录8h内、主治医师首次查房48h内、抢救记录6h内、手术记录24h内、术后病程记录即刻、术后主刀查房48h内、转接科记录24h内完成,会诊时限符合要求)	□不符合时限要求,扣2分/项 □医嘱不符合要求,扣1分/处,最多扣5分	20
		医嘱开具及时,补记医嘱有注明		
	内容准确性	病历内容准确,记录信息一致,无严重错误	□不符合要求,5分	10
		病历修正符合要求,医师签字(包括上级医师审核签字)及时,字迹清晰可辨	□不符合要求,扣1分/处	
	诊疗知情同意	各类诊疗知情同意书、病情谈话内容规范、完整,诊疗知情同意书具有可替代方案告知	□内容、签字不规范,扣2分/处, □无效签字,视为缺失单项否决	20
		谈话、签字及时有效,医师签名时间在前		
		授权书规范		
	病历内容排列	运行病历内容排列符合要求	□不符合要求,扣1分/处	4
	及时归档	病案首页三级质控员签名到位,字迹清晰可辨	□不符合要求,扣1分/处	3
		出院3日内及时归档	□未及时归档,扣1分/份	1
	病历内涵质量	主诉与现病史相对应,现病史体现疾病的发生、演变、诊疗等方面的详细情况	□内容不符合要求,酌情扣1～3分/处(每评分项最多扣3分)	20
		首次病程记录体现病例特点、初步诊断及诊断依据,检查治疗计划具体化		

续　表

项　目		质量评价标准	扣分说明	分值
过程	病历内涵质量	重要化验、特殊检查、病理检查等结果或病情变化、诊疗措施改变有记录和分析，有疗效评估	□内容不符合要求，酌情扣1～3分/处（每评分项最多扣3分）	20
		上级医师查房有具体诊断、治疗意见体现		
		记录会诊到达时间、记录时间、会诊建议及会诊意见执行情况		
		修正、补充诊断，在病程录中记录相应诊断依据		
		疑难病例讨论或术前讨论记录规范，意见明确		
		抢救记录体现病情变化、抢救措施及结果，内容与抢救医嘱相一致		
		手术患者术后首次病程记录规范，术后诊疗措施合理，并发症处理及记录及时、完整		
		诊疗措施遵循规范，无违反用药原则		
	科室病历质控要求	科室和（或）主管部门每月或每季度定期对住院运行病历管理质量进行督查和反馈，并有分析及改进措施	—	
		住院运行病历书写管理制度科内培训频率≥1次/半年，并记录	—	
		科室和（或）主管部门运用质量管理工具进行分析	—	
结果	评价指标	住院运行病历检查评分≥90分	评分：　符合/不符合	—
结构（每个制度）检查者：　　　过程（每个模块）检查者：　　　结果（每项指标）检查者：				

备注

（1）知情同意与内涵质量部分如出现内容缺失的按病历完整性要求扣分。

（2）得分90分以下的视为不合格病历。

第六部分

42 住院归档病历管理质量评分标准

· 住院归档病历管理质量检查思维导图 ·

*有医疗病历书写规范 ——————————— 管理制度 —— **结构**

过程

病案首页
- *患者基本信息填写完整、正确
- *疾病诊断正确、完整、规范,主要诊断选择正确,编码符合要求（注:考核医师病历书写质量时,编码不作为要求）
- *手术或操作填写完整,主要手术或操作选择正确,编码符合要求（注:考核医师病历书写质量时,编码不作为要求）
- *入院途径、入院病情、损伤、中毒、药物过敏、血型、离院方式、是否有出院 31 日内再住院计划及昏迷时间等填写完整、正确
- *其他:首页填写符合基本要求,其余项目填写完整
- *病案首页须在患者出院后 24 h 内完成

书写时限
- *入院记录于患者入院后 24 h 内完成

主　诉
- *简明扼要,能导出第一诊断;原则上不用诊断名称（病理诊断确诊、再入院除外）

现病史
- *发病情况
- *主要症状特点及其发展变化情况,有鉴别诊断意义的资料和伴随症状
- *发病以来诊治的具体经过及结果,如手术、用药情况等
- *发病以来的一般情况（饮食、精神、睡眠、大小便等）
- *记录与本次疾病虽无紧密关系、仍需治疗的其他疾病情况

既往史
* 既往一般健康情况,心脑血管、肺、肝、肾、内分泌系统等重要疾病史;食物、药物过敏史
* 患者手术、外伤史,传染病史,输血史,预防接种史、用药史

个人史
婚育史
月经史
家族史
* 个人史:出生地及长期居留地,生活习惯及嗜好,职业与工作条件,毒物、粉尘、放射性物质接触史,冶游史
* 婚育史、月经史:婚姻状况、结婚年龄、配偶及子女健康状况。女性患者记录初潮年龄、行经期天数、间隔天数、末次月经时间(或闭经年龄),月经量、痛经及生育等
* 家族史:父母、兄弟、姐妹健康状况,有无遗传倾向疾病

专项评估
* 评估患者当前用药、疼痛、康复、心理、营养、VTE 风险及宗教信仰等

过程

体格检查
* 体格检查项目填写完整、准确、规范
* 记录专科检查情况,包括与鉴别诊断有关的体检内容

辅助检查
* 记录入院前所做的与本次疾病相关的主要检查及其结果,如系在其他医疗机构所做的检查,应当写明该机构名称、检查时间

诊　断
* 诊断书写准确,初步诊断合理、全面,与病史记录相一致
* 修正、补充诊断,在病程录中有相应诊断依据的记录

首次
病程录
* 首次病程记录于患者入院 8 h 内由本院经治或值班执业医师书写
* 病例特点:对病史、体格检查和辅助检查进行全面分析、归纳写出本病例特点
* 拟诊讨论:根据病例特点,分析诊断依据作出初步诊断。如诊断不明应写鉴别诊断分析
* 诊疗计划中提出具体的检查及治疗措施安排

上级医师查房记录

* 主治以上职称医师首次查房记录于患者入院 48 h 内完成,记录对病史、查体有无补充、初步诊断、诊疗计划。日常查房记录间隔时间视病情和诊疗情况确定,每周至少有 3 次查房记录(注:主治医师参与副主任医师查房,可注明查房人员,合并记录)

* 每周至少 2 次副高级职称及以上医师(或医疗组长)查房记录,对危重、疑难、抢救患者必须查房,应记录病情分析及具体诊疗意见

* 科室疑难病例由科主任及时组织讨论,记录内容包括患者病情、讨论时间、地点、主持人、参加人员姓名及专业技术职务、记录人、讨论结论、主持人审核签名

过程

日常病程记录

* 诊疗过程符合医疗原则和规范,诊疗计划调整及时、合理。患者症状、体征、病情改变应记录分析其原因,有针对性观察并记录所采取的处理措施和效果;重要诊疗措施或医嘱更改记录理由、注意事项及效果

* 按规定书写病程记录,入院、术后或转科后至少要连续记录 3 日,病危随时记录至少每日 1 次,病重至少每 2 日记录 1 次,病情稳定至少每 3 日记录 1 次;病情变化及时记录

* 放化疗、康复治疗等有相应医嘱、记录治疗方案及依据,治疗过程有评估,记录完整、规范

* 重要检验、特殊检查(如 CT、MRI)、病理检查等有医嘱、报告,异常结果有记录和分析,有处理措施、效果观察

* 危急值的报告时间、结果、临床意义、处置措施、效果观察等在病程中记录

* 符合抗菌药物临床应用原则(含围手术期预防用药),依据充分,应用规范,记录完整。使用或更改抗菌药物应记录原因,及时评价用药效果。抗菌药物医嘱规范,开具医嘱权限符合要求

* 交接班记录(变更医疗组长)、转科记录、阶段小结应在 24 h 内完成。交(接)班记录、转科记录可代替阶段小结

* 抢救记录应在抢救结束后 6 h 内完成,并注明补记。内容包括记录时间、病情变化情况、抢救时间(时间精确至分钟)及措

施,参加抢救的医务人员姓名及职称,抢救记录内容与抢救医嘱一致

* 出院前48 h内应有上级医师同意出院的病程记录

* 补充、修正诊断在病程中有记录

* 有创诊疗操作结束及时书写记录,内容包括操作名称、时间、简要步骤、结果及患者一般情况,有无不良反应,术后注意事项及时向患者说明,操作医师签字

* 输血必须有输血前化验检查(急诊术前留标本供术后补查);有医嘱、24 h内病程中应有记录,内容包括使用指征、血型、血液成分、数量、起始时间、有无不良反应等;输血后应有效果评价

日常病程记录

* 术前有主刀医师查房记录(急诊手术除外),可与术前讨论记录/术前小结合并书写,内容包括简要病情、术前诊断、手术指征、拟施手术名称、麻醉方式、可能出现的意外及防范措施、注意事项、主刀医师查房意见等,注明参加讨论者的姓名及职称等,由主刀医师审核签名

* 麻醉术前访视记录、麻醉记录、麻醉术后访视记录、手术清点记录内容完整、规范。手术安全核查表、手术风险评估表内容完整,手术医师、麻醉医师和巡回护士三方核对并签名

过程

* 手术记录由术者书写,一助书写时,应有术者签名。手术记录应在离开麻醉复苏室前完成;病情危重者术后即刻完成;若手术患者术后直接返回ICU或病房,要求回到ICU或病房后1 h内完成手术记录。内容包括一般项目、手术日期、术前诊断、术后诊断、手术名称、手术者及助手姓名、麻醉方法、手术一般情况、手术经过、术中发现(含冰冻病理结果)及处理、切除的标本处理、内植入物、出血、输血及并发症情况等

围手术期相关记录

* 术中改变预定术式,须有术中谈话告知记录

* 术后首次病程录要求在患者离开手术室前完成。内容包括术中所见、患者的生命体征、术后处理与注意事项;术后谈话由患方、主刀医师或一助医师签名。术后首次病程录可与术后谈话合并书写

* 术后诊疗措施合理,并发症处理及时,记录完善;主刀医师术后24 h内完成查房(院外专家主刀可由一助代替)

过程

出院或死亡记录

* 患者出院、死亡记录于 24 h 内完成，内容包括主诉、入院情况、入院诊断、诊疗经过、出院情况、出院（死亡）诊断、出院医嘱及注意事项。死亡记录内容除上述要求外，应记录病情演变、抢救经过、死亡原因、死亡时间具体到分。由上级医师（主治及以上）签名

* 死亡病例讨论记录在患者死亡 1 周内完成，由科主任主持讨论，内容包括讨论日期、地点、主持人、死亡诊断、死亡原因及参加人员姓名、专业技术职务及主持人小结意见及签名

知情同意书

* 成年患者知情同意文书原则上应由本人签名，若因疾病无法签字时，应当由近亲属签字，无近亲属时，由其关系人签字；非患者本人签署的医疗文书，须由患者签署授权委托书；未成年人（< 18 周岁）、成年患者不具备完全民事行为能力时（如昏迷、精神异常等）应当由其法定代理人签字，并注明与患者的关系

* 抢救患者时，在法定代理人或近亲属、关系人无法及时签字的情况下，可由医务部或行政总值班签名

* 手术、麻醉、输血、特殊检查、特殊治疗等实施前应规范签署知情同意书，告知内容中应有替代方案说明

* 入院 72 h 内应有病情沟通谈话记录，内容符合规范。手术患者 72 h 内手术的，手术知情同意书可视为 72 h 内谈话记录。入院后诊断治疗与病情有重大变化，应有相关知情告知的记录，病危（重）者应及时发病危（重）通知书，要有患方签名及时间

* 自动出院、选择或放弃抢救措施应有患者或代理人签署意见并签名，患方拒绝签字的要说明原因

会诊记录

* 普通会诊应由会诊医师在会诊申请发出后 24 h 内完成

* 会诊申请单记录患者病情及诊疗情况、申请会诊的理由和目的等，申请会诊医师签名

* 会诊记录内容包括会诊医师所在的科别、会诊时间、会诊意见及会诊医师签字，院外医师会诊应注明医疗机构名称等

* 病程记录中要记录会诊意见执行情况

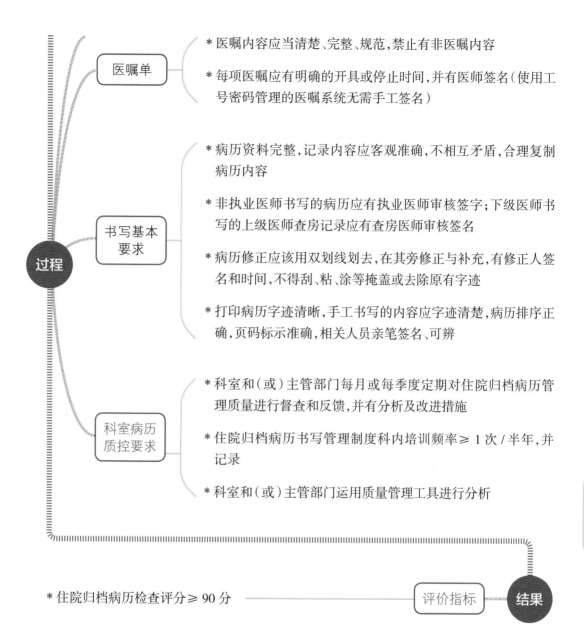

过程

医嘱单
* 医嘱内容应当清楚、完整、规范,禁止有非医嘱内容
* 每项医嘱应有明确的开具或停止时间,并有医师签名(使用工号密码管理的医嘱系统无需手工签名)

书写基本要求
* 病历资料完整,记录内容应客观准确,不相互矛盾,合理复制病历内容
* 非执业医师书写的病历应有执业医师审核签字;下级医师书写的上级医师查房记录应有查房医师审核签名
* 病历修正应该用双划线划去,在其旁修正与补充,有修正人签名和时间,不得刮、粘、涂等掩盖或去除原有字迹
* 打印病历字迹清晰,手工书写的内容应字迹清楚,病历排序正确,页码标示准确,相关人员亲笔签名、可辨

科室病历质控要求
* 科室和(或)主管部门每月或每季度定期对住院归档病历管理质量进行督查和反馈,并有分析及改进措施
* 住院归档病历书写管理制度科内培训频率≥1次/半年,并记录
* 科室和(或)主管部门运用质量管理工具进行分析

* 住院归档病历检查评分≥90分 —— 评价指标 —— 结果

· 住院归档病历管理质量评分标准 ·

项	目	质量评价标准	扣分说明	分值
结构	管理制度	有医疗病历书写规范	□无医疗病历书写规范,扣2分	2
过程	病案首页	患者基本信息填写完整、正确	□患者基本信息错误(姓名、性别、身份证号码等),视为单项否决	8
		疾病诊断正确、完整、规范,主要诊断选择正确,编码符合要求(注:考核医师病历书写质量时,编码不作为要求)	□主要诊断填写或编码错误,视为单项否决 □其他诊断填写错误、缺项,编码错误、遗漏,扣1分/处	
		手术或操作填写完整,主要手术或操作选择正确,编码符合要求(注:考核医师病历书写质量时,编码不作为要求)	□主要手术或操作填写错误、编码错误,均视为单项否决 □其他手术或操作填写错误、缺项,编码错误、遗漏,扣1分/处	
		入院途径、入院病情、损伤、中毒、药物过敏、血型、离院方式、是否有出院31日内再住院计划及昏迷时间等填写完整、正确	□项目填写错误、漏填,扣1分/处	
		其他:首页填写符合基本要求,其余项目填写完整	□其余项目填写错误、漏填,扣0.5分/处	
		病案首页须在患者出院后24 h内完成	□未按时完成填写,扣5分	
	书写时限	入院记录于患者入院后24 h内完成	□未按时完成记录,扣5分	5
	主诉	简明扼要,能导出第一诊断;原则上不用诊断名称(病理诊断确诊、再入院除外)	□在病史中发现有主要症状未写或不能导出第一诊断,扣1分 □持续时间不准确,扣0.5分 □无近况描述,扣0.5分	2
	现病史	发病情况	□发病的时间、地点、起病缓急,可能的原因不清楚,扣0.5分/处	5
		主要症状特点及其发展变化情况,有鉴别诊断意义的资料和伴随症状	□按发生的先后顺序描述主要症状的部位、性质、持续时间、程度以及演变与伴随症状,缺一项扣0.5分	

续　表

项　目		质量评价标准	扣分说明	分值
过程	现病史	发病以来诊治的具体经过及结果,如手术、用药情况等	□记录入院前,接受检查、治疗经过及效果,缺一项扣0.5分	5
		发病以来的一般情况(饮食、精神、睡眠、大小便等)	□未记录,缺一项扣0.5分	
		记录与本次疾病虽无紧密关系、仍需治疗的其他疾病情况	□如有其他需治疗的疾病未记录,缺一项扣0.5分	
	既往史	既往一般健康情况,心脑血管、肺、肝、肾、内分泌系统等重要疾病史;食物、药物过敏史	□重要脏器疾病史,缺一项扣0.5分 □缺食物、药物过敏史,扣2分 □未在首页中填报,扣1分	4
		患者手术、外伤史,传染病史,输血史,预防接种史、用药史	□缺一项扣0.5分	
	个人史婚育史月经史家族史	个人史:出生地及长期居留地,生活习惯及嗜好,职业与工作条件,毒物、粉尘、放射性物质接触史,冶游史	□缺一项扣0.5分 □记录不规范,扣0.5分	3
		婚育史、月经史:婚姻状况、结婚年龄、配偶及子女健康状况。女性患者记录初潮年龄、行经期天数、间隔天数、末次月经时间(或闭经年龄),月经量、痛经及生育等	□婚育史、月经史记录,缺一项扣1分 □记录不规范,扣0.5分/处	
		家族史:父母、兄弟、姐妹健康状况,有无遗传倾向疾病	□缺家族史或未描述父母情况,扣1分 □记录不规范,扣0.5分/处	
	专项评估	评估患者当前用药、疼痛、康复、心理、营养、VTE风险及宗教信仰等	□未评估,缺一项扣1分 □记录不规范,扣0.5分/项	3
	体格检查	体格检查项目填写完整、准确、规范	□体检结果记录与患者实际情况不符,扣1分/项 □缺一项扣0.5分	2
		记录专科检查情况,包括与鉴别诊断有关的体检内容	□专科检查不全面、不准确,或缺应有的鉴别诊断体征,扣0.5分/处 □肿瘤患者或有鉴别诊断意义者未记录相关区域淋巴结,扣1分	

第六部分

项　目		质量评价标准	扣分说明	分值
过程	辅助检查	记录入院前所做的与本次疾病相关的主要检查及其结果,如系在其他医疗机构所做的检查,应当写明该机构名称、检查时间	□未记录辅助检查与结果,扣0.5分/项 □其他医疗机构所做的检查,记录不规范,扣0.5分/项	2
	诊断	诊断书写准确,初步诊断合理、全面,与病史记录相一致	□诊断错误(如部位、疾病名称),视为单项否决 □记录不全面、不合理或排序有缺陷,扣1分/项 □使用不通用的中文与英文简称,扣1分/处	5
		修正、补充诊断,在病程录中有相应诊断依据的记录	□修正、补充诊断不规范或病程录中无相应依据记录,扣2分/项	
	首次病程录	首次病程记录于患者入院8 h内由本院经治或值班执业医师书写	□未在8 h内完成记录或由非执业医师书写,扣5分	8
		病例特点: 对病史、体格检查和辅助检查进行全面分析、归纳写出本病例特点	□未归纳出病例特点,视为单项否决 □依据不充分,扣1分 □复制现病史内容,视为单项否决	
		拟诊讨论: 根据病例特点,分析诊断依据作出初步诊断。如诊断不明应写鉴别诊断分析	□需写鉴别诊断,未按要求书写,扣1分 □如书写不全面,扣0.5分	
		诊疗计划中提出具体的检查及治疗措施安排	□诊疗计划不全、检查或治疗措施不具体,扣0.5分/处	
	上级医师查房记录	主治以上职称医师首次查房记录于患者入院48 h内完成,记录对病史、查体有无补充、初步诊断、诊疗计划。日常查房记录间隔时间视病情和诊疗情况确定,每周至少有3次查房记录(注: 主治医师参与副主任医师查房,可注明查房人员,合并记录)	□主治以上职称医师首次查房记录未在48内完成,扣5分(主治医师书写首次病程记录的可代替) □每周查房记录少于3次,扣2分/次 □查房记录内容太简单,扣1分 □上级医师查房未签名,扣1分	8

续　表

项　目		质量评价标准	扣分说明	分值
过程	上级医师查房记录	每周至少2次副高级职称及以上医师（或医疗组长）查房记录，对危重、疑难、抢救患者必须查房，应记录病情分析及具体诊疗意见	□缺副高级职称及以上医师（或医疗组长）查房记录，视为单项否决 □每周查房记录少于2次，扣2分 □对危重、疑难、抢救患者查房不及时，扣2分 □记录内容不具体或不规范，扣1分/处	8
		科室疑难病例由科主任及时组织讨论，记录内容包括患者病情、讨论时间、地点、主持人、参加人员姓名及专业技术职务、记录人、讨论结论、主持人审核签名	□疑难病例讨论记录不规范，扣1分 □无主持人小结，扣0.5分	
	日常病程记录	诊疗过程符合医疗原则和规范，诊疗计划调整及时、合理。患者症状、体征、病情改变应记录分析其原因，有针对性观察并记录所采取的处理措施和效果；重要诊疗措施或医嘱更改记录理由、注意事项及效果	□严重违反诊疗规范和用药原则（包括剂量），视为单项否决 □诊疗过程欠合理，计划调整欠及时，酌情扣2～5分 □病情及诊疗记录书写不规范，扣1分/处 □采取/更改重要诊疗措施或医嘱无记录，扣2分/处	10
		按规定书写病程记录，入院、术后或转科后至少要连续记录3日，病危随时记录至少每日1次，病重至少每2日记录1次，病情稳定至少每3日记录1次；病情变化及时记录	□未按规定常规记录病程，扣2分/处 □发现病情变化、新的阳性须有处理记录，如缺记录，扣2分/处 □病情危重者记录不及时，扣3分 □医护记录不一致，扣2分	
		放化疗、康复治疗等有相应医嘱、记录治疗方案及依据，治疗过程有评估，记录完整、规范	□缺放化疗、康复治疗等治疗记录单，扣5分 □记录不规范，酌情扣1～2分	
		重要检验、特殊检查（如CT、MRI）、病理检查等有医嘱、报告，异常结果有记录和分析，有处理措施、效果观察	□重要辅助检查缺医嘱或报告，异常结果无记录与分析，扣2分/项 □记录不规范，扣1～2分	

第六部分

续　表

项　目		质量评价标准	扣分说明	分值
过程	日常病程记录	危急值的报告时间、结果、临床意义、处置措施、效果观察等在病程中记录	□缺危急值处理记录,视为单项否决 □记录不规范,扣0.5分/处	10
		符合抗菌药物临床应用原则(含围手术期预防用药),依据充分,应用规范,记录完整。使用或更改抗菌药物应记录原因,及时评价用药效果。抗菌药物医嘱规范,开具医嘱权限符合要求	□严重违反抗菌药物使用原则,视为单项否决 □抗菌药物应用不合理,酌情扣2~5分 □使用抗生素前有样必采,送培养,不符扣2分 □缺抗菌药物使用记录扣2分,不规范,扣1分 □违反权限管理要求,扣3分	
		交接班记录(变更医疗组长)、转科记录、阶段小结应在24 h内完成。交(接)班记录、转科记录可代替阶段小结	□缺交接班记录、转科记录、阶段小结,扣5分/处 □接班(科)记录未在接班(科)24 h内完成,扣2分/处	
		抢救记录应在抢救结束后6 h内完成,并注明补记。内容包括记录时间、病情变化情况、抢救时间(时间精确至分钟)及措施,参加抢救的医务人员姓名及职称,抢救记录内容与抢救医嘱一致	□抢救记录未在抢救结束后6 h内完成,视为单项否决 □抢救记录与抢救医嘱不一致,扣2分/处 □记录内容不规范,扣1分/处	
		出院前48 h内应有上级医师同意出院的病程记录	□出院无上级医师(主任、副主任、主治)同意意见,扣1分	
		补充、修正诊断在病程中有记录	□未记录,扣2分/处	
		有创诊疗操作结束及时书写记录,内容包括操作名称、时间、简要步骤、结果及患者一般情况,有无不良反应,术后注意事项及时向患者说明,操作医师签字	□缺有创诊疗操作记录,扣5分/处 □记录不规范,扣0.5分/处 □无操作医师签名,扣1分	
		输血必须有输血前化验检查(急诊术前留标本供术后补查);有医嘱、24 h内病程中应有记录,内容包括使用指征、血型、血液成分、数量、起始时间、有无不良反应等;输血后应有效果评价	□无输血前化验检查及输血医嘱,扣5分 □24 h内未记录输血情况及不良反应情况,扣1分,余酌情扣0.5~1分 □缺效果评价,扣1分	

项　　目		质量评价标准	扣分说明	分值
过程	围手术期相关记录	术前有主刀医师查房记录（急诊手术除外），可与术前讨论记录/术前小结合并书写，内容包括简要病情、术前诊断、手术指征、拟施手术名称、麻醉方式、可能出现的意外及防范措施、注意事项、主刀医师查房意见等，注明参加讨论者的姓名及职称等，由主刀医师审核签名	□术前谈话、术前主刀医师查房、术前小结缺失任一项记录，扣5分 □记录不规范，扣1分/处 □未经主刀医师审核签名，扣1分	10
		麻醉术前访视记录、麻醉记录、麻醉术后访视记录、手术清点记录内容完整、规范。手术安全核查表、手术风险评估表内容完整，手术医师、麻醉医师和巡回护士三方核对并签名	□缺失任一项记录，扣5分 □记录缺项或不规范，扣1分/处 □手术安全核查记录、手术风险评估表内容或三方签名不完整，扣1分/处	
		手术记录由术者书写，一助书写时，应有术者签名。手术记录应在离开麻醉复苏室前完成；病情危重者术后即刻完成；若手术患者术后直接返回ICU或病房，要求回到ICU或病房后1h内完成手术记录。内容包括一般项目、手术日期、术前诊断、术后诊断、手术名称、手术者及助手姓名、麻醉方法、手术一般情况、手术经过、术中发现（含冰冻病理结果）及处理、切除的标本处理、内植入物、出血、输血及并发症情况等	□缺手术记录、非主刀或一助书写，视为单项否决 □未在24h内完成，扣5分 □一助书写的无主刀医师签字，扣2分（外院医师主刀除外），记录内容缺项或错误，扣1分/处 □内植入物使用未记录或记录错误，扣2分 □术中用药（麻醉用药以外的药品）、输血未记录，扣2分	
		术中改变预定术式，须有术中谈话告知记录	□术中改变预定手术方案未履行知情同意，视为单项否决 □内容评分同前	
		术后首次病程录要求在患者离开手术室前完成。内容包括术中所见、患者的生命体征、术后处理与注意事项；术后谈话由患方、主刀医师或一助医师签名。术后首次病程录可与术后谈话合并书写	□缺术后首次病程录或术后谈话记录，视为单项否决 □缺术中情况、术后生命体征、术后处理和注意事项，扣1分/处	

第六部分

项 目		质量评价标准	扣分说明	分值
过程	围手术期相关记录	术后诊疗措施合理,并发症处理及时,记录完善;主刀医师术后24 h内完成查房(院外专家主刀可由一助代替)	□术后诊疗措施不合理、并发症发现和处理不及时,酌情扣2～5分 □缺主刀医师术后查房记录,扣3分 □记录不规范,扣0.5分/处	10
	出院或死亡记录	患者出院、死亡记录于24 h内完成,内容包括主诉、入院情况、入院诊断、诊疗经过、出院情况、出院(死亡)诊断、出院医嘱及注意事项。死亡记录内容除上述要求外,应记录病情演变、抢救经过、死亡原因、死亡时间具体到分。由上级医师(主治及以上)签名	□出院、死亡记录未在24 h内完成,视为单项否决 □内容不全面,酌情扣0.5～1分/项 □出院药物医嘱不具体或注意事项无针对性,扣1分 □死亡记录中无死亡原因和时间,扣2分	5
		死亡病例讨论记录在患者死亡1周内完成,由科主任主持讨论,内容包括讨论日期、地点、主持人、死亡诊断、死亡原因及参加人员姓名、专业技术职务及主持人小结意见及签名	□死亡病例讨论未在1周内完成,视为单项否决 □记录内容不规范,酌情扣1～2分	
	知情同意书	成年患者知情同意文书原则上应由本人签名,若因疾病无法签字时,应当由近亲属签字,无近亲属时,由其关系人签字;非患者本人签署的医疗文书,须由患者签署授权委托书;未成年人(＜18周岁)、成年患者不具备完全民事行为能力时(如昏迷、精神异常等)应当由其法定代理人签字,并注明与患者的关系	□非患者或法定代理人签署医疗文书,缺授权委托书,视为单项否决 □授权书重大缺陷而无效的,视为单项否决 □授权书不规范,酌情扣0.5～2分	10
		抢救患者时,在法定代理人或近亲属、关系人无法及时签字的情况下,可由医务部或行政总值班签名	□无签名,视为单项否决	
		手术、麻醉、输血、特殊检查、特殊治疗等实施前应规范签署知情同意书,告知内容中应有替代方案说明	□知情同意书缺失或无效,视为单项否决 □无替代方案,扣2分 □告知不规范,扣1分/处	

续　表

项　目		质量评价标准	扣分说明	分值
过程	知情同意书	入院72 h内应有病情沟通谈话记录，内容符合规范。手术患者72 h内手术的，手术知情同意书可视为72 h内谈话记录。入院后诊断治疗与病情有重大变化，应有相关知情告知的记录，病危（重）者应及时发病危（重）通知书，要有患方签名及时间	□缺相应谈话沟通记录、无病危（重）通知书，视为单项否决 □患者知情告知不规范，扣1分/处	10
		自动出院、选择或放弃抢救措施应有患者或代理人签署意见并签名，患方拒绝签字的要说明原因	□缺患者知情告知书，视为单项否决 □患者知情告知缺陷，不规范，扣1分/处 □患方拒绝签名未说明原因，扣1分/处	
	会诊记录	普通会诊应由会诊医师在会诊申请发出后24 h内完成	□普通会诊未按时完成，缺一次扣2分	4
		会诊申请单记录患者病情及诊疗情况、申请会诊的理由和目的等，申请会诊医师签名	□会诊单记录不规范或缺项，扣0.5分/处	
		会诊记录内容包括会诊医师所在的科别、会诊时间、会诊意见及会诊医师签字，院外医师会诊应注明医疗机构名称等	□会诊记录内容不规范或缺项，扣0.5分/处 □院外会诊记录不符合规定，扣0.5分/处	
		病程记录中要记录会诊意见执行情况	□病程记录中未记录会诊意见执行情况，扣1分/处	
	医嘱单	医嘱内容应当清楚、完整、规范，禁止有非医嘱内容	□书写不清、不能辨明内容，或出现非医嘱内容，扣1分	2
		每项医嘱应有明确的开具或停止时间，并有医师签名（使用工号密码管理的医嘱系统无需手工签名）	□医嘱单记录不规范，扣0.5分/处 □补记医嘱未予说明，扣1分/次	
	书写基本要求	病历资料完整，记录内容应客观准确，不相互矛盾，合理复制病历内容	□病历资料缺失或误归入，视为单项否决 □不合理复制或因复制导致严重错误，视为单项否决 □不当复制，酌情扣1～3分	4

续　表

项　目		质量评价标准	扣分说明	分值
过程	书写基本要求	非执业医师书写的病历应有执业医师审核签字；下级医师书写的上级医师查房记录应有查房医师审核签名	□非执业医师书写的病历无执业医师审核签名，视为单项否决 □其他情况未签名或签名不符合要求，扣0.5分/处，最高扣2分（电子病历系统符合电子签名管理要求的无需手工签字）	4
		病历修正应该用双划线划去，在其旁修正与补充，有修正人签名和时间，不得刮、粘、涂等掩盖或去除原有字迹	□修正不符合要求，扣0.5分/处 □粘贴、涂改，扣1分/处	
		打印病历字迹清晰，手工书写的内容应字迹清楚，病历排序正确，页码标示准确，相关人员亲笔签名、可辨	□打印病历字迹不清，扣1分/页 □手书字迹潦草，视酌情扣1～2分 □页码标示全缺，扣1分 □病历排序不正确，扣1分	
	科室病历质控要求	科室和（或）主管部门每月或每季度定期对住院归档病历管理质量进行督查和反馈，并有分析及改进措施		—
		住院归档病历书写管理制度科内培训频率≥1次/半年，并记录		—
		科室和（或）主管部门运用质量管理工具进行分析		—
结果	评价指标	住院归档病历检查评分≥90分	评分：　　符合/不符合	—
结构（每个制度）检查者：　　过程（每个模块）检查者：　　结果（每项指标）检查者：				

备注

（1）本表依据国家健康委、本省的书写规范制订。

（2）本表适用于三、二级各等级医院，专科医院参照执行。

（3）手书、电脑打印病历应符合本规范内容。

（4）总分为100分，按检查要求与评分说明分别评分。

（5）再入院、入院不足24 h出院或死亡记录按"规范"要求另行评分。

（6）单项否决指标计分时扣10分，不累积扣分。

（7）评分表如涉及重复评分项目的，不重复扣分。

（8）评分90分以下为乙级病历，80分以下为丙级病历。

43 医疗核心制度（病历书写）检查评分标准

·医疗核心制度（病历书写）检查思维导图·

* 有病历书写规范 ··· 管理制度 — 结构

三级查房制度

* 首次病程记录于患者入院 8 h 内由主管医师或值班执业医师书写，入院记录于患者入院 24 h 内完成

* 主治医师首次查房记录于患者入院 48 h 内完成

* 每周至少 2 次副高级职称及以上医师（或医疗组长，即最高级别医师）、3 次主治医师（即中间级别医师）查房记录

* 上级医师查房应记录对病史、查体有无补充、初步诊断及诊疗计划，体现不同级别医师对患者病情的处置水平

* 对于危重症、疑难病患者以及抢救患者必须有副高级职称及以上医师（或医疗组长）查房，应记录病情及具体诊疗意见

* 出院前应有上级医师（主治及以上）同意出院的病程记录

过程

值班和交接班制度

* 交接班记录（更换主管医师时）、转科记录、阶段小结应在规定时间内完成

* 值班期间，当班医师的诊疗处理应在病程中记录

分级护理制度

* 医师根据护理分级标准开立级别护理医嘱

会诊制度

* 普通会诊在会诊申请发出后 24 h 内完成，院内急会诊在会诊申请发出后 10 min 内到达

* 会诊申请简要载明患者病情及诊疗情况、申请会诊的理由和目的，申请会诊医师签名

会诊制度

* 会诊记录内容包括会诊意见、会诊医师科别、会诊到达时间、会诊时间及会诊医师签名

* 外院医师会诊应注明医疗机构名称

* 病程记录中要记录会诊意见执行情况

疑难病例/术前讨论制度

* 科室疑难病例由科主任及时组织讨论

* 记录内容包括讨论日期、主持人、参加人员姓名及专业技术职务、讨论意见及签名

* 术前讨论记录内容包括临床诊断、手术指征、拟行术式、麻醉方式、术中术后可能出现的风险及对应措施、特殊的术前准备内容、术中术后应当充分注意的事项,注明参加讨论者的姓名及职称,并由主刀医师审核签字

* 重大疑难手术按制度报医务部审批

过程

死亡病例讨论制度

* 死亡记录在患者死亡 24 h 内完成

* 死亡记录内容包括:主诉、入院情况、入院诊断、诊疗经过、病情演变、抢救经过、死亡原因、出院(死亡)诊断、死亡时间具体到分钟

* 死亡病例讨论记录在患者死亡 1 周内完成

* 死亡病例讨论记录内容至少包括讨论日期、地点、主持人、死亡诊断、死亡原因及签名

急重危患者抢救制度

* 抢救记录应在抢救结束后 6 h 内完成

* 抢救记录应书写记录时间、病情变化情况、抢救时间(具体到分)及措施,参加抢救医务人员姓名及职称,补记抢救记录加以注明

* 抢救记录内容与开具的抢救医嘱相一致

* 危重症患者应及时向患方告病危并记录

过程

围手术期记录（含手术安全核查制度）

* 术前需有术前讨论、主刀医师查房记录,规范书写术前小结（急诊手术除外、术前小结可与主刀查房、术前讨论合并书写）

* 麻醉术前访视记录、麻醉知情同意书、麻醉记录、麻醉术后访视记录、手术清点记录内容完整、规范

* 手术安全核查表、手术风险评估表内容完整,手术、麻醉医师和巡回护士三方核对并签字

* 手术知情同意书应由患方签署具体意见并医患双方签字。内置物术前谈话中应记明可能选择的类型。术中更改手术方式应行谈话告知并记录。术后谈话由患方及主刀医师或一助签名（可与术后首次病程记录合并书写）

* 手术记录由主刀医师或一助在规定时限内完成,记录内容包括一般项目、手术名称、麻醉方式、术前诊断、术后诊断、手术经过、术中发现（含术中病理结果）及处理、内植入物及标本送检情况等。非主刀医师书写的应由主刀医师审核签名

* 术后首次病程记录书写符合时限要求,内容规范（包括术中所见、患者生命体征、术后风险、处理与注意事项等）

危急值报告制度

* 危急值的报告时间、结果、临床意义、是否处置、处置措施及效果观察等需要在病程记录中体现

抗菌药物分级管理制度

* 符合围手术期抗菌药物应用原则,依据充分,记录完整,给药方法及用药时间正确

* 使用或更改抗菌药物应记录原因,及时评价用药效果

* 抗菌药物医嘱开立权限符合要求

临床用血审核制度

* 临床输血符合指征,根据用血量执行审核/审批要求

* 输血有知情同意书,手术患者在术前完成

* 完善输血前各化验检查

* 输血记录内容至少包括使用指征、输注成分、血型和数量、输血前评估（实验室指标＋临床表现）、输注过程观察情况、有无不良反应及不良反应处置等,输血记录各方一致

* 输血后及时行效果评价

诊疗知情同意制度

* 非患者本人签署的医疗文书,须由患者签署授权委托书,患者不具备完全民事行为能力时,应当由其法定代理人签字,并要注明与患者的关系

* 入院 72 h 内应有病情沟通谈话记录,内容符合规范。手术患者 72 h 内手术的,手术知情同意可视为 72 h 内谈话记录

* 特殊检查、特殊治疗、手术等的知情同意书中要有医疗替代方案(说明主要缺点,利于知情选择)。入院后诊断治疗与病情有重大变化,应有相关知情告知的记录,病危(重)者要及时发病危(重)通知,要有患方的签字及时间

* 患方拒绝诊疗措施、自动出院、选择或放弃抢救措施应有患者或代理人签署意见并签字,患方拒绝签字的要说明原因

过程

病历内涵质量

* 首次病程记录对病史、体格检查和辅助检查进行全面分析、归纳写出本病例特点

* 首拟诊讨论根据病例特点,分析诊断依据作出初步诊断。如诊断不明应写鉴别诊断分析

* 首次病程记录中诊疗计划提出具体的检查及治疗措施安排,病程中及时根据病情变化调整诊疗计划。所有诊疗计划均经医疗组长审核签字

* 重要化验、特殊检查、病理检查等的结果要有记录和分析其临床意义,有处理措施、效果观察

* 及时补充及修正诊断,本次就诊过程中需要处理的基础疾病的诊断,在病程录中有相应诊断依据的记录

* 日常病程记录重点突出,无不合理复制(2 次及以上病程记录完全相同或复制病历导致严重缺陷)

科室病历质控要求

* 科室和(或)主管部门每月或每季度定期对医疗核心制度(病历书写)管理质量进行督查和反馈,并有分析及改进措施

* 医疗核心制度(病历书写)管理制度科内培训频率 ≥ 1 次 / 半年,并记录

* 科室和(或)主管部门运用质量管理工具进行分析

* 医疗核心制度(病历书写)检查评分 ≥ 90 分 ----- **评价指标** ----- **结果**

· 医疗核心制度（病历书写）检查评分标准 ·

项 目		质量评价标准	扣分说明	分值
结构	管理制度	有病历书写规范	无病历书写规范，扣2分	2
过程	三级查房制度	首次病程记录于患者入院8h内由主管医师或值班执业医师书写，入院记录于患者入院24h内完成	□由非本院执业医师书写，扣5分 □未在规定时限内完成，扣2分	8
		主治医师首次查房记录于患者入院48h内完成	□缺主治首次查房记录，扣5分 □未在48h内完成，扣2分	
		每周至少2次副高级职称及以上医师（或医疗组长，即最高级别医师）、3次主治医师（即中间级别医师）查房记录	□无相应级别医师查房记录，扣5分 □各级医师查房缺1次，扣2分 □各级医师查房缺≥2次，扣4分	
		上级医师查房应记录对病史、查体有无补充、初步诊断及诊疗计划，体现不同级别医师对患者病情的处置水平	□查房记录内容过于简单，扣1分 □上级医师查房未签名，扣1分	
		对于危重症、疑难病患者以及抢救患者必须有副高级职称及以上医师（或医疗组长）查房，应记录病情及具体诊疗意见	□缺查房记录，扣5分 □查房记录内容过于简单，扣1分 □查房医师未签名，扣1分	
		出院前应有上级医师（主治及以上）同意出院的病程记录	□无上级医师同意意见，扣2分	
	值班和交接班制度	交接班记录（更换主管医师时）、转科记录、阶段小结应在规定时间内完成	□缺交接班记录，扣4分 □缺转科记录，扣4分 □缺阶段小结，扣4分 □接班（科）记录未在接班（科）24h内完成，扣1分	4
		值班期间，当班医师的诊疗处理应在病程中记录	□未记录，扣2分	
	分级护理制度	医师根据护理分级标准开立级别护理医嘱	□医嘱未开具，扣2分	2

项　　目		质量评价标准	扣分说明	分值
过程	会诊制度	普通会诊在会诊申请发出后24 h内完成,院内急会诊在会诊申请发出后10 min内到达	□会诊不符合时限要求1次,扣2分 □会诊不符合时限要求≥2次,扣4分	5
		会诊申请简要载明患者病情及诊疗情况、申请会诊的理由和目的,申请会诊医师签名	□会诊单不规范、缺项,扣1分	
		会诊记录内容包括会诊意见、会诊医师科别、会诊到达时间、会诊时间及会诊医师签名	□会诊记录内容不规范、缺项,扣1分	
		外院医师会诊应注明医疗机构名称	□院外会诊记录不规范,扣1分	
		病程记录中要记录会诊意见执行情况	□病程记录中未记录会诊意见执行情况,扣2分	
	疑难病例/术前讨论制度	科室疑难病例由科主任及时组织讨论	□按制度应组织讨论而未讨论,扣3分	8
		记录内容包括讨论日期、主持人、参加人员姓名及专业技术职务、讨论意见及签名	□疑难病例讨论未记录,扣6分 □讨论记录不规范1处,扣1分 □讨论记录不规范≥2处,扣2分	
		术前讨论记录内容包括临床诊断、手术指征、拟行术式、麻醉方式、术中术后可能出现的风险及对应措施、特殊的术前准备内容、术中术后应当充分注意的事项,注明参加讨论者的姓名及职称,并由主刀医师审核签字	□无术前讨论记录,扣6分 □讨论记录不规范1处,扣1分 □讨论记录不规范≥2处,扣2分	
		重大疑难手术按制度报医务部审批	□需行手术审批未审批,扣6分 □审批记录不规范,扣1分	
	死亡病例讨论制度	死亡记录在患者死亡24 h内完成	□缺死亡记录,扣5分 □未在24 h内完成,扣2分	8

续　表

项　目		质量评价标准	扣分说明	分值
过程	死亡病例讨论制度	死亡记录内容包括：主诉、入院情况、入院诊断、诊疗经过、病情演变、抢救经过、死亡原因、出院（死亡）诊断、死亡时间具体到分钟	□主诉、入院情况、入院诊断、诊疗经过、病情演变、抢救经过缺1处，扣1分 □主诉、入院情况、入院诊断、诊疗经过、病情演变、抢救经过缺≥2处，扣2分 □缺出院（死亡）诊断，扣2分 □死亡记录中无死亡原因，扣2分 □死亡记录中无死亡时间，扣2分	8
		死亡病例讨论记录在患者死亡1周内完成	□缺死亡病例讨论记录，扣5分 □未在1周内完成，扣2分	
		死亡病例讨论记录内容至少包括讨论日期、地点、主持人、死亡诊断、死亡原因及签名	□讨论记录不规范1处，扣1分 □讨论记录不规范≥2处，扣2分	
	急重危患者抢救制度	抢救记录应在抢救结束后6h内完成	□缺抢救记录，扣5分 □未在抢救结束6h内完成，扣2分	8
		抢救记录应书写记录时间、病情变化情况、抢救时间（具体到分）及措施，参加抢救医务人员姓名及职称，补记抢救记录加以注明	□抢救记录不规范1处，扣1分 □抢救记录不规范≥2处，扣2分	
		抢救记录内容与开具的抢救医嘱相一致	□记录与抢救医嘱不一致，扣2分 □抢救医嘱记录不规范，扣1分	
		危重症患者应及时向患方告病危并记录	□未行告知，扣2分 □内容不规范，扣1分	
	围手术期记录（含手术安全核查制度）	术前需有术前讨论、主刀医师查房记录，规范书写术前小结（急诊手术除外、术前小结可与主刀查房、术前讨论合并书写）	□缺术前讨论、主刀医师查房或术前小结，扣5分 □记录不规范1处，扣1分 □记录不规范≥2处，扣2分	12
		麻醉术前访视记录、麻醉知情同意书、麻醉记录、麻醉术后访视记录、手术清点记录内容完整、规范	□缺失其中任一项记录，扣5分 □记录缺项/不规范1处，扣1分 □记录缺项/不规范≥2处，扣2分 □多项文书记录不规范，加扣2分	

项　目		质量评价标准	扣分说明	分值
过程	围手术期记录（含手术安全核查制度）	手术安全核查表、手术风险评估表内容完整，手术、麻醉医师和巡回护士三方核对并签字	□缺手术安全核查或风险评估记录，扣5分 □表单内容不完整、填写时间不正确或三方签字不完整，一处扣0.5分 □表单内容不完整、填写时间不正确或三方签字不完整≥2处，扣1分	12
		手术知情同意书应由患方签署具体意见并医患双方签字。内置物术前谈话中应记明可能选择的类型。术中更改手术方式应行谈话告知并记录。术后谈话由患方及主刀医师或一助签名（可与术后首次病程记录合并书写）	□缺手术知情同意书/术中谈话记录/术后谈话记录扣5分，无患方签字视作缺失 □缺内置物谈话，扣2分 □内容或签字有缺陷，扣1分	
		手术记录由主刀医师或一助在规定时限内完成，记录内容包括一般项目、手术名称、麻醉方式、术前诊断、术后诊断、手术经过、术中发现（含术中病理结果）及处理、内植入物及标本送检情况等。非主刀医师书写的应由主刀医师审核签名	□缺手术记录，扣5分 □记录不规范1处，扣0.5分 □记录不规范≥2处，扣1分 □书写者资质不符合要求，扣2分 □主刀医师未审核签字，扣2分	
		术后首次病程记录书写符合时限要求，内容规范（包括术中所见、患者生命体征、术后风险、处理与注意事项等）	□缺术后首次病程记录，扣5分 □记录不规范1处，扣1分 □记录不规范≥2处，扣2分	
	危急值报告制度	危急值的报告时间、结果、临床意义、是否处置、处置措施及效果观察等需要在病程记录中体现	□缺危急值处理记录，扣5分 □记录不规范1处，扣0.5分 □记录不规范≥2处，扣1分	5
	抗菌药物分级管理制度	符合围手术期抗菌药物应用原则，依据充分，记录完整，给药方法及用药时间正确	□围手术期抗菌药物应用不合理，扣2分	6
		使用或更改抗菌药物应记录原因，及时评价用药效果	□未记录，扣2分 □记录不规范，扣1分	
		抗菌药物医嘱开立权限符合要求	□不符合1条，扣1分 □不符合≥2条，扣2分	

续　表

项　　目		质量评价标准	扣分说明	分值
过程	临床用血审核制度	临床输血符合指征,根据用血量执行审核/审批要求	□未执行审核/审批制度,扣5分 □输血指征不严格,扣2分	10
		输血有知情同意书,手术患者在术前完成	□缺知情同意书,扣5分 □内容或签字有缺陷,扣1分	
		完善输血前各化验检查	□缺输血前化验检查或不完善,扣2分	
		输血记录内容至少包括使用指征、输注成分、血型和数量、输血前评估(实验室指标+临床表现)、输注过程观察情况、有无不良反应及不良反应处置等,输血记录各方一致	□缺输血记录,扣5分 □内容有缺陷或记录不完整1项,扣0.5分 □内容有缺陷或记录不完整≥2项,扣1分	
		输血后及时行效果评价	□未记录效果评价,扣2分	
	诊疗知情同意制度10分	非患者本人签署的医疗文书,须由患者签署授权委托书,患者不具备完全民事行为能力时,应当由其法定代理人签字,并要注明与患者的关系	□非患者或法定代理人签署医疗文书,缺授权委托书(授权书重大缺陷而无效,视为缺失),扣5分 □授权书不规范,扣1分	10
		入院72 h内应有病情沟通谈话记录,内容符合规范。手术患者72 h内手术的,手术知情同意可视为72 h内谈话记录	□缺知情告知记录,扣5分 □内容或签字有缺陷,扣1分	
		特殊检查、特殊治疗、手术等的知情同意书中要有医疗替代方案(说明主要缺点,利于知情选择)。入院后诊断治疗与病情有重大变化,应有相关知情告知的记录,病危(重)者要及时发病危(重)通知,要有患方的签字及时间	□缺相应的知情同意书、病情告知记录、病危(重)通知,扣5分 □缺医疗替代方案和说明,扣2分 □内容或签字有缺陷,扣1分	
		患方拒绝诊疗措施、自动出院、选择或放弃抢救措施应有患者或代理人签署意见并签字,患方拒绝签字的要说明原因	□缺知情同意,扣5分 □内容有缺陷,扣1分 □患方拒绝签字未说明原因,扣2分	

项　目		质量评价标准	扣分说明	分值
过程	病历内涵质量	首次病程记录对病史、体格检查和辅助检查进行全面分析、归纳写出本病例特点	□不当复制、完全拷贝入院记录现病史内容,扣5分 □病史未归纳出特点,扣2分	12
		首拟诊讨论根据病例特点,分析诊断依据作出初步诊断。如诊断不明应写鉴别诊断分析	□诊断依据不充分,扣1分 □鉴别诊断缺失,扣2分 □鉴别诊断不全面,扣1分	
		首次病程记录中诊疗计划提出具体的检查及治疗措施安排,病程中及时根据病情变化调整诊疗计划。所有诊疗计划均经医疗组长审核签字	□无诊疗计划,扣2分 □诊疗计划不全/检查或治疗措施不具体/未经医疗组长审核签字1处,扣1分 □诊疗计划不全/检查或治疗措施不具体/未经医疗组长审核签字≥2处,扣2分	
		重要化验、特殊检查、病理检查等的结果要有记录和分析其临床意义,有处理措施、效果观察	□重要辅助检查报告结果有异常,无记录与分析1处,扣1分 □重要辅助检查报告结果有异常,无记录与分析≥2处,扣2分	
		及时补充及修正诊断,本次就诊过程中需要处理的基础疾病的诊断,在病程录中有相应诊断依据的记录	□未记录,扣2分 □内容有缺陷或记录不完整,扣1分	
		日常病程记录重点突出,无不合理复制(2次及以上病程记录完全相同或复制病历导致严重缺陷)	□不合理复制病程记录,扣5分 □内容不规范1处,扣1分 □记录不规范≥2处,扣2分	
	科室病历质控要求	科室和(或)主管部门每月或每季度定期对医疗核心制度(病历书写)管理质量进行督查和反馈,并有分析及改进措施		—
		医疗核心制度(病历书写)管理制度科内培训频率≥1次/半年,并记录		—
		科室和(或)主管部门运用质量管理工具进行分析		
结果	评价指标	医疗核心制度(病历书写)检查评分≥90分	评分:　　符合/不符合	—

结构(每个制度)检查者:　　过程(每个模块)检查者:　　结果(每项指标)检查者:

备注

本评分标准适用于医疗核心制度病历书写检查,评分表若涉及重复评分项目之处,不予以重复扣分。

项目	类别	项目数	评分项	分值
患者基本信息	A类（4分）	2	新生儿入院体重	2
			新生儿出生体重	2
	B类（2分）	1	病案号	2
	C类（4分）	4	性别	1
			出生日期	1
			年龄	1
			医疗付费方式	1
	D类（4分）	22	健康卡号、患者姓名、出生地、籍贯、民族、身份证号、职业、婚姻状况、现住址、电话号码、邮编、户口地址及邮编、工作单位及地址、单位电话及邮编、联系人姓名及关系、地址、电话号码	0.5分/项，减至4分为止
住院过程信息	A类（4分）	1	离院方式	4
	B类（10分）	5	入院时间	2
			出院时间	2
			实际住院天数	2
			出院科别	2
			是否有31天内再住院计划	2
	C类（3分）	3	入院途径	1
			入院科别	1
			转科科别	1
	D类（9分）	18	医疗机构名称、医疗机构代码、（入院）病房、（出院）病房、科主任、主任（副主任）医师、主治医师、住院医师、进修医师、实习医师、责任护士、编码员、病案质量、质控医师、质控护士、质控日期、（医嘱转院）拟接收医疗机构名称、（医嘱转社区卫生服务机构）拟接收医疗机构名称	0.5分/项，减至9分为止

续 表

项目	类别	项目数	评分项	分值
诊疗信息	A类（24分）	6	出院主要诊断	4
			主要诊断编码	4
			其他诊断	1分/项，减至4分为止
			其他诊断编码	1分/项，减至4分为止
			主要手术或操作名称	4
			主要手术或操作编码	4
	B类（16分）	8	入院病情	2
			病理诊断	2
			病理诊断编码	2
			切口愈合等级	2
			颅脑损伤患者昏迷时间	2
			其他手术或操作名称	0.5分/项，减至2分为止
			其他手术或操作编码	0.5分/项，减至2分为止
			手术及操作日期	2
	C类（3分）	3	门、急诊诊断	1
			门、急诊诊断疾病编码	1
			麻醉方式	1
	D类（7分）	14	损伤(中毒)外部原因、损伤(中毒)外部原因疾病编码、病理号、药物过敏史、过敏药物、死亡患者尸检、血型、Rh因子、手术级别、手术及操作医师、术者、一助、二助、麻醉医师	0.5/项，减至7分为止
费用信息	A类（4分）	1	总费用	4
	D类（2分）	29	综合医疗服务类、诊断类、治疗类、康复类、中医类、西药类、中药类、血液和血制品类、耗材类、其他类共10类29项	每项0.5分，减至2分为止

续　表

项目	类别	项目数	评分项	分值
五项指标	B类（4分）	8	单病种管理、临床路径管理、诊断符合情况、抢救情况、转归情况	1分/项,减至4分为止
科室病历质控要求			科室和（或）主管部门每月或每季度定期对住院病案首页数据管理质量进行督查和反馈,并有分析及改进措施	—
			住院病案首页数据管理制度科内培训频率≥1次/半年,并记录	—
			科室和（或）主管部门运用质量管理工具进行分析	—
评价指标			住院病案首页数据质量检查评分≥95分	评分:符合/不符合

（每个模块）检查者:

备注

（1）首页项目未填写或填写错误扣分相同。

（2）成人首页无新生儿入院体重和出生体重,直接得分。

45 临床合理用血病历检查评分标准

· 临床合理用血病历检查思维导图 ·

有医疗病历书写规范 —————————— 管理制度 — **结构**

过程

输血指征
* 输血指征不符合《临床输血技术规范》中相关规定，属于不合理用血（Hb ≥ 100 g/L，属于不合理用血；Hb 为 60 ~ 100 g/L 根据病情判断，Hb ≤ 60 g/L 属于合理用血）

输血告知
* 输血前，医患双方需签署输血治疗知情同意书（每例患者），并保存于病历中
* 对抢救生命垂危的患者等特殊情况下的紧急输血有相关规定
* 输血治疗知情同意书填写完整，其中的输血前检测必须在输血前已做或已抽血，填写结果或"已送检"，不能有空白
* 输血知情同意书有医师与患方双签名，时间精确到分钟

输血前检测
* 输血前做好 ALT、乙肝五项、丙肝、HIV、梅毒、血型及不规则抗体
* 输血前应做相应的指标检测

输血申请
* 输血申请单格式规范，书写符合要求、信息记录完整

分级管理
* 同一名患者一日（24 h）申请备血量 < 800 mL 者，由具备中级及以上专业技术职务任职资格的医师提出申请，上级医师核准签发后，方可备血
* 同一名患者一日（24 h）申请备血量在 800 ~ 1 600 mL 者，由具备中级及以上专业技术职务任职资格的医师提出申请，上

级医师审核,科主任核准签发后,方可备血

分级管理

* 同一名患者一日(24 h)申请备血量≥1 600 mL 者,由具备中级及以上专业技术职务任职资格的医师提出申请,科主任审核,报医务部批准后,方可备血(急救用血除外)

* 如申请者为副主任医师,则上级医师签名处签署申请者姓名;如申请者为科主任,则上级医师及科主任签名处均签署申请者姓名

* 紧急用血可以不受用血分级管理权限及逐级审批限制,但需在用血后2个工作日内补齐相关审批手续

医嘱开具

* 备血、输血医嘱记录所用血液的种类、数量、单位需相对应,如红细胞悬液(U)、血浆(mL)、血小板(每袋血小板剂量为10 U)、冷沉淀(U)

* 有医嘱时间、血液种类、数量、医嘱执行人、执行时间(时间精确到分钟)

过程

术中用血记录

* 麻醉医师需在麻醉记录单上记录输血;自体输血有记录

* 主管医师在手术记录单上记录术中出血量、术中自体输血量、有无输血的详细信息[包括 ABO 血型、RH(D)血型,血液的种类,数量,输血经过是否顺利,有无输血反应];自体输血有记录

* 医师术后首次病程记录中记录所用血液的血型、种类和数量,并记录输血过程是否顺利、有无输血反应;若术中有自体输血,必须有自体输血同意书

临床用血记录

* 每次输血须有病程记录,并在24 h内完成,记录内容包括输血的原因、输注血液的血型、种类及数量,输血过程中有无输血反应,及输血后24 h内需有相应血红蛋白、血小板、凝血功能的检测及临床症状的描述等效果评价,如有输血反应应详细记录处理过程

输血不良反应

* 评估输血过程中有无输血反应,若发生输血反应,及时处置并记录(时间精确到分钟)

第六部分

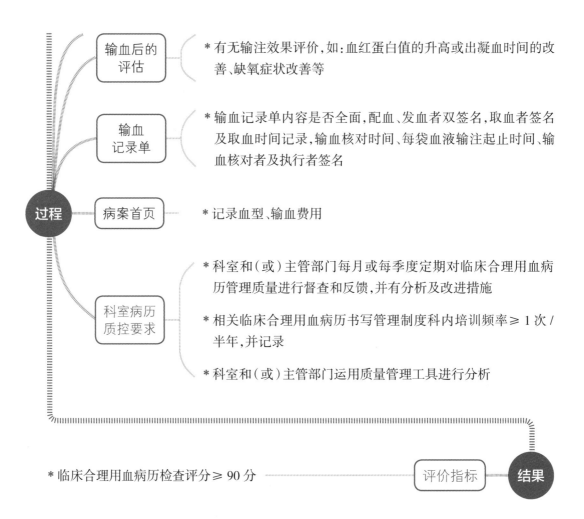

输血后的评估 —— * 有无输注效果评价,如:血红蛋白值的升高或出凝血时间的改善、缺氧症状改善等

输血记录单 —— * 输血记录单内容是否全面,配血、发血者双签名,取血者签名及取血时间记录,输血核对时间、每袋血液输注起止时间、输血核对者及执行者签名

病案首页 —— * 记录血型、输血费用

科室病历质控要求 —— * 科室和(或)主管部门每月或每季度定期对临床合理用血病历管理质量进行督查和反馈,并有分析及改进措施

* 相关临床合理用血病历书写管理制度科内培训频率 ≥ 1 次 / 半年,并记录

* 科室和(或)主管部门运用质量管理工具进行分析

* 临床合理用血病历检查评分 ≥ 90 分 —— 评价指标 —— 结果

· 临床合理用血病历检查评分标准 ·

项	目	质量评价标准	扣分说明	分值
结构	管理制度	有医疗病历书写规范	□缺医疗病历书写规范,扣2分	2
过程	输血指征	输血指征不符合《临床输血技术规范》中相关规定,属于不合理用血(Hb ≥ 100 g/L,属于不合理用血;Hb 为 60 ~ 100g/L 根据病情判断,Hb ≤ 60 g/L 属于合理用血)	□不符合输血指征,扣5分	5
	输血告知	输血前,医患双方需签署输血治疗知情同意书(每例患者),并保存于病历中	□缺签署的输血治疗知情同意书,视为单项否决	—
		对抢救生命垂危的患者等特殊情况下的紧急输血有相关规定	□缺紧急输血相关规定,扣2分	2
		输血治疗知情同意书填写完整,其中的输血前检测必须在输血前已做或已抽血,填写结果或"已送检",不能有空白	□填写必需内容,每缺一项扣1分	5
		输血知情同意书有医师与患方双签名,时间精确到分钟	□同意书缺患方签名、无签字时间或签字时间在输血后、无家属签字的无自主意识患者的紧急输血未按有关规定执行,扣5分 □无医师签名,扣5分	10
	输血前检测	输血前做好ALT、乙肝五项、丙肝、HIV、梅毒、血型及不规则抗体	□缺一项扣1分	5
		输血前应做相应的指标检测	□缺输血前指标监测,扣5分	5
	输血申请	输血申请单格式规范,书写符合要求、信息记录完整	□输血申请单书写,一处不符扣2分	8
	分级管理	同一名患者一日(24 h)申请备血量 < 800 mL者,由具备中级及以上专业技术职务任职资格的医师提出申请,上级医师核准签发后,方可备血	□未经上级医师核准,扣2分	2

项　目		质量评价标准	扣分说明	分值
过程	分级管理	同一名患者一日(24 h)申请备血量在800～1 600 mL者,由具备中级及以上专业技术职务任职资格的医师提出申请,上级医师审核,科主任核准签发后,方可备血	□未经科主任核准,扣2分	2
		同一名患者一日(24 h)申请备血量≥1 600 mL者,由具备中级及以上专业技术职务任职资格的医师提出申请,科主任审核,报医务部批准后,方可备血(急救用血除外)	□未经医务部门审批,扣2分	2
		如申请者为副主任医师,则上级医师签名处签署申请者姓名;如申请者为科主任,则上级医师及科主任签名处均签署申请者姓名	□签名不符要求,扣2分	2
		紧急用血可以不受用血分级管理权限及逐级审批限制,但需在用血后2个工作日内补齐相关审批手续	□未在2个工作日内完成审批,扣5分	5
	医嘱开具	备血、输血医嘱记录所用血液的种类、数量、单位需相对应,如红细胞悬液(U)、血浆(mL)、血小板(每袋血小板剂量为10 U)、冷沉淀(U)	□缺项或与病程记录不符,每项扣1分	5
		有医嘱时间、血液种类、数量、医嘱执行人、执行时间(时间精确到分钟)		
	术中用血记录	麻醉医师需在麻醉记录单上记录输血;自体输血有记录	□缺项或记录不符,每项扣3分,可倒扣	10
		主管医师在手术记录单上记录术中出血量、术中自体输血量、有无输血的详细信息[包括ABO血型、RH(D)血型,血液的种类,数量,输血经过是否顺利,有无输血反应];自体输血有记录		
		医师术后首次病程记录中记录所用血液的血型、种类和数量,并记录输血过程是否顺利、有无输血反应;若术中有自体输血,必须有自体输血同意书		

项　目		质量评价标准	扣分说明	分值
过程	临床用血记录	每次输血须有病程记录,并在24 h内完成,记录内容包括输血的原因、输注血液的血型、种类及数量,输血过程中有无输血反应,及输血后24 h内需有相应血红蛋白、血小板、凝血功能的检测及临床症状的描述等效果评价,如有输血反应应详细记录处理过程	□缺项或记录不符,每项扣3分,可加扣	5
	输血不良反应	评估输血过程中有无输血反应,若发生输血反应,及时处置并记录(时间精确到分钟)	□未及时处置,扣5分 □处置后未及时完成记录,扣5分	10
	输血后的评估	有无输注效果评价,如:血红蛋白值的升高或出凝血时间的改善、缺氧症状改善等	□无输血后评估,扣5分	5
	输血记录单	输血记录单内容是否全面,配血、发血者双签名,取血者签名及取血时间记录,输血核对时间、每袋血液输注起止时间、输血核对者及执行者签名	□每缺一项扣2分,可倒扣 □输血记录单丢失,视为单项否决	5
	病案首页	记录血型、输血费用	□缺一项扣1分	5
	科室病历质控要求	科室和(或)主管部门每月或每季度定期对临床合理用血病历管理质量进行督查和反馈,并有分析及改进措施	—	—
		相关临床合理用血病历书写管理制度科内培训频率≥1次/半年,并记录		—
		科室和(或)主管部门运用质量管理工具进行分析		—
结果	评价指标	临床合理用血病历检查评分≥90分	评分:　符合/不符合	—

结构(每个制度)检查者:　　过程(每个模块)检查者:　　结果(每项指标)检查者:

46

病历相关质量监测指标检查表

项　目		稽查数	完全符合	不符合	不适用	监测指标结果	备注
病历书写时效性	入院记录24 h内完成					入院记录24 h内完成率：	
	手术记录24 h内完成					手术记录24 h内完成率：	
	出院记录24 h内完成					出院记录24 h内完成率：	
	病案首页24 h内完成					病案首页24 h内完成率：	
重大检查记录	CT或MRI检查医嘱、报告单完整，检查结果及分析在病程记录中有相应记录 □无医嘱　□报告单缺失 □病程记录中未记录分析					CT或MRI检查记录符合率：	
	冰冻及病理送检情况在手术记录中记录，病理检查有医嘱，报告单完整，病理结果及分析在病程中有记录 □无医嘱 □手术记录中未记录 □报告单缺失 □病程记录中未记录分析					病理检查记录符合率：	
	细菌培养有医嘱、报告单完整、培养结果及分析在病程中有记录 □无医嘱　□报告单缺失 □病程记录中未记录分析					细菌培养检查记录符合率：	
诊疗行为记录	抗菌药物使用医嘱完整、用药理由或病原学依据在病程中有记录 □无医嘱　□无病原学依据 □病程记录中未记录分析					抗菌药物使用记录符合率：	

续　表

项　目		稽查数	完全符合	不符合	不适用	监测指标结果	备注
诊疗行为记录	恶性肿瘤化学治疗医嘱完整、治疗情况在病程记录中有相应记录 □无医嘱 □无治疗记录单或病程中未记录治疗情况					恶性肿瘤化学治疗记录符合率：	
	恶性肿瘤放射治疗医嘱完整、治疗情况在病程记录中有相应记录 □无医嘱 □无治疗记录单或病程中未记录治疗情况					恶性肿瘤放射治疗记录符合率：	
	手术相关记录完整 □手术医嘱不完整 □术前讨论/小结/主刀医师查房不完整 □缺手术知情同意书或必要的术中谈话记录 □手术安全核查表/风险评估表不完整 □手术记录不完整 □术后首次病程不完整 □术后病情变化未记录（如有）					手术相关记录完整率：	
	植入物条形码齐全、植入物种类和数量等情况在手术记录或病程记录中有相应记录 □条形码缺失 □种类及数量未记录					植入物相关记录符合率：	
	临床用血相关记录符合要求 □知情同意书不符合 □医嘱不符合 □输血记录不符合 □无输血效果评价					临床用血相关记录符合率：	

项　目		稽查数	完全符合	不符合	不适用	监测指标结果	备注
诊疗行为记录	医师查房记录完整 □48 h内无主治医师查房 □主治医师查房每周少于3次 □副高及以上医师查房每周少于2次 □重大病情变化上级医师未查房					医师查房记录完整率：	
	患者抢救记录及时完成、内容完整 □未在抢救结束后6 h内完成抢救记录 □记录不规范					患者抢救记录及时完成率：	
病历归档质量	2个工作日内完成归档 □如否，注明缺失的内容					出院患者病历2日归档率：	
	归档病历内容完整					出院患者病历归档完整率：	
	病案首页中主要诊断填写正确 □漏填　□错填　□多填					主要诊断填写正确率：	
	病案首页中主要诊断编码正确 □漏编　□错编　□多编					主要诊断编码正确率：	
	主要手术填写正确 □漏填　□错填　□多填					主要手术填写正确率：	
	主要手术编码正确 □漏编　□错编　□多编					主要手术编码正确率：	
	出现不合理复制 □首次病程记录病例特点与入院记录现病史完全相同 □拟诊讨论部分重复病例特点 □二次以上病程记录完全相同 □同科同种疾病拟诊讨论内容完全相同					不合理复制病历发生率：	

续　表

项　目		稽查数	完全符合	不符合	不适用	监测指标结果	备注
病历归档质量	规范签署知情同意书 □无授权书或授权书无效 □知情同意书有缺失 □知情同意书签署不规范					知情同意书规范签署率：	
	甲级病历					甲级病历率：	
科室病历质控要求	科室和（或）主管部门每月或每季度定期对病历相关质量监测指标管理质量进行督查和反馈,并有分析及改进措施						—
	病历相关质量监测指标管理制度科内培训频率≥1次/半年,并记录						—
	科室和（或）主管部门运用质量管理工具进行分析						—
评价指标	符合/不符合						—
(每个模块)检查者:							

病案号： 主管医师： 出院时间：

检 查 项 目	检查结果			备 注
入院记录24 h内完成	是	否		
手术记录24 h内完成	是	否	不适用	
出院记录24 h内完成	是	否		
病案首页24 h内完成	是	否		
CT/MRI检查医嘱、报告单完整、检查结果及分析在病程记录中有相应记录	是	否	不适用	
手术记录、病理检查报告单、病程记录	是	否	不适用	
细菌培养检查的医嘱、报告单、病程记录	是	否	不适用	
抗菌药物使用医嘱、病程记录	是	否	不适用	
恶性肿瘤化学治疗医嘱、病程记录	是	否	不适用	
恶性肿瘤放射治疗医嘱/治疗单完整、病程记录	是	否	不适用	
手术相关记录完整	是	否	不适用	
植入物条形码齐全、植入物种类和数量等情况在手术记录或病程记录中有相应记录	是	否	不适用	
临床用血相关记录符合要求	是	否	不适用	
医师查房记录完整	是	否	不适用	
抢救记录及时完成	是	否	不适用	
2个工作日内完成归档	是	否		
归档病历内容完整	是	否		
病案首页中主要诊断填写正确	是	否		
病案首页中主要诊断编码正确	是	否		
主要手术填写正确	是	否		
主要手术编码正确	是	否		
出现不合理复制	是	否		
规范签署知情同意书	是	否	不适用	
甲级病历	是	否		

附　录

附录 A 医疗管理类主要法律法规规章及相关文件

［ 1 ］中国医院协会患者安全目标（2022版）

［ 2 ］《三级医院评审标准（2022年版）》（国卫医政发〔2022〕31号）

［ 3 ］关于印发《医疗机构药事管理规定》的通知（卫政发〔2011〕11号）

［ 4 ］《抗菌药物临床应用指导原则》（卫医发〔2004〕285号）

［ 5 ］关于加强抗菌药物临床分级管理工作的通知（浙卫办医政〔2016〕1号）

［ 6 ］《处方管理办法》（卫生部令〔2007〕53号）

［ 7 ］关于印发《医院处方点评管理规范（试行）》的通知（卫医管发〔2010〕28号）

［ 8 ］关于印发《静脉用药集中调配质量管理规范》的通知（卫医政发〔2010〕62号）

［ 9 ］《麻醉药品和精神药品管理条例》（国务院令第666号2016年修订）

［10］《医疗机构麻醉药品、第一类精神药品管理规定》（卫医发〔2005〕438号）

［11］《麻醉药品、精神药品处方管理规定》（卫医发〔2005〕436号）

［12］《医疗用毒性药品管理办法》国务院令第23号

［13］药品说明书和标签管理规定（国家食品药品监督管理局令第24号）

［14］药品召回管理办法（国家食品药品监督管理局令第29号）

［15］关于印发《二、三级综合医院药学部门基本标准（试行）》的通知（卫医政发〔2010〕
99号）

［16］药品不良反应报告和监测管理办法（卫生部令第81号）

［17］关于印发《病历书写基本规范》（卫医政发〔2010〕11号）

［18］《电子病历基本规范（试行）》（卫医政发〔2010〕24号）

［19］关于印发电子病历应用管理规范（试行）的通知（国卫办医发〔2017〕8号）

［20］电子病历系统功能规范（试行）（卫医政发〔2010〕114号）

［21］关于印发《医疗机构病历管理规定（2013版）》的通知（卫医发〔2013〕31号）

［22］关于印发《医疗质量安全核心制度要点》的通知（国卫医发〔2018〕8号）

［23］国家卫生健康委员会医政医管局.医疗质量安全核心制度要点释义［M］.中国人口出
版社,2018.

［24］《医疗质量管理办法（2016版）》（国卫发〔2016〕10号）

［25］关于印发住院病案首页数据填写质量规范（暂行）和住院病案首页数据质量管理与

控制指标(2016版)的通知(国卫办医发〔2016〕24号)

［26］ 综合医院分级护理指导原则(卫医政发〔2009〕49号)

［27］ 基础护理服务工作规范(卫医政发〔2010〕9号)

［28］ 住院患者基础护理服务项目试行(卫医政发〔2010〕9号)

［29］ 三级医院优质护理服务检查评价表(卫办医政函〔2011〕973号)

［30］ 医院实施优质护理服务工作标准(试行)(卫医政发〔2010〕108号)

［31］ 关于印发《手术安全核查制度》的通知(卫办医政发〔2010〕41号)

［32］ 医疗机构临床用血管理办法(卫生部令第85号)

［33］ 临床输血技术规范(卫医发〔2000〕184号)

［34］ 重症医学科建设与管理指南(试行)(卫医政发〔2009〕23号)

［35］ 急诊科建设与管理指南(试行)(卫医政发〔2009〕50号)

［36］ 医院手术部(室)管理规范(卫医政发〔2009〕90号)

［37］ 新生儿病室建设与管理指南(试行)(卫医政发〔2009〕123号)

［38］ 医疗机构血液透析室管理规范(卫医政发〔2010〕35号)

［39］ 综合介入诊疗技术管理规范(卫医政发〔2012〕87号)

［40］ 关于印发《医疗机构新生儿安全管理制度(试行)》的通知(国卫办医发〔2014〕21号)

［41］ 关于印发进一步规范医疗行为促进合理医疗检查的指导意见的通知(国卫医发〔2020〕29号)

［42］ 关于印发改善就医感受提升患者体验评估操作手册的通知(国卫办医政函〔2023〕313号)

［43］ 关于印发《临床营养科建设与管理指南(试行)》的通知(国卫办医函〔2022〕76号)

［44］ 关于印发《血液净化标准操作规程(2010版)》的通知(卫医管发〔2010〕15号)

附录 B 抢救车药品、物品放置示意表（例表）

编号	分类	推荐物品、药品	推荐基数	推荐物品、药品	推荐基数	推荐物品、药品	推荐基数
车顶		除颤仪	1	—	—	—	—
车背		心脏胸外按压板	1	—	—	—	—
左侧		医用垃圾桶	1	免洗手消毒液	1	锐器盒	1
右侧		输液杆	1				
延伸板		清点本	1	记录单	1	—	—
抽屉1	药物	盐酸肾上腺素 1 mL：1 mg	10	盐酸异丙肾上腺素 2 mL：1 mg	2	尼可刹米 1.5 mL：0.375 g	5
		重酒石酸间羟胺 1 mL：10 mg	5	盐酸多巴胺 2 mL：20 mg	5	去乙酰毛花苷 2 mL：0.4 mg	2
		盐酸利多卡因 5 mL：0.1 g	3	甲泼尼龙琥珀酸钠 40 mg	5	地西泮 2 mL：10 mg	2
		硫酸阿托品 1 mL：0.5 mg	2	呋塞米 2 mL：20 mg	5	盐酸胺碘酮 5 mL：150 mg	5
抽屉2	注射用具	5 mL针筒	5	10 mL针筒	5	20 mL针筒	2
		50 mL针筒	2	输液器	2	输血器	1
		延长管	2	动脉采血器	2	真空采血针	2
	呼吸道用物及其他	口咽通气管（大）	1	口咽通气管（中）	1	口咽通气管（小）	1
		粗接管	2	开口器	1	舌钳	1
		压舌板		瞳孔测量笔	1	电池	2
		吸氧装置	1	吸氧管	1	吸氧卡	1
		吸氧面罩	1	灭菌手套	4	约束带	1

续　表

编号	分类	推荐物品、药品	推荐基数	推荐物品、药品	推荐基数	推荐物品、药品	推荐基数
底柜上层	输液及溶媒类	甘露醇（软袋）250 mL：50 g	1	碳酸氢钠 250 mL：12.5 g	1	乳酸钠林格注射液 500 mL	1
		706代血浆（软袋）500 mL	1	0.9% 氯化钠 250 mL：2.25 g	2	0.9% 氯化钠 10 mL：0.09 g	10
		50% 葡萄糖 20 mL：10 g	5	输液网套	1	—	—
	除颤用物	起搏电极片	1	起搏导联线	1	导电胶	1
		除颤热敏打印纸	1	—	—		
	注射盘及用物	复合碘棉签	1	输液贴	1	5.5号头皮针	2
		18G 与 20G 留置针	2	肝素帽	2	敷　贴	2
		压脉带	1	布　胶	1	砂　轮	1
		输液巡视单	1	注射盘	1	剪　刀	1
		三通开关	2	—	—	—	—
底柜下层	其他用物	电子血压计	1	听诊器	1	接线板与扳手	1
		加压袋	1	2道或3道微量微泵	2	—	—
	气道用物	吸引装置	1	吸痰管	5	—	—
		换药盒	5	0.9% 氯化钠（玻璃瓶）500 mL：4.5 g	1	一次性气管插管包和简易呼吸球囊整合工具箱	1

附录 C 医疗工作质量控制查检表（例表）

序号	检查项目	稽查数	检查情况 完全符合	检查情况 部分符合	检查情况 不符合	检查情况 不适用	评分比值 完全符合率	评分比值 部分符合率	评分比值 不符合率	评分比值 达标率	扣分原因
1											
2											
3											
4											
5											
6											
7											
8											
9											
10											
11											
12											
合计											

评估说明 ① 稽查数由各质控小组设定，当稽查数不足设定值时，按实际稽查数填写。② 当某项目不适用科室的实际情况时，在"不适用"栏内打"√"，不计入该项目分值。

·参考文献·

［1］ GB 15982—2012,医院消毒卫生标准［S］.

［2］ WS 310.1—2016,医院消毒供应中心　第1部分:管理规范［S］.

［3］ WS 310.2—2016,医院消毒供应中心　第2部分:清洗消毒及灭菌技术操作规范［S］.

［4］ WS 310.3—2016,医院消毒供应中心　第3部分:清洗消毒及灭菌效果监测标准［S］.

［5］ WS 507—2016,软式内镜清洗消毒技术规范［S］.

［6］ WS/T 311—2009,医院隔离技术规范［S］.

［7］ WS/T 313—2019,医务人员手卫生规范［S］.

［8］ WS/T 367—2012,医疗机构消毒技术规范［S］.

［9］ WS/T 510—2016,病区医院感染管理规范［S］.

［10］ WS/T 512—2016,医疗机构环境表面清洁与消毒管理规范［S］.

［11］ WS/T 591—2018,医疗机构门急诊医院感染管理规范［S］.

［12］ WS/T 592—2018,医院感染预防与控制评价规范［S］.

［13］ 郭莉,徐梅.手术室专科护理［M］.北京:人民卫生出版社,2018.

［14］ 郭莉.手术室护理实践指南［M］.北京:人民卫生出版社,2018.

［15］ 郭晓蕙.中国胰岛素泵治疗护理管理规范［M］.天津:天津科学技术出版社,2017.

［16］ 国家卫生计生委办公厅.需要紧急救治的急危重伤病标准及诊疗规范方案,013.

［17］ 急诊预检分诊专家共识组.急诊预检分诊专家共识［J］.中华急诊医学杂志,2018,
　　　27(6):599-604.

［18］ 姜梅,庞汝彦.助产士规范化培训教材［M］.北京:人民卫生出版社,2017.

［19］ 李国宏.介入护理指南［M］.南京:江苏凤凰科学技术出版社,2019.

［20］ 梁廷波.病历书写规范［M］.杭州:浙江大学出版社,2018.

［21］ 徐琴鸿,刘丽萍.护理技能操作流程与评分标准［M］.宁波:宁波出版社,2019.

［22］ 林惠凤.实用血液净化护理［M］.上海:上海科学技术出版社,2016.

［23］幺莉.护理敏感质量指标实用手册（2016版）［M］.北京：人民卫生出版社,2016.

［24］刘鑫,陈伟.医疗质量安全核心制度理论与实践［M］.北京：中华医学电子音像出版社,2018.

［25］毛燕君,秦月兰,刘雪莲.介入手术室护理管理实用手册［M］.上海：第二军医大学出版社,2017.

［26］童莺歌,田素明.疼痛护理学［M］.杭州：浙江大学出版社,2017.

［27］汪晖,尹世玉,王颖.保护性约束信息化管理系统的构建及应用［J］.中华护理杂志,2019,54（6）：850-854.

［28］王方方,朱春云,王华.层流净化产房感染控制管理研究现状［J］.中华妇幼临床医学杂志（电子版）,2019,15（2）：132-136.

［29］魏碧蓉.高级助产学［M］.2版.北京：人民卫生出版社,2017.

［30］詹昱新,李素云,杨中善,等.住院患者肠外营养护理质量评价指标体系的构建［J］.中华护理杂志,2019,54（9）：1291-1296.

［31］中华医学会肠外肠内营养学分会护理学组,李素云,邵小平,等.肠外营养安全输注专家共识［J］.中华护理杂志,2022,57（12）：6.

［32］张波,桂莉.急危重症护理学［M］.北京：人民卫生出版社,2017.

［33］浙江省高压氧医疗质量控制中心.关于开展浙江省医用高压氧舱医疗质量和安全检查的通知,2016.

［34］浙江省卫生健康委员会.浙江省综合医院等级评审标准［M］.杭州：浙江科学技术出版社,2019.

［35］中国创伤救治联盟,中华医学会急诊医学分会院前急救学组,北京医师协会院前急救分会.特重大突发事件医学救援策略专家共识［J］.中华灾害救援医学,2018,6（1）：1-4.

［36］中国老年保健协会第一目击者现场救护专业委员会,现场救护第一目击者行动专家共识组.现场救护第一目击者行动专家共识［J］.中华危重病急救医学,2019,31（5）：513-527.

［37］中国医师协会新生儿科医师分会.早产儿治疗用氧和视网膜病变防治指南（修订版）［J］.中华实用儿科临床杂志,2013,28（23）：1835-1836.